# 妇产科中西医结合诊疗研究

张立红 李 娇 彭 博 著

北方联合出版传媒（集团）股份有限公司

辽宁科学技术出版社

图书在版编目（CIP）数据

妇产科中西医结合诊疗研究 / 张立红，李娇，彭博著.—沈阳：辽宁科学技术出版社，2024.3

ISBN 978-7-5591-3502-5

Ⅰ.①妇…　Ⅱ.①张…　②李…　③彭…　Ⅲ.①妇产科病—中西医结合—诊疗—研究　Ⅳ.①R71

中国国家版本馆CIP数据核字（2024）第060365号

出版发行：辽宁科学技术出版社

（地址：沈阳市和平区十一纬路25号　邮编：110003）

印　刷　者：辽宁新华印务有限公司

幅面尺寸：185 mm×260 mm

印　　　张：13.25

字　　　数：320千字

出版时间：2024年3月第1版

印刷时间：2024年3月第1次印刷

责任编辑：卢山秀

封面设计：吕晓林

责任校对：张诗丁　刘　庶

书　　　号：ISBN 978-7-5591-3502-5

定　　　价：98.00元

# 前　言

　　中西医学的碰撞、交流与互补一直是现代中国医学发展的时代特征。中西医结合，就是在中西医团结合作的基础上，主要由中西医兼通的医学人才，用现代科学知识和方法，发掘、整理、研究祖国医药学遗产，丰富现代医学，发展具有中国民族特点的统一的新医学的过程。在几十年的实践过程中，中西医结合临床和实验研究取得了不少可喜的成就和宝贵经验。

　　中西医结合研究是从临床研究开始的。中西医结合治疗"乙脑"经验的总结和推广、辨证与辨病相结合原则的确立，中西医结合治疗急腹症、骨折及针刺麻醉的成功等，都是对中西医结合早期临床研究产生了重大影响的医学成果。进入21世纪后，中西医结合更是在世界范围内为现代医学的发展做出了重要贡献，例如，我国首位诺贝尔生理学或医学奖获得者屠呦呦教授，依靠历史悠久的传统中医药，从本草研究入手，收集、整理了包括内服、外用，植物、动物、矿物药在内的2000余个方药，经历漫长而科学的实验研究，最终在疟疾的药物治疗中取得突破，这正是我国医药卫生科技人员走中西医结合道路，发掘祖国医药学宝库所取得的一项重大科研成果。

　　中医妇科学是运用中医学理论研究女性生理病理特点并防治女性特有疾病的一门临床学科，其远古的渊源、精辟的理论、众家的学说、丰富的内涵、多种的疗法、精选的方药、明确的疗效，历来深受医家的重视和广大患者的欢迎。中医妇科学又是一门继承严谨、实践性强、发展潜力巨大的临床学科，需要在大量的临床经验积累的基础上，运用传统的与现代的研究方法、手段，进行深入的理论探讨和临床研究，才能得到持续的、正确的发展。在科技发展一日千里的新世纪，中医妇科学与其他学科一样，面临着机遇和挑战。因此，我们既要坚持"继承不泥古，发扬不离宗"的宗旨，又要主动适应现代科学的发展，多学科交叉，作者愿与中医、西医以及其他学科的有志于中医妇科学研究的人员一道，不断进取，继承创新，为人类的生殖健康做出贡献。

　　由于作者水平有限，书中难免有错误和不妥之处，恳请读者指正。在撰写过程中，得到了当地医院的支持，表示感谢！

# 目　录

# 第一章 绪论

## 第一节 中西医临床妇产科学的定义及研究范围

### 一、中西医临床妇产科学的定义

中西医临床妇产科学是运用中、西医学基础理论，相互对照和借鉴来认识妇女生殖系统的解剖、生理、病理特点，研究妇女特有疾病的病因、病理、临床表现、诊断与防治方法，以及计划生育和优生优育的一门新兴的临床医学学科。

### 二、中西医临床妇产科学的研究范围

中西医临床妇产科学主要研究女性内、外生殖器官及骨盆的解剖结构，卵巢的功能及性周期的变化和调节，月经、妊娠、分娩、产褥和哺乳的生理特点和特有疾病，以及生殖系统的炎症、肿瘤、异位和损伤等病症的病因病理、临床表现、诊断和鉴别诊断、预防、治疗和处理方法。此外，不孕症、优生优育等也属于本学科研究的范围。

## 第二节 中医妇产科学与西医妇产科学的比较

### 一、中医妇产科学与西医妇产科学各自的特点

中医妇产科学是运用中医学的基本理论，包括阴阳五行学说、脏腑经络学说、气血津液学说、病因病机学说、四诊八纲和辨证论治方法以及天然药物的四气五味与归经理论、治法与方剂配伍理论等，以整体观念为指导，主要从宏观角度系统地研究妇女的生理、病

理特点与特有经、带、胎、产、杂五大类疾病的病因病机、症候表现以及辨证论治的理法方药等。

中医妇科学属于内科系统的临床学科，治病以采用天然药物内服为主，也配合药物外治和针灸疗法等，虽然治病手段和给药途径比较单一，但对功能性疾病如神经内分泌功能失调的月经病、慢性炎症和某些病因不明的妇科疑难杂病的治疗具有整体调理、灵活施治、毒副作用小的优势。中医妇科学在妇科疾病的手术治疗、生理产科和病理产科的手法和手术处理方面是弱项，不具有优势，甚至在产科方面几乎接近萎缩而基本上被西医产科学所取代。因此，中医妇科学在学科分化上是一门尚不完全独立的临床学科。

西医妇产科学包括妇科学和产科学，它是运用现代医学的基础理论，包括人体解剖学、组织胚胎学、生理学、生物化学、病理解剖和病理生理学、微生物与寄生虫学、免疫学、药理学等，从细胞生物学和分子生物学的微观角度研究妇女生殖系统的解剖特点、组织与胚胎结构、女性生殖生理（包括性周期的变化和调节、妊娠生理和诊断、正常分娩、正常产褥等）、女性生殖系统的功能性和器质性疾病的病因病理、诊断和鉴别诊断、预防和治疗方法，以及妇女保健、计划生育等。

西医妇产科学属于外科系统的临床学科，治病除了采用化学药物进行的药物内治法外，同时也采用手术疗法（包括借用仪器和器械辅助的物理疗法等），产科则更多采用技能性操作的助产手法或手术疗法。西医妇产科学对器质性疾病擅长以手术为主的综合疗法，对功能性疾病尚有作用专一明确的激素类药物可以采用，但由于激素治疗的个体差异和不良反应较大，其远期疗效总体上不如中医学在辨证论治基础上采用的天然药物疗法。

## 二、中医妇科学与西医妇产科学的相互对照

中医妇科学与西医妇产科学是在不同历史条件和背景、不同医学理论体系指导下产生的两门医学临床学科，虽有各自特点和许多不同之处，但其研究对象都是妇女，其研究内容都是女性特殊生理、病理和疾病的防治。因此，两门学科之间又必然有许多共同点并存在密切联系。通过对这两门学科进行对照分析和比较，找出两者之间的联系和共同点，互相借鉴，取长补短，正是构建中西医临床妇产科学的关键。

### （一）对女性生殖器官解剖的认识

中国古代的解剖学记载始自《黄帝内经》，早在《灵枢·经水》中就提出，若夫八尺之士，皮肉在此，外可度量切循而得之，其死可解剖而视之。《灵枢·骨度》篇还较详细地描述了成人的头围、胸围、腰围的尺寸，以及头面、颈项、胸腹和四肢等各部位的长短、大小和宽窄等。但由于受封建传统礼教的束缚，作为医学基础学科的人体解剖学几千年来并未得到应有的发展，中医学对女性生殖器官解剖的认识仍长期停留在对胞宫（女子胞、子宫）、胞脉、胞络、阴户、阴道、子门、玉门等脏器的粗略描述上。西医妇产科学一开

始就建立在现代人体解剖学上，因而对女性生殖器官的认识也就必然深入得多。中西医临床妇产科学正是要借用现代人体解剖学的知识来丰富和深化对女性生殖器官位置、形态、功能和组织结构的认识，作为进一步认识女性生理和病理特点、制定妇女特有疾病药物和手术治疗方案的基础。

## （二）对女性生理特点的认识

中医妇科学研究妇女的生理特点是以脏腑、经络、气血学说为基础，用以阐述其与天癸、胞宫、胞脉、胞络的整体关系，尤其强调肾、肝、脾胃和冲任二脉在妇女生理上的重要作用。如认为胞宫具有产生月经和孕育胎儿的两大主要功能，天癸是一种促进人体生长、发育和生殖的阴精。

妇女的经、孕、产、乳生理无一不是胞宫功能的具体体现。而要实现胞宫的生理功能，首先必须在肾气盛的前提条件下，天癸通达于冲任二脉，使任脉通、冲脉盛，月经才能按期来潮。此外，妇女的生理功能无不以血为本、以气为用，月经的主要成分是血，妊娠需血养胎、气载胎，分娩靠血濡气推，产后恶露和乳汁亦为血液所化生；而气血由脏腑生成，由冲任二脉和胞脉、胞络运达胞宫，在天癸的特殊作用下，气血为胞宫的行经、胎孕、分娩和产后哺乳提供物质基础，并实现胞宫的特殊生理功能。

中医学在月经产生机制的理论中尤其强调肾气－天癸－冲任－胞宫的协调作用，认为肾气充盛则先天之精化生天癸，后天水谷之精充养天癸，天癸成熟后始能发挥化生月经的动力作用。冲脉丽于阳明，为血海和十二经之海，任脉与足三阴经交会于小腹部，为阴脉之海，总司人体精血津液，主胎孕，督脉为阳脉之海，总督一身阳气，带脉环腰一周，如束带之状，约束上下行诸经和生理性带下的分泌。冲任二脉受脏腑气血的资助和督带二脉的调节，在天癸的特殊作用下始能广聚脏腑阴血，使血海按时满盈，溢入胞宫，化为月经。如此周期性变化，于是月经周期性来潮。

西医妇产科学研究妇女的生理特点则是以卵巢的生殖和内分泌两大功能为基础，从大脑皮层－丘脑下部－垂体－卵巢轴之间的正向调控和反馈影响来阐述性周期的变化与月经生理，结合胚胎学理论阐述妊娠、分娩及产褥生理。

自青春期生殖系统发育成熟起，卵巢中即有若干始基卵泡开始发育，随之便有雌激素分泌，一般每次性周期仅有一个卵泡最终能够发育成熟并排出卵子，排卵前雌激素分泌达到高峰，子宫内膜受雌激素影响而发生增生反应；卵泡发育的过程受脑垂体前叶分泌的促卵泡激素的调控。

卵子排出后，卵巢中破裂的卵泡由血体转变为黄体，黄体以分泌孕激素为主，至排卵后 7~8d，孕激素的分泌达到高峰，子宫内膜受孕激素的影响在增生反应的基础上而发生分泌反应；此过程又受脑垂体前叶分泌的促黄体激素的调控。如排出的卵子没能与精子结合，黄体分泌孕激素的功能达到高峰后即随之下降，最终因子宫内膜失去雌激素、孕激素的支持而发生剥脱和出血，表现为月经来潮。如排出的卵子与精子结合而形成受精卵，受精卵植入发育良好的分泌期子宫内膜，后者则进一步发生蜕膜反应而不剥脱，卵巢中的黄体亦不衰萎而转变成为妊娠黄体，直至妊娠 12 周以后胎盘形成独立器官，并继续分泌孕激素等以维持妊娠，故妊娠期不再有月经出血。

由此可见，卵巢的两大功能是同步发生周期性变化的，在大脑皮层神经中枢的总指挥下，下丘脑分泌促性腺激素释放激素（GnRH）作用于脑垂体，脑垂体分泌促性腺激素（GTH）作用于卵巢，卵巢在卵泡发育成熟和排卵及黄体形成的过程中分泌雌激素、孕激素作用于子宫，子宫内膜发生增生和分泌反应。如排出的卵子未能受精，呈分泌反应的子宫内膜则周期性脱落形成月经来潮。此外，卵巢激素分别对脑垂体和下丘脑也具有反馈作用，包括起促进作用的正反馈与起抑制作用的负反馈。卵泡期逐渐增高的雌激素对丘脑下部 GnRH 和垂体 LH 起正反馈，对垂体 FSH 则起负反馈；排卵后逐渐增高的孕激素和雌激素协同作用则产生较强的负反馈。总之，月经周期的调节是一个非常复杂的过程，涉及大脑皮层、下丘脑、垂体、卵巢及子宫等，在中枢神经系统大脑皮层的支配以及上述器官之间的相互协调作用下，女性才能具有正常的生理功能。

## （三）对生理性带下的认识

中医妇科学认为，生理性带下是健康女子润泽于阴户和阴道内的一种无色无臭、黏而不稠的液体，其量不多，津津常润，不致外渗。生理性带下是肾精下润之液，有充养和濡润前阴孔窍的作用。健康女子在肾气旺盛、脾气健运以后，所藏五脏六腑之精与任脉主司的精血津液一道在天癸作用下，通过任脉到达胞宫和阴中生成生理性带下，此过程又受到督脉的温化和带脉的约束。

若带下量明显增多，或色质气味异常，即为带下病。清《女科证治约旨》提出若外感六淫，内伤七情，酝酿成病，致带脉纵弛，不能约束诸脉经，于是阴中有物淋漓下降，绵绵不断，即所谓带下也。早在隋代《诸病源候论》中就有青、黄、赤、白、黑五色带下病候的记载，临床上以白带、黄带、赤白带为常见。

西医妇产科学称带下为白带，认为白带是由子宫颈管和子宫内膜腺体分泌物及阴道黏膜渗出物等混合而成的，其中有形成分含阴道上皮脱落细胞、阴道乳酸杆菌及少量白细胞等，其生成多少与雌激素水平的高低有关。生理性白带呈白色糊状或蛋清样，量少，黏稠度高，无臭味，除有润泽阴道的作用外，还与性兴奋和生殖生理有关。如白带增多，或颜色及性状发生改变时，称为病理性白带，多见于生殖道炎症如阴道炎、子宫颈炎或子宫颈发生癌变时。

## （四）对妊娠生理的认识

中医学对人类生殖及妊娠的观察和研究起源很早，古籍中对妊娠有不同的称谓，如孕、娠、重身、妊娠、有躯、怀子、怀孕等。中医学认为，受孕的基础是"两神相搏"或"两精相搏""男以精而肇其元，女以血而成其体"；受孕的条件是"男精壮、女精调""氤氤就的候合阴阳"，而"两精相搏，种子胞宫"则是胚胎发育的先决条件。对妊娠以后胚胎和胎儿发育的情况虽在《黄帝内经》中早有记载，但以北齐徐之才在《逐月养胎法》中的论述较为详尽，后世多遵其说。总的说来，中医学对妊娠生理变化、胚胎和胎儿发育以及妊娠诊断等的认识是过于粗略而远不能适应临床实际需要的。

西医妇产科学借助胚胎学、生理学等基础学科的理论和知识，从受精卵的形成和着床、胚胎的形成和分化、蜕膜和胎盘等附属物的形成来认识胚胎和胎儿的发育，从生殖系统尤其是子宫和卵巢的变化推而广之，进一步认识妊娠期神经内分泌系统和全身各个系统的生理适应性变化，借助实验室技术结合临床症状和体征等以辅助诊断各期妊娠，并借以指导孕期保健。随着围生医学的建立和发展，对各种高危妊娠的孕期监护措施与手段也越来越丰富和切实有力，并能对宫内胎儿的发育提前进行产前诊断，从而防止有先天性遗传疾病缺陷儿和畸形儿的出生，真正做到优生优育。

## （五）对临产分娩的认识

中医学认为，十月怀胎，一朝分娩，此为正常生理现象。分娩前多有先兆，妊娠晚期的试胎、弄胎现象均非正式临产。对临产的观察以宋代杨子健的《十产论》描述较早较详，后世医书转相传抄而少有发展。清代《达生编》总结出"睡、忍痛、慢临盆"的临产调护六字诀，对后世影响亦较大。至于晋代《脉经》提到的"临产离经脉"，在当时的历史条件下实属难能可贵，直到今天仍有一定研究价值。

西医妇产科学首先从神经内分泌学探索分娩动因，从决定分娩的3因素（即产力、产道、胎儿和胎位）着眼分析临产能否顺利完成，通过大量临床观察来描述正常分娩的动态机制，据此确定各产程的助产手法；对先兆临产和正式临产的诊断以及产程分期都制定有严密而客观的临床和实验室指标，对分娩各产程的临床经过观察十分仔细，对各产程的正确处理均有一整套行之有效的办法和措施。

## （六）对产褥期生理的认识

中医学认为，产妇分娩时的用力出汗和产创出血，耗伤了元气和阴液，产后机体处于"阴血骤虚，阳气易浮"的生理状态，故在产后1~2d内，产妇常有低热、畏风、自汗等阴虚阳旺、腠理疏松、表卫不固的症状；在产后数日内，胞宫在复旧的过程中阵发性收缩而有小腹轻微阵痛，称为"儿枕痛"；产褥期中，经阴道不断有余血浊液流出，称为"恶露"，恶露先呈暗红色，以血液成分为主，以后颜色逐渐变浅，其量逐渐减少，一般3周以后不再含有血性成分，否则称为产后恶露不绝。在产后哺乳期，脾胃水谷精微所生成的气血除供应母体营养需要外，另一部分则循冲脉与足阳明胃经之气上行化生乳汁，故哺乳期一般无月经来潮。

西医妇产科学把从胎盘娩出到产妇全身各器官除乳腺外恢复或接近正常未孕状态所需的一段时期称为产褥期，一般规定为6周。在产褥期中，母体全身各个系统都要发生一系列恢复性变化，其中变化最大的是生殖系统，又以子宫复旧变化最明显，主要表现为子宫体肌纤维缩复和子宫内膜修复再生。产后伴随子宫蜕膜的脱落和胎盘剥离面血管断端的出血，含有血液、坏死蜕膜组织的恶露经阴道排出，可分为血性、浆液性和白色恶露 3 种，总量约 500mL，共持续 4~6 周干净。若子宫复旧不全，或宫腔内有胎盘和较多胎膜残留，或合并感染时，恶露量增多，持续时间延长并有臭味。

产后的体温多数在正常范围，但若产程延长而致过度疲劳，体温可在产后最初 24h 内略升高，一般不超过 38℃。产后应尽早哺乳，初期乳汁尚少，通过新生儿不断吸吮乳头，可刺激乳汁分泌和促进乳母子宫收缩，减少出血。不哺乳或乳汁分泌不畅者在产后 3~4d 因乳房血管、淋巴管极度充盈也可使体温高达 38.5~39℃，一般持续不超过 12h 即下降，此属生理性。在产褥早期因子宫收缩复旧引起下腹部阵发性剧痛，称为产后宫缩痛，于产后 1~2d 出现，持续 2~3d 后自然消失，多见于经产妇，尤其在哺乳时因反射性催产素分泌增多而使疼痛加重。产褥早期，皮肤排泄功能旺盛，褥汗较多，尤以夜间睡眠和刚醒来时褥汗更多，于产后 1 周内自行好转。

# 第三节　中医妇产科学与西医妇产科学的发展简史

## 一、中医妇产科学发展简史

### （一）夏、商、周时代的古籍记载

最早在殷墟出土的甲骨文记载的 21 种疾病中就有"疾育"一病；《山海经》载有帮助"种子"和避孕的药物；《列女传》有关于"胎教"的记载。春秋战国时期的古籍中已对过期妊娠、双胎妊娠、优生和胚胎发育有所认识，如《左传》中提出，男女同姓，其生不蕃；胎儿发育过程为"一月而膏，二月而血脉，三月而胚，四月而胎，五月而筋，六月而骨，七月而成形，八月而动，九月而躁，十月而生。"《诗经》《山海经》等古籍中也有多处提到有关"种子"及"避孕"的药物。

### （二）春秋战国及秦汉时代的奠基著作

战国时代成书的《黄帝内经》不但确立了中医学的理论基础，还提出了有关妇女解剖特点、月经生理、妊娠诊断等基本理论，初步论述了一些妇科疾病的病因病理，如血崩、带下、月事不来、不孕、石瘕等，《黄帝内经》还记载了第一首妇科古方——四乌贼骨一藘茹丸。长沙马王堆汉墓出土的《胎产书》是现存最早的妇产科专书，约成书于 2 世纪，书中对按月养生提出了一些见解，代表了当时对妊娠保健的认识。东汉张仲景所著

《金匮要略》中的妇人病 3 篇分别为妊娠病、产后病、妇人杂病，内容十分丰富，除了提出许多内治方药外，还最早记载了阴道冲洗和塞药的外治方药，其中许多方药至今仍在临床上广泛应用，书中一些重要理论对中医妇产科临床工作至今仍有指导意义。现存的世界最早的药物学著作《神农本草经》中首次提出了"子宫"的名称。

## （三）魏晋南北朝及隋代

晋代王叔和所著《脉经》提出了凭脉辨孕、临产离经脉、居经、避年之说。南齐褚澄著《褚长遗书》提出了晚婚与节育的主张，合男子必当其年，男虽十六而精通，必三十而娶；女虽十四而天癸至，必二十而嫁。皆欲阴阳气完实而交合，则交而孕，孕而育，育而为子，坚壮强寿。又提出合男子多则沥枯虚人，产乳众则血枯杀人。北齐徐之才著《逐月养胎法》明确提出了妊娠不同时期孕妇在饮食起居方面应该注意的问题，其中许多见解符合今天围生医学的观点。隋代巢元方著《诸病源候论》一书是当时中医症候病源学巨著，包括内、外、妇、儿、五官五科，其中妇人病 8 卷从冲任损伤立论阐述了妇产科疾病的病因、病机及临床症候，至今仍有指导意义。

## （四）唐代

唐代著名医学家孙思邈著《备急千金要方》，包括内、妇、儿各科，其中有妇人方 3 卷，将妇人胎产列于卷首，除广泛论述了求子、妊娠、难产、胞衣不出、月经、带下及杂病外，还精辟地论述了临产及产后护理等内容，提出了治疗难产的方药以及针刺引产的穴位和手法。王焘著《外台秘要》中有妇人病 2 卷 35 门，除论述了妊娠、产难、产后、崩中、带下、前阴诸疾外，还记载了一些堕胎断产的方法。昝殷所著《产宝》成书于 852—856 年，是我国现存理论较为完备的产科专著，书中首次提出了产后败血"冲心"之说。

## （五）宋代

宋代我国的妇产科已发展形成独立专科，这在世界医事制度上也是最早的妇产科专科。在国家医学教育制度规定设置的九科中有产科。宋代出现了许多妇产科专著，重要的如杨子健的《十产论》，对各种正常和异常胎位做了描述，并提出了阴道助产的各种手法。朱端章著《卫生家宝产科备要》，集宋代以前产科的各家论述，内容包括妊娠、临产、产后、新生儿护理和治疗等，书中还明确记述了产后"冲心""冲胃""冲肺"的症状和治疗。齐仲甫著《妇科百问》首次提出"胞宫"一词，为后世广泛接受和应用。

宋代在妇产科方面成就和影响最大的是陈自明和他所著《妇人大全良方》，该书著成于 1237 年，全书分为调经、众疾、求嗣、胎教、妊娠、坐月、产难、产后 8 门，每门数十论，共 248 论，论后附方或有验案。该书系统地论述了妇产科常见疾病，内容丰富而完备，对后世影响很大。此外，李师圣、郭稽中合著的《产育宝庆集》包括《产论》和《妇人方》两部分，陆子正著《胎产经验方》，薛轩著《坤元是宝》等，可惜都少有流传。在其他综合性医籍如《太平圣惠方》《圣济总录》《普济本事方》《济生方》《三因方》等书中也有妇产科专论。

## （六）金元时期

金元四大家刘、张、李、朱均从不同角度对妇产科做出了一定贡献。刘完素在所著《素问病机气宜保命集·妇人胎产论》中提出，妇人童幼天癸未行之间，皆属少阴；天癸既行，皆从厥阴论之；天癸已绝，乃属太阴经也。此论为青春期少女着重补肾，中年妇女着重调肝，老年妇女着重健脾的妇科治则提供了理论依据。张子和著《儒门事亲》一书中记载有钩取死胎成功的案例。李杲著《脾胃论》和《兰室秘藏》，对妇人血崩的病机和治法有独到见解。朱丹溪提出阳常有余，阴常不足之说，与《黄帝内经》中妇人之生有余于气，不足于血的观点相吻合，所著《格致余论》一书中最早明确描述了女性内生殖器——胞宫的形态。

## （七）明代

明代较重要的妇产科专著有：薛己著《校注妇人良方》《女科撮要》（1548）。万全著《广嗣纪要》《妇人秘科》（1549—1615），在《广嗣纪要·择配篇》中提出了螺、纹、鼓、角、脉五种妇女生理缺陷导致的绝对性不孕，即"五不女"。王肯堂著《证治准绳》（1602—1607），其中女科部分对妇科疾病治疗的论述甚详，内容丰富。武之望著《济阴纲目》（1620），对妇科疾病广集别说，细列纲目，资料较全，但少有己见。李时珍著《本草纲目》（1578）、《奇经八脉考》，对中医妇科学基本理论做出了重要贡献。张介宾著《景岳全书》（1624），其中《妇人规》3卷对妇科理论的阐述甚为精湛，治病立方理法严谨，倡导阳非有余，阴常不足之说，强调阳气阴精互为生化，自成全面温补学派之代表，对妇科理论发展有重要意义。此外，楼英的《医学纲目》、李梴的《医学入门》、龚信的《古今医鉴》对妇科疾病也有精辟论述。

## （八）清代和民国初年

清代称妇科为妇人科或女科，著作较多，流传较广，重要的有：傅山（1607—1684）著《傅青主女科》，对妇科疾病的辨证论治从肝、脾、肾三脏着手，谈症不落古人窠臼，制方不失古人准绳，用药纯和，无一峻品，辨证详明，一目了然，理法严谨，方药简效，见解独到，因而影响久远。肖赓六著《女科经纶》（1684），辑前人之论颇有条理，间或亦有己见。亟斋居士著《达生编》（1715），专论胎前、临产、产后调护及难产救治，平易浅近，书中提出的"睡、忍痛、慢临盆"六字真言流传甚广。吴谦等受政府之命编著的《医宗金鉴》（1742），内有《妇科心法要诀》，体例规范，理法严谨，广为流传。沈尧封著《沈氏女科辑要》（1850），对妇产科理论有许多新的见解，论述精辟。王清任著《医林改错》

（1830），发展了活血化瘀学说，对妇科治疗学影响很大。唐容川著《血证论》（1884）对气血化生与作用的论述以及治病重视调和气血的思想，对妇科治疗学也有较大影响。此外，清代的女科专书还有陈念祖的《女科要旨》、叶天士的《叶天士女科》、沈金鳌的《妇科玉尺》、吴道源的《女科切要》等；专论胎产的有阎诚斋的《胎产心法》、汪朴斋的《产科心法》、单养贤的《胎产全书》、张曜孙的《产孕集》等。

民国初期，张锡纯著《医学衷中参西录》（1918），书中关于妇产科的医论、医话、医案多有创见，其自创的理冲汤、安冲汤、固冲汤、温冲汤、寿胎丸等仍为当今医生所使用。张山雷笺正的《沈氏女科辑要笺正》（1933），书中强调肝肾学说，论述亦多心得体会，曾作为教本而广泛流传。

## （九）中华人民共和国成立后

中华人民共和国成立后，中医事业得到了前所未有的发展，中医妇科学进一步得到整理和提高。1956年起，中国政府正式将中医药学列入高等教育体系，先后在各省市相继建立了中医学院，至今已经连续组织编写了六版《中医妇科学》统一教材，出版了《中国医学百科全书·中医妇科学》、教学参考丛书《中医妇科学》，各地还先后编写了一批内部教材和妇科专著。开展了从本、专科到硕士、博士以及外国留学生等不同层次和不同类别的中医药学教育，培养了一大批中医妇科人才，一直在医疗、科研和教学上为继承和弘扬祖国传统医学而发挥骨干作用。

与中医高等教育发展的同时，在医疗和科研上出现了许多中西医结合的新成果。如1964年上海第一医学院脏象专题研究组著《肾的研究》一书，其中关于"无排卵型功能性子宫出血病的治疗法则与病理机制的探讨"及"妊娠中毒症中医辨证分类及其治疗法则的探讨"。20世纪60年代，山西医学院附属第一医院"中西医结合治疗宫外孕"；1978年江西省妇女保健院的"中药药物锥切治疗早期宫颈癌"以及针灸纠正胎位，防治难产等，为中医妇科学的发展提供了新的线索和途径，也为中西医结合妇产科学的建立做出了开创性的贡献。

特别是近20年来，经过中西医界的共同努力，在中西医结合妇科基础理论和临床医疗方面都取得了一些重要进展。在妇产科基础理论研究方面，如补肾对促进卵泡成熟和排卵以及调节神经内分泌和免疫功能的作用，月经周期与月相变化的关系，月经周期中气血盈亏变化的客观性研究，中药人工周期调治月经疾病，补虚化瘀促进产褥复旧、妇女带下与生殖生理等。在妇产科疾病的中西医诊断和应用中药复方现代制剂内服或外用治疗多种妇产科疾病方面，如益宫止血口服液、宫血宁胶囊治疗崩漏和月经过多，清经颗粒治疗月经先期，田七痛经胶囊、痛经口服液治疗原发性痛经，宫瘤清、桂枝茯苓胶囊治疗子宫肌瘤，产泰膏、产复康治疗恶露不绝，抗宫炎片、金刚藤糖浆、妇炎康胶囊、妇乐冲剂、妇科千金片治疗慢性盆腔炎和子宫颈炎，孕康口服液治疗先兆流产，保妇康栓、康妇特栓、妇炎洁、洁尔阴泡腾片，以及肤阴洁、殷泰、洁尔阴洗液治疗多种阴道炎等如雨后春笋般大量上市，既方便了患者，又扩大了中医药治疗妇产科疾病的范围和影响。从以上不完全举例可以看出，中西医妇产科学在基础理论上的结合虽然还任重道远，但在妇产科疾病的诊断和治疗上的结合无疑较大地提高了临床疗效，从而形成了目前中西医结合诊治妇产科疾病的临床格局。

# 二、西医妇产科学发展简史

## （一）早期历程

早在公元前近千年，在古代埃及、希腊、罗马、以色列和印度等国家的医学著作中就有妇女生理、病理，如白带、痛经、月经失调、不孕、子宫和盆腔炎症、子宫异位等以及妊娠生理和病理方面的论述，其他有关妇产科方面的知识也有一些零星记载，但远未形成妇产科独立专科。

到 13—16 世纪西方文艺复兴时期，开始有了医院和医学堂，并开设了人体解剖学。Leonardo（1452—1519）首先描绘了子宫的结构；Garbrie le Fahopius（1523—1543）描述了卵巢和输卵管的构造，Casper Barthol（1655—1738）发现了外阴前庭大腺，译称巴氏腺。此前于 1470—1590 年间已开始了各种妇科手术，如阴道式子宫切除术、子宫颈切除术、会阴修补术等，产科方面也开始创造了各种手术器械和阴道窥器，18 世纪中叶提出了产科无菌接生和手术。使妇产科学真正成为一门独立专业学科的，当从 Hendrick Van Poonhyze 于 1916—1924 年所著的《现代妇产科学》开始。

在我国，延续几千年的传统习惯是由无知识的妇女即"稳婆"或"操生婆"接生，在家中分娩，使我国的产科直到 20 世纪初仍处于十分落后的状态，产妇常因大出血、难产或产褥感染而死亡，死亡率高达 14.9‰，婴儿死亡率更高达 250‰～300‰。产妇即使幸免一死，也常因产程处理不当造成软产道损伤，以至形成膀胱或直肠阴道瘘等当时不能医治的重症。此外，旧法接生引起破伤风导致新生儿死亡高达 50‰～70‰。

1901 年，英国医生 MC Poulter 到中国福州开展产科工作，1908 年开办产科培训班，1911 年建立起我国最早的产科病房。1929 年我国杨崇瑞在北平建立第一国立助产学校，并于 1930 年制定《助产士管理法》。1932 年齐鲁大学医学院妇产科提出重视产前保健、加强产前检查是预防产科并发症的重要措施，同年协和医院已能开展外阴癌广泛手术及腹股沟淋巴清扫术。1935 年王逸慧开展宫颈癌手术与放射治疗，并提出早期诊断的重要性。1937 年王国栋首次报告我国华北地区 617 例产妇 2500 次产前常规检查骨盆外径均值与子宫底平均高度等产科正常值。同年，林巧稚指出妊娠晚期出血最常见的原因为前置胎盘和胎盘早剥并介绍了治疗方法。1939 年北平创立我国第一所节育诊所，此前王逸慧已著有《避孕法》手册出版，这是我国计划生育工作的先驱。1942 年王淑珍报道子宫颈癌与子宫体癌之比为 8:2，并提出了镭疗加 X 线治疗子宫颈癌的方法。1949 年上海金钰珠报道蟾蜍试验诊断早孕及葡萄胎，其方法简便、迅速、准确，为近代早孕诊断方法的一次重大突破。

## （二）中华人民共和国成立以后的发展

中华人民共和国成立以后，我国的妇幼卫生与医疗工作取得了显著成就，妇产科也得到了相应的发展，孕产妇死亡率由中华人民共和国成立前的 1500/10 万下降至 1996 年的 61.9/10 万，婴儿死亡率由 250‰～300‰下降至 1996 年的 17.5‰。1996 年全国人口出生率下降到 16.89‰，自然增长率为 10.42‰。1958 年山西医学院开展中西医结合非手术治疗宫外孕取得良好效果，使 90% 患者不需手术而治愈。1958—1965 年全国第一次普查普治子宫脱垂，1961 年共查出 524 万人，治疗 242 万人，1977 年国家再次对百万余名子宫脱垂和数万名尿瘘患者免费治疗。20 世纪 70 年代末，我国开始引入围生医学，在城市研究的重点集中在胎儿发育监测，胎儿胎盘生理、生化、病理，胎儿—胎盘功能的早期诊断，遗传疾病的宫内诊断，胎儿发育异常的早期诊断等；在农村主要推广围生保健的高危妊娠管理法。子宫颈癌为妇女恶性肿瘤第一位，平均患病率为 1805/10 万，占女性生殖系统恶性肿瘤的 72.4%～93.6%。1957 年开始对女性生殖系统恶性肿瘤进行普查，1961 年引进阴道镜。70 年代采用钴、铯、铱为放射源的后装治疗和深度 X 线及高能加速器等治疗宫颈癌，提高了治疗效果；80 年代一般的市立医院都能进行根治手术，其 5 年生存率 0 期为 100%，Ⅰ 期 95%，Ⅱ 期 80%，已经达到国际先进水平。

## （三）当代妇产科学的重大进展

1. 产科理论体系的转变

即由以母亲为中心代之以新的母子统一管理的母子医学，并导致围生医学、新生儿学等分支学科的出现。

2. 围生医学的兴起及围生监护技术和仪器的出现

围生期在我国是指妊娠满 28 周至产后 7d，此期对母婴安全和健康最为重要。

3. 新生儿学的创立及新生儿监护技术和仪器的发明

使早产儿的成活率明显提高，最低成活的早产儿可在 500g 左右。

4. 产前诊断技术的发展及遗传咨询门诊的建立

可早期宫内发现和诊断胎儿某些先天性遗传性疾病和缺陷，减少不良人口的出生。

5. 助孕技术的发展及试管婴儿的发明

到目前为止，全世界通过助孕技术怀孕生育的妇女已有数万名，最大子代已有 20 多岁。

6. 妇科内分泌学的进展及新技术的应用

先后发现了女性激素、促性腺激素、性激素的受体及催乳素、前列腺素等化学物质。许多新技术如放射免疫、酶联免疫、内镜、超声波、CT、核磁共振、染色体分析、免疫抗体检查等广泛应用于临床，对月经病、不孕症、早期子宫内膜异位症的认识和诊断更为清楚；许多新药如氯米芬、溴隐停、促性腺激素释放激素（GnRH）及其长效增效剂（GnRHa）、FH、GH、米非司酮等的相继问世，使妇科月经和生殖功能失调疾病的临床诊治效果大为改观。

7. 妇科肿瘤学取得的成就

当前，阴道细胞学已发展为肿瘤细胞学的一门专门学科，不仅为大面积普查防治宫颈癌提供了可行方法，也为其他肿瘤的早期诊断提供了借鉴。HCG、CEA、AFP、DC125、CA125 等肿瘤标记物的发现和临床应用提高了肿瘤的诊断水平。在妇科肿瘤的治疗方面，早期宫颈癌的手术或（和）放射治疗，绒毛膜癌的大剂量化疗，早在 50 年前已取得良好效果。化学药物治疗已成为当前治疗恶性肿瘤的一个重要手段，对卵巢生殖细胞肿瘤（如内胚窦瘤和未成熟畸胎瘤）经反复手术和反复化疗也明显提高了疗效。

8. 妇科手术方法的重大改进

自腹腔镜和宫腔镜发明以来，某些妇科疾病可以不开腹进行手术。例如，良性肿瘤如子宫肌瘤、卵巢囊肿等可通过腹腔镜逐块切除，然后再打开阴道后穹隆一并清除；绝经前功能性子宫出血、黏膜下肌瘤等可在宫腔镜和 B 超联合监视下实行电挖术，挖去了宫内膜及部分浅肌层或摘除肌瘤。以上改进手术减轻了患者痛苦，术后恢复快。

9. 计划生育措施的丰富和发展

由于世界各国的重视和我国政府的不懈努力，一些新的节育技术和避孕药物相继问世，如各种短效和长效避孕药、皮下埋植甾体激素缓释剂、各种类型的宫内节育器（包括含铜和含甾体激素的）、输卵管和输精管结扎粘堵术、抗早孕药物以及房事后紧急避孕药等的普遍应用和推广，使一些国家的人口出生率下降，人口增长得到控制。但在一些发展中国家人口增长过快的问题仍未解决。

10. 妇女保健学的创建

妇女保健学是在妇产科学基础上，根据女性生殖生理特征，以保健为中心内容，以群体为研究对象在长期实践中发展起来的一门新兴学科。它主要研究女性一生各年龄阶段和特殊生理时期的生理、心理、病理以及社会适应能力的保健要求，包括影响妇女健康的卫生状态、社会环境、经济文化方面的各种高危因素，危害妇女健康的常见病和多发病的流行病学及其预防措施、妇女健康知识普及教育等。

# 第二章 女性生殖系统解剖

# 第一节 外生殖器

女性外生殖器指生殖器官的外露部分，位于两股内侧间，前为耻骨联合，后为会阴，包括阴阜、大阴唇、小阴唇、阴蒂和阴道前庭，统称外阴。

## 一、阴阜

阴阜为耻骨联合前面的皮肤隆起，皮下脂肪组织丰富。青春期该部开始生长阴毛，分布呈倒三角形，阴毛为女性第二性征之一。

## 二、大阴唇

大阴唇为两股内侧一对纵行隆起的皮肤皱襞，起于阴阜，止于会阴。大阴唇外侧面为皮肤，有色素沉着和阴毛，皮层内有皮脂腺和汗腺；大阴唇内侧面湿润似黏膜。皮下为疏松结缔组织和脂肪组织，内含丰富的血管、淋巴管和神经。外伤出血时易形成大阴唇血肿。未产妇女两侧大阴唇自然合拢，遮盖尿道口和阴道口；经产妇大阴唇向两侧分开；绝经后大阴唇可萎缩。

## 三、小阴唇

小阴唇系位于两侧大阴唇内侧的一对薄皮肤皱襞。表面湿润、色褐、无毛，富含神经末梢。两侧小阴唇前端融合，并分为前后两叶，前叶形成阴蒂包皮，后叶形成阴唇系带。大小阴唇后端会合，在正中线形成一条横皱襞，称为阴唇系带。

# 四、阴蒂

阴蒂位于两侧小阴唇之间顶端的联合处，它与男性阴茎海绵体的组织相似，有勃起性。分为阴蒂头、阴蒂体和阴蒂脚3部分，阴蒂头暴露于外阴，富含神经末梢，为性反应器官，极为敏感；阴蒂体和阴蒂脚附着于两侧耻骨支上。

# 五、阴道前庭

阴道前庭为两侧小阴唇之间的菱形区。其前为阴蒂，后为阴唇系带。此区域内有以下结构：

## （一）前庭大腺

前庭大腺又称巴多林腺，位于大阴唇后部，如黄豆大，左右各一。向内侧开口于阴道前庭后方小阴唇与处女膜之间的沟内。性兴奋时分泌黄白色黏液，起润滑作用。正常情况下检查时不能触及此腺，如因感染腺管口闭塞，形成前庭大腺脓肿或前庭大腺囊肿。

## （二）尿道口

尿道口位于阴蒂头的后下方阴道口上方，其后壁上有一对并列腺体，称为尿道旁腺，其分泌物有润滑尿道口的作用。尿道旁腺开口小，容易有细菌潜伏。

## （三）阴道口及处女膜

阴道口位于尿道口的后方，前庭的后部。处女膜为覆盖在阴道口的较薄的一层黏膜皱襞，内含结缔组织、血管及神经末梢。处女膜中央有一孔，孔的大小、形状及膜的厚薄因人而异，处女膜多于初次性交或剧烈运动时破裂，分娩后仅留有处女膜痕（图2-1）。

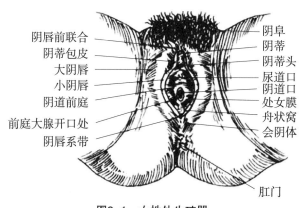

阴唇前联合　　　　　阴阜
阴蒂包皮　　　　　阴蒂
大阴唇　　　　　阴蒂头
小阴唇　　　　　尿道口
阴道前庭　　　　　阴道口
　　　　　处女膜
前庭大腺开口处　　　　　舟状窝
阴唇系带　　　　　会阴体

肛门

图2-1　女性外生殖器

# 第二节 内生殖器

## 一、卵巢

### （一）卵巢的位置和形态

卵巢是成对的实质性器官，位于子宫两侧、盆腔侧壁的卵巢窝内（相当于髂内、外动脉的夹角处）。卵巢呈扁椭圆形，略呈灰红色，分内、外侧面，前、后缘和上、下端。外侧面贴于盆腔侧壁，内侧面朝向子宫。上端钝圆，与输卵管末端相接触，借卵巢悬韧带与盆腔侧壁相连，称输卵管端。下端较细，借卵巢固有韧带连于子宫角，称子宫端。后缘游离，称独立缘。前缘借系膜连于阔韧带，称卵巢系膜缘。卵巢前缘的中部有血管、神经等出入，称卵巢门。

成年女性的卵巢大小约为 4cm×3cm×1cm，重 5~6g。卵巢的大小和形态随年龄而不同。幼年卵巢较小，表面光滑。性成熟期卵巢最大，此后由于多次排卵表面出现瘢痕，凹凸不平。35~40 岁卵巢逐渐缩小，50 岁左右随月经停止而逐渐萎缩。

### （二）卵巢的结构

卵巢表面为单层扁平或立方的表面上皮，上皮下方为薄层致密结缔组织构成的白膜。卵巢的实质分为外周的皮质和中央的髓质。皮质较厚，内含不同发育阶段的卵泡、黄体和白体、闭锁卵泡等，卵泡间的结缔组织内含有网状纤维和低分化的梭形基质细胞。髓质为疏松结缔组织，与皮质无明显分界，含有许多血管、神经和淋巴管等。近卵巢门处的结缔组织内有少量平滑肌和门细胞。

1. 卵泡的发育和成熟

卵泡的发育从胚胎时期已经开始，胚胎第 5 个月时双侧卵巢约有 700 万个原始卵泡，以后逐渐减少，新生儿有 70 万~200 万个，青春期约有 4 万个，40~50 岁时仅剩几百个。青春期以后，在垂体分泌的卵泡刺激素（FSH）和黄体生成素（LH）的作用下，每个月经周期（约 28d）卵巢内有 15~20 个卵泡生长发育，但通常只有 1 个卵泡发育成熟并排卵。一般左右卵巢交替排卵。女性一生排卵 400~500 个，其余卵泡均在不同发育阶段退化为闭锁卵泡。

卵泡由卵母细胞和卵泡细胞组成。卵泡发育是一个连续的生长过程，其结构发生一系列的变化，可分为原始卵泡、初级卵泡、次级卵泡和成熟卵泡 4 个阶段，其中初级卵泡和次级卵泡合称为生长卵泡。

（1）原始卵泡：原始卵泡位于皮质浅层，体积小，数量多，由一个初级卵母细胞和周围一层扁形基膜组成，较大，直径 30～40μm，胞质嗜酸性，核大而圆、呈空泡状，染色质稀疏，核仁大而明显。电镜下观察，核孔明显，胞质内含大量线粒体、板层状排列的滑面内质网和高尔基复合体等。初级卵母细胞是在胚胎时期由卵原细胞分裂分化而成的，随后进行第一次减数分裂，并长期（12～50 年）停滞于分裂前期，直至排卵前才完成第一次减数分裂。

卵泡细胞扁平，较小，与周围结缔组织间有薄层基膜。卵泡细胞和卵母细胞间有许多缝隙连接，它对卵母细胞具有支持和营养作用。

（2）生长卵泡：从青春期开始，原始卵泡逐渐发育变为生长卵泡，逐步移向皮质深层。主要变化是卵母细胞增大、卵泡细胞和卵泡周围的结缔组织增生。生长卵泡可分为初级卵泡和次级卵泡两个阶段。

初级卵泡由原始卵泡发育而成。主要变化是：①初级卵母细胞体积增大，核变大，胞质内粗面内质网、高尔基复合体、游离核糖体等细胞器增多。②卵泡细胞增生，由扁平变为立方或柱状，由单层变为多层（5～6层）。③最内层的卵泡细胞为柱状，呈放射状排列，称放射冠。④在初级卵母细胞和卵泡细胞之间出现一层富含糖蛋白的嗜酸性膜，称透明带，它是由初级卵母细胞和卵泡细胞共同分泌而成的。电镜下可见初级卵母细胞的微绒毛和卵泡细胞的突起伸入透明带内，甚至卵泡细胞的长突起可穿越透明带伸入卵母细胞内。这些结构有利于卵泡细胞将营养物质和与卵母细胞发育有关的信息分子输送给卵母细胞。此外，在受精过程中，透明带对精子与卵细胞的特异性识别和结合具有重要意义。⑤随着初级卵泡的体积增大，卵泡周围结缔组织内的基质细胞增殖分化，逐渐密集，开始形成卵泡膜，它与卵泡细胞之间隔以基膜。

次级卵泡由初级卵泡继续发育而成，卵泡体积更大。主要变化是：①初级卵母细胞继续发育。②卵泡细胞增至 6～12 层。③卵泡细胞间出现一些不规则腔隙，并逐渐融合成一个半月形的卵泡腔，腔内充满卵泡液。卵泡液是由卵泡膜血管渗出液和卵泡细胞的分泌物组成的，内含营养成分、雌激素和多种生物活性物质，与卵泡发育有关。④随着卵泡液的增多和卵泡腔的扩大，初级卵母细胞、透明带、放射冠和部分卵泡细胞突向卵泡腔，形成卵丘。⑤卵泡腔周围的数层卵泡细胞密集排列，形成卵泡壁，称颗粒层，卵泡细胞又称颗粒细胞。⑥卵泡膜分化为内、外两层，外层主要由环行排列的胶原纤维和平滑肌纤维组成，内层含有多边形或梭形的膜细胞以及丰富的毛细血管。膜细胞具有分泌类固醇激素细胞的结构特征，它合成的雄激素透过基膜进入颗粒细胞，在芳香化酶的作用下转变为雌激素。雌激素是由膜细胞和颗粒细胞协同合成的，是其合成的主要方式，称"双细胞学说"，合成的雌激素除小部分进入卵泡腔外，大部分释放入血，调节子宫内膜等靶器官的生理活动。

（3）成熟卵泡：成熟卵泡是卵泡发育的最后阶段，卵泡体积很大，直径可达 2cm，并突向卵巢表面。

主要变化是：①卵泡腔很大。②颗粒细胞停止增殖，颗粒层变薄，仅 2～3 层颗粒细胞。③初级卵母细胞的直径可达 125~150μm。

在排卵前 36~48h，初级卵母细胞恢复并完成第一次减数分裂，产生一个次级卵母细胞和 1 个第一极体，第一极体位于次级卵母细胞和透明带之间的卵周隙内。次级卵母细胞随即进入第二次减数分裂，并停滞于分裂中期。

研究表明，卵泡的发育速度较慢，一个原始卵泡发育至成熟排卵，并非在 1 个月经周期内完成，而是经过几个周期才能完成。每个月经周期，卵巢内虽有若干不同发育阶段的卵泡，但其中只有一个卵泡发育至一定大小，并在垂体促性腺激素的作用下，于增生期内迅速生长成熟并排卵。

2. 排卵

成熟卵泡破裂，次级卵母细胞、透明带、放射冠随卵泡液从卵巢排出的过程，称排卵。排卵时间在下次月经前 14d 左右。在排卵前，垂体释放的黄体生成素骤增，使卵泡发生一系列变化。卵泡液剧增，突向卵巢表面的卵泡壁、白膜和表面上皮均变薄缺血，形成半透明的卵泡小斑。卵丘与卵泡壁分离，漂浮在卵泡液中。小斑处的结缔组织被胶原酶和透明质酸酶分解，卵泡膜外层的平滑肌收缩，导致小斑破裂。次级卵母细胞及其外周的透明带、放射冠随卵泡液从卵巢排出，经腹膜腔进入输卵管。若次级卵母细胞于排卵后 24h 内未受精，即退化消失；若受精，则继续完成第二次减数分裂，形成 1 个成熟的卵细胞和 1 个第二极体。

3. 黄体的形成和演变

排卵后，卵泡颗粒层和卵泡膜向腔内塌陷，卵泡膜内的血管和结缔组织也伸入颗粒层，在 LH 的作用下，逐渐演化为富含血管的内分泌细胞团，新鲜时色黄，称黄体。颗粒细胞分化为颗粒黄体细胞，数量多，体积大，染色浅，位于黄体中央，分泌孕激素。膜细胞分化为膜黄体细胞，数量少，体积小，染色较深，位于黄体周边，与颗粒黄体细胞协同分泌雌激素。这两种细胞均具有分泌类固醇激素细胞的结构特征。

黄体的发育取决于卵细胞是否受精。若未受精，黄体维持 2 周左右退化，称月经黄体。若受精，在胎盘分泌的人绒毛膜促性腺激素（HCG）的作用下黄体继续发育，直径可达 4~5cm，称妊娠黄体。妊娠黄体的颗粒黄体细胞还可分泌松弛素，使妊娠子宫平滑肌松弛，以维持妊娠。妊娠黄体可维持 6 个月，然后退化，其内分泌功能被胎盘细胞取代。两种黄体最终都退化消失，细胞变小，空泡增多，继而自溶，被结缔组织取代，成为瘢痕样的白体。

4. 闭锁卵泡和间质腺

绝大多数卵泡不能发育成熟，在发育的各个阶段逐渐退化，称闭锁卵泡，其结构变化与卵泡的发育阶段有关。原始卵泡退化时，卵母细胞首先出现核固缩，细胞形态不规则，卵泡细胞变小且分散，两种细胞随后均自溶消失。初级卵泡和早期次级卵泡的退化与原始卵泡类似，但退化的卵泡内可见残留的透明带，卵泡腔内可见中性粒细胞和巨噬细胞。晚期次级卵泡的闭锁比较特殊，卵泡壁塌陷，卵泡膜的血管和结缔组织伸入颗粒层及卵丘，膜细胞增大，形成多边形的上皮样细胞，胞质内充满脂滴，形似黄体细胞，并被结缔组织和血管分隔成散在的细胞团素，称间质腺，可分泌雌激素。人的间质腺不发达，兔和猫等动物的间质腺较多。最后，间质腺也退化，由结缔组织取代。

5.门细胞

门细胞位于卵巢门近系膜处，结构与睾丸间质细胞类似，多边形或卵圆形，直径 14～15μm，核圆，核仁清晰，胞质嗜酸，富含胆固醇和脂色素等。门细胞可分泌雄激素，妊娠期和绝经期的门细胞较明显。门细胞增生或发生肿瘤时，患者常伴有男性化症状。

# 二、输卵管

## （一）输卵管的形态

输卵管是输送卵子的肌性管道，左右各一，细长而弯曲，长8～14cm，位于子宫底的两侧，包裹在子宫阔韧带的上缘内。内侧端开口于子宫腔，称输卵管子宫口。外侧端游离，开口于腹膜腔，称输卵管腹腔口，故女性腹膜腔经输卵管、子宫和阴道与外界相通。临床上把卵巢和输卵管统称为子宫附件。

## （二）输卵管的分部

输卵管由内侧向外侧分为4部分。

1.间质部

间质部位于子宫壁内，长约1cm，直径最细，约1mm，以输卵管子宫口通子宫腔。

2.输卵管峡部

输卵管峡部短而狭窄，壁较厚，长2～3cm，直径约2cm，血管较少，水平向外移行为壶腹部。输卵管结扎术常在此处进行。

3.输卵管壶腹部

壶腹部壁薄，管腔较大，直径约6mm，血供较丰富，长5～8cm，占输卵管全长的2/3，行程弯曲。输卵管壶腹部是卵子受精的部位。若受精卵未能移入子宫而在输卵管内发育，即为宫外孕。

4.输卵管漏斗部或伞部

漏斗部是末端呈漏斗状膨大的部分，长约1.5cm，向后下弯曲覆盖在卵巢的后缘和内侧面。漏斗末端中央有输卵管腹腔口，与腹膜腔相通，卵巢排出的卵细胞即由此进入输卵管。漏斗的边缘形成许多细长的指状突起，称输卵管伞，手术时常以此作为识别输卵管的标志。

## （三）输卵管壁的结构

输卵管壁由内向外分为黏膜、肌层和外膜。

1. 黏膜

黏膜形成许多纵行而分支的皱襞，壶腹部最发达，高且多分支，故管腔不规则。黏膜由上皮和固有层组成。①上皮为单层柱状，由纤毛细胞和分泌细胞组成。纤毛细胞在漏斗部和壶腹部最多，至峡部和间质部逐渐减少。纤毛向子宫方向摆动，有助于卵细胞移向子宫并阻止微生物进入腹膜腔。分泌细胞表面有微绒毛，胞质顶部有分泌颗粒，其分泌物构成输卵管液，可营养卵并辅助卵的运行。上皮的结构变化与月经周期有关。在子宫内膜增生晚期（排卵前），纤毛细胞变为高柱状，纤毛增多，分泌细胞顶部充满分泌颗粒，分泌功能旺盛；至分泌晚期，两种细胞均变矮，纤毛细胞的纤毛减少，分泌细胞的分泌颗粒排空。在月经期和妊娠期，上皮细胞矮小。②固有层为薄层结缔组织，含有丰富的毛细血管和散在的平滑肌纤维。

2. 肌层

肌层以峡部最厚，由内环和外纵两层平滑肌构成。

3. 外膜

外膜为浆膜，由间皮和富含血管的疏松结缔组织构成。

# 三、子宫

子宫是壁厚腔小的肌性器官，是产生月经和孕育胎儿的器官，其形态、位置和结构随年龄、月经周期和妊娠而改变。

## （一）子宫的形态

成年未孕子宫呈前后略扁的倒置梨形，长 7～8cm，宽 4～5cm，厚 2～3cm。子宫分为子宫底、子宫颈、子宫体 3 部分：子宫底是两侧输卵管子宫口以上宽而圆凸的部分；子宫颈是下端狭细呈圆柱状的部分，为肿瘤的好发部位；子宫体是底与颈之间的部分。成人子宫颈长 2.5～3.0cm，分为两部：其下端伸入阴道内，称子宫颈阴道部；在阴道以上，称子宫颈阴道上部。子宫颈与子宫体的连接部，稍狭细，称子宫峡。在非妊娠期，此部不明显，长约 1cm，在妊娠期，子宫峡逐渐伸展变长，形成子宫下段；在妊娠末期可延长至7～11cm，峡壁逐渐变薄，产科常在此处进行剖腹取胎术，可避免进入腹膜腔，减少感染机会。子宫与输卵管相接处，称子宫角。

子宫的内腔较狭窄，可分为两部：上部位于子宫体内，称子宫腔，呈前后略扁的三角形裂隙，两端通输卵管，尖端向下通子宫颈管；下部位于子宫颈内，称子宫颈管，呈梭形，上口通子宫腔，下口通阴道，称子宫口。未产妇的子宫口为圆形，边缘光滑整齐；经产妇为横裂状。子宫口的前缘和后缘分别称前唇和后唇；后唇较长，位置也较高。

## （二）子宫的位置

子宫位于盆腔中央，在膀胱和直肠之间，下端连接阴道，两侧有输卵管和卵巢。子宫底位于小骨盆上口平面以下，子宫颈的下端在坐骨棘平面的稍上方。成年女性子宫的正常姿势是前倾前屈位。前倾即整个子宫向前倾斜，子宫长轴与阴道长轴之间形成一个向前开放的夹角，约为90°；前屈是子宫体与子宫颈之间形成一个向前开放的钝角，约为170°。子宫的活动性较大，膀胱和直肠的充盈程度可影响子宫的位置。当膀胱充盈而直肠空虚时，子宫底向上使子宫伸直；若两者都充盈，则可使子宫上移。

子宫与腹膜的关系：膀胱上面的腹膜向后折转覆盖子宫前面，形成膀胱子宫陷凹，转折处约在子宫峡水平。子宫后面的腹膜从子宫体向下移行于子宫颈和阴道后穹的上面，再反折至直肠的前面，形成较深的直肠子宫陷凹。立位时，它是女性腹膜腔的最低点，与阴道后穹相邻。当腹膜腔积液时，可经阴道后穹做穿刺或引流。

## （三）子宫的固定装置

子宫的正常位置主要依靠以下4对韧带维持。

1. 子宫阔韧带

子宫前、后面的腹膜自子宫侧缘向两侧延伸，形成双层腹膜皱襞，称子宫阔韧带，延伸至盆腔侧壁和盆底，移行为盆腔腹膜壁层。子宫阔韧带的上缘游离，包裹输卵管，其上缘外侧端移行为卵巢悬韧带。子宫阔韧带的前层覆盖子宫圆韧带，后层覆盖卵巢和卵巢固有韧带，前、后两层之间的疏松结缔组织内有血管、神经、淋巴管等。它可限制子宫向两侧移动。

2. 子宫圆韧带

子宫圆韧带由平滑肌和结缔组织构成，起自子宫与输卵管结合处的前下方，在子宫阔韧带前层的覆盖下，向前外侧弯行，达盆腔侧壁，然后经腹股沟管，止于阴阜和大阴唇的皮下。它是维持子宫前倾的主要结构。

3. 子宫主韧带

子宫主韧带由平滑肌和结缔组织构成，位于子宫阔韧带的下部两层之间，连于子宫颈两侧和盆腔侧壁之间，较强韧。它的主要作用是固定子宫颈，防止子宫向下脱垂。

4. 子宫骶韧带

子宫骶韧带由平滑肌和结缔组织构成，起自子宫颈后面，向后弯行绕过直肠两侧，止于骶骨前面。其表面有腹膜覆盖，形成弧形的直肠子宫壁。它向后上牵引子宫颈，与子宫圆韧带协同，维持子宫的前倾前屈位。

除上述韧带外，盆膈、尿生殖膈和阴道的托持以及周围结缔组织的牵拉等因素，均对维持子宫正常位置起很大作用。如果这些固定装置薄弱或受损伤，即可导致子宫位置异常或形成不同程度的子宫脱垂。

## （四）子宫的年龄变化

新生儿子宫高出小骨盆上口，输卵管和卵巢位于髂窝内，子宫颈较子宫体长而粗。性成熟前期，子宫迅速发育，壁增厚。性成熟期，子宫颈和子宫体的比例为1:2。经产妇的子宫，除各内径和内腔都增大外，重量可增加1倍。绝经期后，子宫萎缩变小，壁也变薄。

## （五）子宫壁的结构

1. 子宫壁的一般结构

子宫壁（底、体部）由内向外分为内膜、肌层和外膜。

（1）内膜：内膜由单层柱状上皮和固有层组成。①上皮由分泌细胞和少量纤毛细胞组成。②固有层较厚，血管丰富，内有大量分化较低的梭形或星形的基质细胞，可合成分泌胶原蛋白。上皮向固有层内深陷形成许多管状的子宫腺，近肌层可有分支。

子宫底、体部的内膜可分为功能层和基底层。功能层较厚，位于浅层，自青春期起在卵巢激素的作用下发生周期性剥脱和出血；妊娠时，胚泡植入功能层并在其中生长发育。基底层较薄，位于内膜深层，与肌层相邻，不发生周期性剥脱，可增生修复功能层。

子宫动脉的分支经外膜穿入肌层，在肌层的中间层内形成弓形动脉，从弓形动脉发出许多放射状分支，垂直穿入内膜。在内膜与肌层交界处，每条小动脉发出一个小而直的分支，称基底动脉，分布于内膜基底层，它不受卵巢激素的影响。小动脉主干则从内膜基底层一直延伸至功能层浅部，呈螺旋状走行，称螺旋动脉，它对卵巢激素极为敏感。螺旋动脉在内膜浅层形成毛细血管网，然后汇成小静脉，穿越肌层，汇成子宫静脉。

（2）肌层：肌层很厚，由成束或成片的平滑肌组成，肌束间以结缔组织分隔。由内向外可分为黏膜下层、中间层和浆膜下层。黏膜下层和浆膜下层主要为纵行平滑肌；中间层较厚，分内环行肌和外纵行肌，富含血管。成年女性的子宫平滑肌纤维长约50μm。在妊娠期平滑肌纤维增生肥大，可长达500μm；结缔组织内未分化的间充质细胞也可分化为平滑肌纤维，使肌层显著增厚。分娩后，平滑肌纤维恢复正常大小，部分肌纤维凋亡，子宫恢复原状。子宫平滑肌的收缩受激素调节，其活动有助于将精子向输卵管运送、经血排出和胎儿娩出。

（3）外膜：外膜于底、体部为浆膜，其余为纤维膜。

2. 子宫内膜的周期性变化

自青春期起，在卵巢分泌的雌激素、孕激素作用下，子宫底、体部的内膜功能层发生周期性变化，即每隔28d左右发生一次内膜剥脱、出血、修复和增生，称月经周期。每个月经周期起自月经第1天，止于下次月经来潮前1d。子宫内膜的周期性变化可分为月经期、增生期和分泌期。

（1）月经期：月经期为周期的第1~4天。由于排卵未受精，卵巢内月经黄体退化，雌激素、孕激素含量骤降，引起内膜功能层的螺旋动脉发生持续性收缩，内膜缺血，组织坏死。继而螺旋动脉又突然短暂扩张，导致功能层毛细血管破裂，血液涌入功能层，与剥脱的内膜一起，从阴道排出，即月经。因内膜含有激活剂，可使经血中的纤维溶解酶原转变为纤维溶解酶，溶解纤维蛋白，所以经血是不凝固的。在月经期末，功能层全部脱落，基底层的子宫腺上皮迅速分裂增生，并铺展在脱落的内膜表面，修复内膜上皮，进入增生期。

（2）增生期：增生期为周期的第 5～14 天，又称卵泡期。在生长卵泡分泌的雌激素作用下，剥脱的子宫内膜由基底层增生修补，并逐渐增厚达 2～4mm。基质细胞不断分裂增殖，合成纤维和基质。增生早期，子宫腺少，细而短。增生晚期，子宫腺增多、增长且更弯曲，腺腔扩大，腺上皮细胞呈柱状，胞质内出现糖原，螺旋动脉也增长、弯曲。至第14 天时，卵巢内的成熟卵泡排卵，子宫内膜进入分泌期。

（3）分泌期：分泌期为周期的第 15～28 天，又称黄体期。排卵后，卵巢内出现黄体，在黄体分泌的雌激素、孕激素作用下，子宫内膜继续增厚至 5～7mm。子宫腺进一步增长、弯曲，腺腔扩大，糖原由腺细胞的核下区转移到细胞顶部的核上区，并以顶浆分泌的方式排入腺腔，腺腔内充满含有糖原等营养物质的嗜酸性分泌物。固有层内组织液增多呈水肿状态。螺旋动脉继续增长，更加弯曲，并伸入内膜浅层。基质细胞继续分裂增殖，胞质内充满糖原和脂滴，称前蜕膜细胞。若受精，该细胞继续发育为蜕膜细胞，而内膜继续增厚，发育为蜕膜。若未受精，卵巢内月经黄体退化，雌激素、孕激素水平骤降，内膜功能层剥脱，进入月经期。

3. 子宫颈

子宫颈壁由内向外分为黏膜、肌层和外膜。

（1）黏膜：黏膜表面有许多高而分支的皱襞，相邻皱襞间形成腺样隐窝。黏膜由上皮和固有层组成。①上皮为单层柱状，由分泌细胞、纤毛细胞和储备细胞组成。分泌细胞最多，胞质内充满黏原颗粒。纤毛细胞较少，游离面的纤毛向阴道方向摆动，利于分泌物排出。储备细胞为干细胞，较小，位于上皮深层，有增殖修复功能。在慢性炎症时，储备细胞可增殖化生为复层扁平上皮，在增殖过程中也可发生癌变。在宫颈外口处，单层柱状上皮移行为复层扁平上皮，分界处清晰，是宫颈癌的好发部位。②固有层为结缔组织，内含宫颈腺。

宫颈黏膜不发生周期性脱落，但上皮细胞的活动受卵巢激素的调节。排卵时，雌激素可使宫颈上皮的分泌细胞分泌增多，分泌物稀薄，有利于精子通过。黄体形成时，孕激素可抑制细胞分泌，分泌物黏稠呈凝胶状，使精子和微生物难以通过，起屏障作用。

（2）肌层：肌层平滑肌较少且分散，结缔组织较多，内含大量弹性纤维。

（3）外膜：外膜是纤维膜。

## （六）卵巢和子宫内膜周期性变化的神经内分泌调节

下丘脑 - 垂体 - 性腺轴可调节子宫内膜的周期性变化。下丘脑弓状核内的神经内分泌细胞可分泌促性腺激素释放激素（GnRH），使腺垂体远侧部分泌 FSH 和 LH–FSH 可促进卵泡的发育和成熟，并分泌大量雌激素（主要是雌二醇），雌激素可使子宫内膜由月经期转入增生期。约在排卵前 2 天，血液内雌激素含量达到高峰，高水平的雌激素和 GnRH 可促使垂体分泌大量 LH，出现排卵前 LH 释放高峰；与此同时，血液内 FSH 也增高，但峰值比 LH 低。雌激素可增强促性腺激素细胞对 GnRH 的反应性，并促使其合成的激素大量释放，排卵常发生在 LH 高峰后 24h 左右。排卵后，卵泡壁在 LH 的作用下形成黄体，分泌大量孕激素（主要是孕酮）和少量雌激素，子宫内膜进入分泌期。当血中的孕激素增加到一定浓度时，又反馈作用于下丘脑和垂体，抑制 LH 的释放。当黄体缺乏 LH 的支持作用时，即逐渐退化，雌激素、孕激素水平下降，子宫内膜进入月经期。由于血中雌激素、孕激素的减少，又反馈性地促使下丘脑和垂体释放 FSH，卵泡又开始生长发育。上述变化周而复始。

# 四、阴道

阴道是连接子宫和外生殖器的肌性管道，富有伸展性。它是女性的性交器官，也是排出月经和娩出胎儿的通道。

## （一）阴道的形态

阴道经常处于前、后壁相接触的塌陷状态，其前壁长 7～9cm，后壁长 10～12cm。

阴道的上端宽阔，包绕子宫颈阴道部，在二者之间形成环形凹陷，称阴道穹，可分为前、后及两侧穹。阴道后穹最深，并与直肠子宫陷凹相邻，二者间仅隔以阴道壁和一层腹膜，可经阴道后穹穿刺引流腹膜腔内积液。阴道的下端较窄，以阴道口开口于阴道前庭。处女的阴道口周围有处女膜附着，处女膜是薄层的黏膜皱襞，可呈环形、半月形、伞状或筛状。处女膜破裂后，阴道口周围留有处女膜痕。

## （二）阴道的位置

阴道的前方有膀胱和尿道，后方邻直肠。临床上可隔直肠壁触诊直肠子宫陷凹、子宫颈和子宫口的情况。阴道下部穿经尿生殖膈，膈内的尿道阴道括约肌和肛提肌均对阴道有括约作用。

## （三）阴道壁的结构

阴道壁由内向外分为黏膜、肌层和外膜。

1. 黏膜

黏膜形成许多横形皱襞，由上皮和固有层构成。①上皮为非角化的复层扁平上皮。一般情况下，虽然表层细胞内含透明角质颗粒，但不出现角化。在雌激素的作用下，上皮细胞内聚集大量糖原，浅层细胞脱落后，糖原被阴道乳酸杆菌分解为乳酸，使阴道液呈酸性，具有一定的抗菌作用。绝经后，阴道黏膜萎缩，上皮变薄，脱落细胞减少，阴道液pH 上升，细菌易繁殖而导致阴道炎。阴道上皮的脱落与更新受卵巢激素的影响。增生期，阴道上皮变厚，角化细胞增多；分泌期，阴道上皮变薄，脱落细胞增多。②固有层由富含弹性纤维和血管的结缔组织构成。

**2. 肌层**

肌层为平滑肌，较薄，肌束呈螺旋状交错排列，其间的结缔组织内富含弹性纤维，该结构特点使阴道壁易于扩张。

**3. 外膜**

外膜由富含弹性纤维的致密结缔组织构成。

## 五、前庭大腺

前庭大腺位于阴道口的两侧，前庭球后端的深面，相当于男性的尿道球腺。左右各一，形如豌豆，以细小的导管开口于小阴唇与阴道口之间的沟内，相当于小阴唇中、后1/3 交界处，分泌物可润滑阴道口。若因炎症阻塞导管，可形成前庭大腺囊肿。

# 第三节　生殖系统的血管、淋巴和神经

女性生殖系统的血管、淋巴及神经，大多是互相平行，且左右对称。

## 一、血管系统

女性内外生殖器的血液，主要来自卵巢动脉、子宫动脉、阴道动脉及阴部内动脉。

### （一）卵巢动脉

卵巢动脉是由腹主动脉分出（左侧可来自左肾动脉），向下行至骨盆腔，并跨越输尿管，经骨盆漏斗韧带，向内再经卵巢系膜入卵巢门而达卵巢。卵巢动脉在输卵管系膜内分出若干分支供应输卵管，其末梢则在子宫角附近与子宫动脉上行支相吻合。

### （二）子宫动脉

子宫动脉系髂内动脉的分支，下行不远即伸入阔韧带边缘内，再经子宫旁组织到达子宫外侧，在离子宫颈约 2cm 处跨越输尿管。在达阴道上子宫颈部即分成两支，较小者下行为子宫颈－阴道支，以供给子宫颈、阴道上部及膀胱的一部分血液；较大者上行为子宫体支，沿子宫侧缘上行，当上行至子宫角时，又分为 3 支：一支与卵巢动脉末梢吻合，称为卵巢支；一支分布于子宫底部，称为子宫底支；另一支则分布于输卵管，称为输卵管支。

### （三）阴道动脉

阴道动脉系髂内动脉前干分支，它与子宫动脉的阴道支不同，但亦有许多小分支分布在膀胱顶部、颈部及阴道。

### （四）阴部内动脉

阴部内动脉为髂内动脉前干终支。它从坐骨大孔穿出骨盆腔，绕过坐骨棘，再经坐骨小孔而进入会阴肛门部，并达到坐骨直肠窝的筋膜。它分出痔下动脉，供给直肠下段及肛门部；在尿生殖膈处，又分出阴唇动脉，分布在阴唇以及会阴动脉，分布在会阴浅部。它的总支成为阴蒂动脉，供给阴蒂及前庭球以血液。盆腔内的静脉部与它们的同名动脉伴行，并在各器官周围形成静脉丛，这些静脉丛均互相吻合。

## 二、淋巴系统

生殖系统的淋巴管及淋巴结也是伴随相应血管而行。它们首先汇入沿髂动脉的各淋巴结内，然后转入腹主动脉旁淋巴结，最后在第二腰椎部再汇入胸导管的乳糜池中。

生殖系统的淋巴主要分为两组：外生殖器淋巴组与内生殖器淋巴组。

### （一）外生殖器淋巴组

分为深浅两部，均输入髂外淋巴结组。

1.腹股沟浅淋巴结

腹股沟浅淋巴结居腹股沟韧带之下方，收容阴道下部、阴唇、会阴、肛门部及下肢的淋巴，输出管归入腹股沟深淋巴结。

2.腹股沟深淋巴结

腹股沟深淋巴结位于股静脉内侧，阴蒂部淋巴管、股静脉区的淋巴管及腹股沟浅淋巴结之输出管汇入此组淋巴结。

### （二）内生殖器淋巴组

1.髂总、髂外及髂内淋巴结

收集阴道上部、子宫颈、子宫及膀胱的淋巴。

2.腰淋巴结

收集卵巢、输卵管、子宫体及底部淋巴结而来的淋巴。

3.骶淋巴结

收集直肠、阴道及子宫颈等的淋巴。

# 三、神经系统

内生殖器官主要由交感神经与副交感神经所控制。交感神经在腹主动脉前面，形成含有神经结的腹主动脉丛。由腹主动脉丛再分出卵巢丛，经卵巢门而入卵巢，并将其分支分布到输卵管。腹主动脉丛的主要部分形成骶前神经丛，或称上腹下神经丛。此丛在骶骨岬前方下行而进入骨盆，在直肠壶腹后面，又分为左右两束下腹下神经丛，它除了少量纤维分布于子宫体，主要形成骨盆神经丛。骨盆神经丛除由交感神经纤维组成外，还含有来自第Ⅰ、Ⅱ、Ⅲ骶神经的副交感神经纤维。骨盆神经丛分出的神经支配着子宫体、子宫颈、阴道及膀胱上部。在这些神经中，除了有向外传导的交感神经和副交感神经外，也有向上传导的感觉神经。感觉神经的感受器将子宫内的冲动传向中枢，是引起子宫反射性收缩的重要环节，使分娩时子宫体部很好的收缩及子宫颈部顺利的扩张。外阴部的肌肉及皮肤，系由阴部神经所支配。阴部神经为体干神经（包括运动神经与感觉神经），它是由第Ⅱ、Ⅲ、Ⅳ骶神经的分支所组成，而与阴部内动脉取同一途径，在坐骨结节内侧下方分成3支，即痔下神经、阴唇后神经及会阴神经。

# 第四节　邻近器官

盆腔内其他器官与生殖器官在位置上相互邻接，且血管、淋巴及神经系统也有密切的联系。

## 一、尿道

女性尿道长 2~4cm，以膀胱三角尖端开始，于阴道前方、耻骨联合后面向前下走行，穿过泌尿生殖膈至阴蒂下方，形成尿道外口，由随意肌构成外括约肌，尿道内口括约肌由不随意肌构成。

## 二、膀胱

膀胱为一壁薄的空腔器官，成人正常容量 350~500mL，位于小骨盆内，耻骨宫颈韧带的上部，它的大小及形状随本身盈虚及邻近器官的状况而不同。分为膀胱顶、膀胱底两部。膀胱底部形成三角区，称为膀胱三角。尖端及尿道内口，三角底的两后上角为输尿管口，在膀胱内，两侧输尿管口相距约 2.5cm。膀胱顶部被腹膜覆盖，向后移行至子宫前壁，形成膀胱腹膜反折。

## 三、输尿管

输尿管始于肾盂止于膀胱，为一对肌性的状长管，长约 30cm，分为腰段、骨盆段及膀胱壁段，其上段在腹膜后，沿腰大肌前侧下降，在骶髂关节处，从髂外动脉前跨过，进入盆腔，下行达阔韧带底部，再向前内走行，于近宫颈约 2cm 处，在子宫动脉后方与之交叉，经阴道侧穹隆绕向前，穿过膀胱宫颈韧带前后叶，最后进入膀胱壁。

## 四、直肠

直肠位于小骨内，全长 15～20cm，前面与子宫及阴道后壁相邻。后面为骶骨，上接乙状结肠，下连肛管。

## 五、阑尾

阑尾位于右髂窝内，长短粗细不一，平均长 7～9cm。过长者能降至小骨盆腔，且仅达右侧输卵管及卵巢。

# 第五节 骨盆和骨盆底

骨盆是胎儿经阴道娩出时必经的骨性产道，其大小、形状及其与胎儿的比例直接影响胎位与产力，关系到分娩能否顺利进行。

## 一、骨盆

### （一）骨盆的组成

1. 骨盆的骨骼

骨盆由骶骨、尾骨及左右髋骨组成。骶骨一般由 5～6 块骶椎合成；尾骨由 4～5 块尾椎合成，髋骨由髂骨、坐骨及耻骨组成，成年后三者融合在一起，界限不明显。

2. 骨盆的关节及韧带

骶骨与髂骨相接处为骶髂关节；骶骨与尾骨连接处为骶尾关节；两侧耻骨中间为耻骨联合。

在骶骨、尾骨与坐骨结节之间有骶结节韧带，骶骨、尾骨与坐骨棘之间有骶棘韧带，骶棘韧带即坐骨切迹宽度，是判断中骨盆是否狭窄的重要指标。妊娠期受激素影响，韧带较松弛，各关节的活动性亦稍有增加，骶尾关节妊娠期活动度较大，尾骨可向后活动约2cm，使骨盆出口前后径增大。此关节如不活动，尾骨又向内弯曲，则影响胎先露娩出。

## （二）骨盆的分界

以耻骨联合上缘、髂耻线及骶岬上缘为界将骨盆分为假骨盆和真骨盆。假骨盆在分娩过程中虽无实际意义，但其径线与其骨盆的相应径线大小有一定比例关系。真骨盆与分娩关系密切，上部为骨盆入口，下部为骨盆出口，两者之间为骨盆腔，其前壁为耻骨联合及其两侧耻骨降支，后壁为骶骨和尾骨。耻骨联合全长约4.2cm，骶骨全长平均为11.8cm，高平均为9.8cm，故骨盆腔呈前短后长的弯圆柱形。

## （三）骨盆的类型

现国际上仍沿用1933年Caldwell-Moloy分类法，将骨盆分为4种基本类型：女型、男型、扁平型、类人猿型。

1. 女型骨盆

最常见，骨盆入口为圆形或横椭圆形，横径较前后径略长，骨盆腔宽阔；坐骨棘间径达到10cm，耻骨弓较宽，骨盆出口不狭窄。为女性正常骨盆，占52%～58.9%，最适宜分娩。

2. 男型骨盆

入口略呈三角形，骶骨前表面较直，两侧壁内聚，坐骨棘突出，坐骨切迹窄。出口后矢状径亦缩短，耻骨弓呈锐角。整个盆腔呈漏斗形，亦称漏斗状骨盆，占1%～3.7%。此种类型骨盆阴道分娩会遇到困难，一般不宜试产。

3. 扁平型骨盆

扁平型骨盆占23.2%～29%。入口前后径短，横径相对较长，呈横扁椭后翘，骶骨短而骨盆浅。胎头常呈不均倾式嵌入骨盆入口，易发生前或后不均倾位。

4. 类人猿型骨盆

类人猿型骨盆占14.29%～18%。骨盆入口呈卵圆形，各平面前后径长，横径短。骶坐切迹较宽，两侧壁内聚，坐骨棘突出，耻骨弓较窄，骶骨向后倾斜，故骨盆前部较窄而后部较宽。骶骨常有6节且较直，故骨盆腔较深，因前后径长而横径短，易发生胎头高直位或持续性枕后位。上述4种骨盆，为典型的基本类型，而临床上遇到的多为各种类型的混合。

# 二、骨盆底

骨盆底是封闭骨盆出口的软组织，由多层肌肉及筋膜所组成，以承载和支持盆腔内的器官。盆底前方为耻骨联合，后方为尾骨尖，两侧为耻骨降支、坐骨升支及坐骨结节。坐骨结节前缘的连线将骨盆底分为前、后两部：前部为尿生殖三角，又称尿生殖区，有尿道和阴道通过；后部为肛门三角，又称肛区，有直肠穿过。分娩时，骨盆底可向前伸展，成为软产道的一部分，与子宫收缩有机地协调，使胎先露在产道内旋转及下降。如分娩时受损伤，则可因松弛而影响盆腔器官的位置和功能。骨盆底从外向内分为 3 层。

## （一）外层

外层由会阴浅筋膜及其深面的 3 对肌肉和一对括约肌组成，包括球海绵体肌、坐骨海绵体肌、会阴浅横肌和肛门外括约肌。这层肌肉的肌腱会合于阴道外口和肛门之间，形成中心腱。

## （二）中层

中层即泌尿生殖膈，由两层筋膜和其间的一对会阴深横肌及尿道括约肌组成。

## （三）内层

内层即盆膈，由肛提肌及其内、外筋膜所组成，其间有尿道、阴道及直肠贯穿，每侧肛提肌由内至外由 3 部分组成。

1. 耻骨尾骨肌

耻骨尾骨肌位于最内侧，是肛提肌的主要组成部分，肌纤维从耻骨降支内面及覆盖闭孔内肌膜构成的腱弓前部分开始，沿阴道、直肠向后终止于骶骨下部及尾骨，其中有小部分肌纤维止于阴道和直肠周围，分娩时容易裂伤，导致膀胱及直肠膨出。

2. 髂尾肌

髂尾肌在中间，形成肛提肌大部分，从闭孔内肌上的白线后部起，向中间及向后走行，与对侧肌纤维会合于直肠，部分肌束跨过耻尾肌而加强阴道直肠隔。

3. 坐尾肌

坐尾肌在外侧后方，自两侧坐骨棘开始止于尾骨与骶骨。

广义的会阴是指封闭骨盆出口的所有软组织，狭义的会阴是指阴道口与肛门之间的软组织，由外向内逐渐变狭窄，呈楔形，为盆底承受压力最大的部分。表面为皮肤及皮下脂肪，内层为会阴中心腱，又称会阴体。会阴体长 3 ~ 4cm，如在第二产程伸展超过 6cm，则为会阴体过长，可影响胎儿头娩出，是会阴切开指征。

# 第三章 女性生殖系统生理

## 第一节 女性一生各阶段的生理特点

女性从胎儿形成到衰老是一个渐进的生理过程。根据妇女一生年龄和生殖内分泌变化，分为7个阶段，但没有明显界限。各阶段生理特点受遗传、环境、营养、心理因素的影响而有个体差异。

### 一、胎儿期

精子、卵子结合时性染色体X与Y已决定了胎儿的遗传性别，即XX合子发育为女性，XY合子发育为男性。胚胎6周后原始性腺开始分化。若胚胎细胞不含Y染色体即无H–Y抗原时，性腺分化缓慢，至胚胎8~10周性腺组织才出现卵巢的结构。原始生殖细胞分化为初级卵母细胞，卵巢皮质的扁平细胞围绕卵母细胞构成原始卵泡。女性胎儿体内无睾酮及副中肾管抑制因子，中肾管于第10周退化，两条副中肾管发育成为女性生殖道。

### 二、新生儿期

胎儿娩出至4周内为新生儿期。女性胎儿在母体内由于受卵巢、胎盘所产生的女性激素的影响，子宫、卵巢及乳房均有一定程度的发育，出生后新生儿血液中的女性激素水平迅速下降。可出现乳房略增大或少量乳汁分泌、少量阴道流血，均属生理现象，数日内自然消退。

### 三、儿童期

从出生4周后到12岁左右为儿童期。在8岁以前，儿童身体持续发育，下丘脑–垂体–卵巢轴的功能处于抑制状态，卵泡无雌激素分泌，生殖器仍为幼稚型。阴道上皮薄，细胞内缺乏糖原，阴道酸度低，抗感染能力弱，容易发生炎症；8岁以后下丘脑促性腺激素释放激素抑制状态解除，垂体开始分泌促性腺激素，卵巢内的卵泡受促性腺激素的影响，有一定发育并分泌性激素，女性特征开始出现，皮下脂肪在胸、髋、肩部及耻骨前面堆积，子宫、输卵管及卵巢逐渐向骨盆腔内下降，乳房开始发育，逐渐向青春期过渡。

## 四、青春期

从月经初潮至生殖器官逐渐发育成熟的过渡时期称青春期，世界卫生组织（WHO）规定青春期为10~19岁。这一时期的生理特点如下：

### （一）第一性征发育

第一性征发育即生殖器官的发育。阴阜隆起，大、小阴唇变肥厚并有色素沉着；阴道长度及宽度增加，阴道黏膜变厚并出现皱襞；子宫增大，尤其宫体明显增大，使宫体占子宫全长的2/3；输卵管变粗，卵巢增大，卵巢皮质内有不同发育阶段的卵泡。生殖器官从幼稚型变为成年型。此时虽已初步具有生育能力，但整个生殖系统的功能尚未完善。

### （二）第二性征出现

第二性征出现包括音调变高，乳房发育，出现阴毛及腋毛，骨盆横径发育大于前后径，胸、肩、髂部皮下脂肪增多，形成女性特有体态。其中乳房发育是女性第二性征的最初特征，为女性青春期发育的标志。

### （三）生长加速

青春期少女体格加速生长，月经初潮后增长速度减缓。

### （四）月经来潮

第一次月经来潮，称为月经初潮，为青春期的重要标志。此时由于中枢系统对雌激素的正反馈机制尚未成熟，有时即使卵泡发育成熟也不能排卵，发生无排卵性功能失调性子宫出血，此时月经周期常不规则。

## 五、性成熟期

性成熟期又称生育期，一般自18岁左右开始持续约30年，是卵巢生殖功能与内分泌功能最旺盛的时期。该期卵巢有周期性排卵和分泌性激素，月经规则，乳房和生殖器官在卵巢分泌的性激素作用下发生周期性的变化。

## 六、绝经过渡期

绝经过渡期指卵巢功能开始衰退直至最后一次月经的时期。一般始于 40 岁以后，历时短则 1~2 年，长至 10 余年。由于卵巢功能逐渐衰退，卵泡不能成熟及排卵，因而常出现无排卵性"月经"。此期雌激素水平降低，出现血管舒缩障碍和神经精神症状，表现为潮热、出汗，情绪不稳定、不安，抑郁或烦躁，失眠等，称为绝经期综合征。妇女一生中最后一次月经称为绝经。世界卫生组织（WHO）将卵巢功能开始衰退直至绝经后 1 年内的时期称为围绝经期。

## 七、绝经后期

绝经后期指绝经后的生命时期。绝经后期初期卵巢内卵泡耗竭，分泌雌激素功能停止，卵巢间质有分泌雄激素功能，雄激素在外周组织转化为雌酮，成为绝经后期血液循环中的主要雌激素。妇女 60 岁以后称为老年期。此期卵巢间质的内分泌功能逐渐衰退，体内雌激素明显下降，整个机体发生衰老改变，生殖器官进一步萎缩，易发生萎缩性阴道炎；骨代谢失常引起骨质疏松，易发生骨折。

# 第二节　月经及月经期的临床表现

女性自青春期到绝经期，生殖器官出现周期性变化，称性周期或生殖周期。由于最明显的外在表现为周而复始的月经，因而女性生殖周期又称"月经周期"。这种周期性的变化，是通过在中枢神经系统控制下的下丘脑、垂体、卵巢（称为下丘脑 - 垂体 - 卵巢轴）内分泌系统的兴奋和抑制作用来调节的。哺乳动物也有类似周期，称为动情周期。

## 一、月经

月经是指伴随卵巢周期性排卵，卵巢分泌雌激素、孕激素的周期性变化所引起的子宫内膜周期性脱落及出血。

## 二、月经初潮

第一次月经来潮称月经初潮。初潮年龄可受多种因素的影响，如环境、气候及健康状况等，一般在 13~15 岁，也有早到 10~12 岁或迟到 17~18 岁的。

## 三、正常月经的临床表现

从来潮的第 1 天算起，到下次月经来潮的第 1 天，其间隔称为月经周期，一般 24～35d，平均 28d；每次月经持续出血的时间称经期，多数为 2～6d；经血量通常以用多少纸垫及浸透程度来做粗略的估计，月经开始的第 1 天一般月经量少，第 2～3 天出血量最多，第 3 天后经量迅速减少，一般认为正常月经量为 30～50mL，总失血量超过 80mL 者为病理状态。经期一般无特殊症状，由于体内激素变化，有些妇女可有全身不适、困乏、乳房胀痛、手足发胀、下腹及背部酸胀下坠等症状，还可有便秘、腹泻及纳差，个别人有头痛、失眠、心悸、精神抑郁或易激动等，多在月经后自然消失。

## 四、经血特点

经血是由子宫内膜动静脉血、子宫内膜组织碎片、前列腺素及子宫内膜的大量纤维蛋白溶解酶组成。当雌激素和孕激素减少时，子宫内膜基底层血管收缩、痉挛，子宫内膜塌陷脱落，内膜基底层血管残端暴露，此时出血量最多。随着内膜血管残端血栓形成及内膜修复，出血迅速减少并停止。由于纤维蛋白酶的溶解作用，经血是不凝的，偶有小凝血块，当出血量较多时出现较大血块。

# 第三节　卵巢周期性变化及性激素功能

## 一、卵巢的功能

卵巢为女性的性腺，其主要功能有：①产生卵子并排卵的生殖功能。②分泌女性激素的内分泌功能。

## 二、卵巢的周期性变化

从青春期开始至绝经前，除妊娠和哺乳期外，卵巢在形态和功能上发生周期性变化，称为卵巢周期。

### （一）卵泡的发育及成熟

卵巢的基本生殖单位是原始卵泡，由初级卵母细胞及环绕其周围单层梭形的前颗粒细胞组成。新生儿出生时卵巢内有约 200 万个原始卵泡。进入青春期后，在垂体促性腺激素的作用下，原始卵泡开始发育。而女性一生仅有 400～500 个卵泡发育成熟并排卵。

临近青春期，原始卵泡开始发育，卵母细胞周围的梭形前颗粒细胞变为单层柱状颗粒细胞，卵母细胞逐渐增大并分泌糖蛋白，在其周围形成透明带，即为初级卵泡。颗粒细胞进一步增殖变为多层，外围的间质细胞包绕形成卵泡膜的内、外层，此时的卵泡称为次级卵泡，其具备合成性激素的能力。此阶段颗粒细胞上出现卵泡生长发育所必需的 3 种特异性受体，即卵泡刺激素（FSH）受体、雌激素受体、雄激素受体；卵泡内膜上出现了黄体生成激素（LH）受体。生长卵泡在雌激素和 FSH 持续影响下产生卵泡液，颗粒细胞间积聚的卵泡液增加，最后融合形成卵泡腔。

在 FSH、LH 协同作用下，产生雌激素数量明显增加。卵泡发育的最后阶段，卵泡液急剧增加，卵泡腔增大，卵泡体积显著增大，直径达 15～20mm，卵泡向卵巢表面突出，称为成熟卵泡。

周期一般仅有 1 个优势卵泡发育成熟并排卵，其余绝大多数卵泡发育到不同阶段相继退化闭锁，称为闭锁卵泡。

## （二）排卵

卵细胞被排出的过程称为排卵。排卵前，成熟卵泡分泌的雌激素高峰对下丘脑产生正反馈作用，下丘脑释放大量促性腺激素释放激素，刺激垂体释放促性腺激素（LH 和 FSH）并出现峰值。在 LH 峰作用下，排卵前卵泡黄素化，产生少量孕酮（黄体酮）。LH 和 FSH 排卵峰与孕酮协同作用，激活卵泡液内蛋白溶酶活性，溶解卵泡壁形成排卵孔。排卵前卵泡液中前列腺素显著增多，排卵时达高峰。前列腺素能够促进卵泡壁释放蛋白溶酶，促使卵巢内平滑肌收缩，有助于排卵。排卵时随卵细胞同时排出的有透明带、放射冠及少量卵丘内的颗粒细胞。排卵多发生在下次月经来潮前 14d 左右。

## （三）黄体形成及退化

排卵后卵泡液流出，卵泡壁塌陷，卵泡颗粒细胞和卵泡内膜细胞向内侵入，周围有卵泡外膜包围，共同形成黄体。卵泡颗粒细胞和卵泡内膜细胞在黄体生成素排卵峰的作用下进一步黄素化，分别形成颗粒黄体细胞和卵泡膜黄体细胞。在排卵后的 7～8d 黄体体积和功能达到最高峰，直径为 1～2cm。若卵子已受精则继续发育成妊娠黄体；若卵子未受精，黄体在排卵后的 9～10d 开始退化，组织逐渐纤维化，形成白体。黄体功能衰退后月经来潮，此时卵巢中又有新的卵泡发育，开始新的周期。

# 三、卵巢性激素

卵巢主要合成并分泌雌激素、孕激素及少量雄激素，称甾体激素，其在体内经酶的作用，可以相互转化。

## （一） 性激素的生物合成过程

卵巢组织具有直接摄取胆固醇合成性激素的酶系。卵泡分泌雌激素的机制：雌激素的合成是由卵巢的卵泡内膜细胞与颗粒细胞在 LH 与 FSH 的共同作用下完成的，即两种细胞和两种促性腺激素学说。卵泡内膜细胞上有 LH 受体，LH 与 LH 受体结合后可使细胞内胆固醇形成睾酮和雄烯二酮，后两者可透过细胞膜进入颗粒细胞内成为雌激素的前身物质。颗粒细胞上有 FSH 受体，FSH 与 FSH 受体结合后可激活芳香化酶活性，将睾酮和雄烯二酮分别转化为雌二醇和雌酮，进入血液循环和卵泡液中。雌酮是绝经后妇女体内的主要雌激素。

## （二） 甾体激素代谢

甾体激素主要在肝脏降解，并以硫酸盐或葡萄糖醛酸盐等结合形式经肾脏排出。

## （三） 卵巢性激素分泌的周期性变化

1. 雌激素

颗粒细胞、卵泡内膜细胞和黄体细胞分泌雌激素。卵泡开始发育时，雌激素分泌量很少，随着卵泡的发育成熟分泌量逐渐增加，于排卵前达第 1 次高峰，以后稍减。黄体发育过程中分泌量又逐渐增加，黄体发育成熟时，分泌量达第 2 次高峰，此高峰值低于第 1 次高峰。此后，黄体萎缩，雌激素水平急剧下降，在月经来潮时达最低水平。天然雌激素主要有雌二醇、雌酮和其代谢产物雌三醇，其中雌二醇活性最强。

2. 孕激素

孕激素主要由黄体细胞分泌。排卵后黄体分泌孕酮逐渐增加，黄体发育成熟时，分泌量达高峰，以后逐渐下降，到月经来潮时降到最低水平。

3. 雄激素

女性的雄激素主要来自肾上腺，少量来源于卵巢，包括雄烯二酮和睾酮。排卵前循环中雄激素升高，一方面促进非优势卵泡闭锁，另一方面提高性欲。

## （四） 卵巢性激素的生理作用

1. 雌激素的生理作用

（1）促使子宫肌细胞增生和肥大，使肌层增厚；促进血运，促使和维持子宫发育；增加子宫平滑肌对缩宫素的敏感性；使子宫内膜出现增生期的变化；使宫颈口松弛，宫颈黏液分泌增加，性状变稀薄易拉成丝状。

（2）促进输卵管肌层发育及上皮分泌活动，加强输卵管平滑肌节律性收缩的振幅。

（3）协同 FSH 促进卵泡发育。

（4）促使阴道上皮细胞增生和角化，黏膜变厚；增加细胞内糖原含量，使阴道维持酸性环境。

（5）促使乳腺腺管增生，乳头、乳晕着色，并促进其他第二性征的发育。

（6）通过对下丘脑和垂体的正负反馈调节，控制促性腺激素的分泌。

（7）促进水钠潴留；促进肝脏高密度脂蛋白合成，抑制低密度脂蛋白的合成，降低循环中胆固醇水平；促进骨钙的沉积。

（8）促进神经细胞的生长、分化、存活与再生，促进神经胶质细胞发育及突触的形成，对脑记忆及认知功能有重要作用。

2. 孕激素的生理作用

（1）使子宫平滑肌松弛，兴奋性降低，同时降低妊娠子宫对缩宫素的敏感性，有利于胚胎和胎儿在宫腔内发育；使子宫内膜由增生期转化为分泌期，为受精卵的着床做准备；使宫颈口闭合，黏液分泌减少、性状变黏稠。

（2）抑制输卵管平滑肌节律性收缩的振幅。

（3）使阴道上皮细胞脱落加快。

（4）在雌激素作用的基础上，促进乳腺小叶及腺泡发育。

（5）通过对下丘脑、垂体的负反馈调节作用，抑制促性腺激素的分泌。

（6）促进水钠排泄。

（7）兴奋下丘脑体温调节中枢，使基础体温在排卵后上升 0.3 ~ 0.5℃。临床上以此作为判定排卵日期的标志之一。

3. 孕激素与雌激素的协同和拮抗作用

孕激素在雌激素作用的基础上，进一步促使女性生殖器和乳房的发育，为妊娠做准备，二者有协同作用；另外，雌激素和孕激素又有拮抗作用，表现在子宫收缩、输卵管蠕动、宫颈黏液变化、阴道上皮细胞角化和脱落以及钠和水的潴留与排泄等方面。

4. 雄激素的生理作用

卵巢能分泌少量雄激素睾酮，但女性体内睾酮主要来源于肾上腺皮质。雄激素能促进阴毛、腋毛的生长，蛋白质合成，肌肉生长，骨骼的发育和刺激红细胞生成。大量雄激素有拮抗雌激素的作用。

# 第四节　子宫内膜及其他生殖器官的周期性变化

卵巢的周期性变化使女性生殖器发生一系列周期性变化，尤以子宫内膜的周期性变化最为显著。

# 一、子宫内膜的周期性变化

子宫内膜的周期性变化可从组织学与生物化学两方面来观察。

## （一）子宫内膜的组织学变化

子宫内膜在结构上分为基底层和功能层，基底层为内膜的下 1/3，直接与子宫肌层相连，此层不受月经周期中激素变化的影响，在月经期不发生脱落；功能层靠近宫腔，为内膜表面的 2/3，它受卵巢雌激素、孕激素的序贯作用呈周期性变化，若未受精此层坏死脱落，临床表现为月经来潮。正常一个月经周期以 28d 为例，其组织形态的周期性改变可分为 3 期。

1. 增生期

在卵巢周期的卵泡期雌激素作用下，子宫内膜上皮、腺体和腺上皮、间质及血管均处在生长增生状态，称增生期，与卵巢卵泡期相对应，子宫内膜的增生期一般持续 2 周，生理情况下可有 10～20d 波动。增生期又分早、中、晚期 3 期。①增生期早期：在月经周期第 5～7d。内膜的增生与修复在月经期即已开始；此期内膜较薄，仅 1～2mm，腺上皮细胞呈立方形或低柱状，间质疏松，细胞呈星形，间质中的螺旋小动脉较直，其壁薄。②增生期中期：在月经周期第 8～10d，此期特征是间质水肿明显，腺体数增多、增长，呈弯曲形；腺上皮细胞表现增生活跃，细胞呈柱状，且有分裂象，螺旋小动脉逐渐发育，管壁变厚。③增生期晚期：在月经周期第 11～14d。此期内膜增厚至 3～5mm，表面高低不平，略呈波浪形。上皮细胞呈高柱状，腺上皮仍继续生长，核分裂象增多，腺体更长，形成弯曲状。间质细胞呈星状，并相互结合成网状；组织内水肿明显，螺旋小动脉略呈弯曲状，管腔增大，并在此期末达到子宫内膜表面的上皮层之下，形成疏松的毛细血管网。

2. 分泌期

分泌期与卵巢黄体期对应，一般持续 2 周。排卵后子宫内膜受雌激素、孕激素的联合作用，由于孕激素有对抗雌激素的促进内膜生长的作用，使子宫内膜的总厚度限制在排卵前范围（5～6mm）。在孕激素的作用下，一方面上皮的增殖在排卵后 3d 停止，而内膜中其他成分继续生长，导致腺体弯曲和螺旋动脉的螺旋化；另一方面，腺体细胞出现分泌活动，故称分泌期。分泌期也分早、中、晚期 3 期。①分泌期早期：在月经周期第 15～19d。此期内膜腺体更长，屈曲更明显，间质水肿，螺旋小动脉继续增生，腺上皮细胞的核下开始出现含糖原的小泡，称核下空泡，是排卵的标志。②分泌期中期：在月经周期第 20～23d。内膜较前更厚并呈锯齿状，间质高度水肿，螺旋小动脉增生、卷曲，腺体进一步萎缩，腺体内的分泌上皮细胞顶端胞膜破碎，细胞内的糖原排到腺腔，称顶浆分泌，此分泌过程历经 7d。内膜分泌活动在中期促性腺素峰后 7d 达高峰，与胚泡种植时间同步。③分泌期晚期：在月经周期第 24～28d。此期为月经来潮前期。子宫内膜厚达

5~10mm，并呈海绵状。内膜腺体开口面向宫腔，有糖原等分泌物溢出，间质更疏松、水肿，表面上皮细胞下的间质分化为肥大的蜕膜样细胞。此期螺旋小动脉迅速增长超出内膜厚度，也更弯曲，血管管腔也扩张。

3. 月经期

月经期为子宫内膜功能层崩解脱落期，在月经周期第1~4d。在未受孕情况下，雌激素、孕激素水平下降，使内膜中前列腺素的合成活化。前列腺素能刺激子宫肌层收缩而引起内膜功能层的螺旋小动脉持续痉挛，内膜血流减少。受损缺血的坏死组织面积逐渐扩大。组织变性、坏死，血管壁通透性增加，使血管破裂导致内膜底部血肿形成，组织坏死剥脱、变性，坏死的内膜与血液相混而排出，形成月经血。

## （二）子宫内膜的生物化学研究

1. 酸性黏多糖（AMPS）

子宫内膜在雌激素的作用下，间质细胞能产生一种和蛋白质结合的糖类，称酸性黏多糖。雌激素不但能促使AMPS的产生，还能使之浓缩及聚合，形成间质中的基础物质。

AMPS有一定的黏稠性，对增生期子宫内膜的成长起支持作用。排卵后，孕激素能阻止AMPS的合成，促使其降解，还能使之去聚合，致使间质中的基础物质失去其黏稠性，血管通透性增加，使营养物质和代谢产物在细胞和血管之间自由交换，内膜更能获得充足营养，为受精卵的着床和发育做准备。

2. 血管收缩因子

月经前24h子宫内膜缺血和瘀血。由于组织坏死释放的前列腺素达到最高峰，来自经前内膜脱落坏死组织释放的前列腺素及蜕膜间质细胞合成的内皮素是强有力的血管收缩因子，血小板凝集产生的血栓素A（TXA2）也具有血管收缩作用，导致内膜功能层迅速缺血坏死，随后崩解脱落。

3. 溶酶体酶释放

子宫内膜溶酶体中含有各种水解酶，如酸性磷酸酶、R-葡萄糖醛酸酶等，能使蛋白、核酸和黏多糖分解。雌孕激素对这些水解酶的合成有促进作用，孕激素有稳定溶酶体膜的作用。排卵后若未受精，伴随雌孕激素的下降，溶酶体不能支持，水解酶释放，一方面消化细胞，促进内膜组织坏死脱落，另一方面促进血管血栓的形成，有助于止血。

4. 松弛素

子宫内膜间质细胞在孕酮的作用下分化成两种细胞，一种是前蜕膜细胞，另一种是含松弛素的内膜颗粒细胞。当雌激素、孕激素水平下降时，内膜颗粒细胞释放的松弛素分解内膜网状纤维，使内膜松解，崩解脱落。

# 二、生殖器其他部位的周期性变化

## （一）阴道黏膜的周期性变化

阴道上皮是复层鳞状上皮，分为底层、中层和上层。排卵前，在雌激素的影响下，阴道上皮增厚，形成中层和表层，并使表层细胞出现角化，促使细胞合成糖原，糖原经阴道内寄生的乳酸杆菌分解为乳酸，保持阴道一定的酸度，形成阴道的防御机制。排卵后，在孕激素的作用下，主要为表层脱落，分泌黏稠黏液，且有白细胞渗出。阴道上段的黏膜对性激素最敏感。因此，临床上可借助阴道脱落细胞的变化了解体内雌激素水平和有无排卵。如雌激素缺乏时，阴道上皮变薄，阴道脱落细胞仅见底层和中层上皮细胞。

## （二）子宫颈的周期性变化

子宫颈在雌激素、孕激素作用下具有分泌和启闭的变化。雌激素刺激腺体的分泌功能。在雌激素作用下，宫颈管黏液腺细胞分泌黏蛋白，并随雌激素水平增加伴有宫颈血浆蛋白和氯化物的渗出，使黏液水分含量增加，至排卵期，黏液稀薄、透明、拉丝度可达12cm，类似蛋清样，稀薄的黏液有利于精子的穿入。若将黏液做涂片检查，干燥后可见羊齿植物样结晶。在雌激素的作用下，宫颈变得松软，宫颈管张开，清稀的宫颈黏液充盈其中并从宫颈管中流出，形成阴道后穹隆的宫颈黏液池。排卵后，受升高的孕激素水平影响，黏液分泌量减少，质地变黏稠而浑浊，拉丝度差，易断裂，宫颈口关闭，稠厚的黏液形成黏液栓阻塞宫颈口，阻止精子及微生物的进入。涂片检查时，结晶逐渐模糊，而代之以排列成圆形的椭圆体。

## （三）输卵管的周期性变化

输卵管的形态和功能均受到激素的调控，在月经期受雌激素、孕激素的协同作用，其形态和功能发生与子宫内膜相似的变化，并保证受精卵在输卵管内正常的运行。

## （四）乳房的周期性变化

雌激素可刺激乳腺管的增生，而孕激素则引起乳腺小叶及腺泡的生长。在月经来潮前，许多妇女有乳房胀痛，可能是由于乳腺管的扩张、充血及乳房间质水肿引起的。当月经来潮后，雌孕激素水平下降，这些症状就会消退。

# 第五节　性周期的调节

性成熟期妇女，卵巢有周期性变化，生殖器官其他部位也发生相应的周期性变化，这种变化称性周期，月经是这个周期性变化的重要标志。月经周期的调节是一个非常复杂的过程，下丘脑分泌 GnRH，通过调节垂体促性腺激素的分泌，调控卵巢功能。卵巢分泌的性激素对下丘脑垂体又有反馈调节作用。下丘脑、垂体与卵巢之间相互调节、相互影响，形成一个完整而协调的神经内分泌系统，称为下丘脑 – 垂体 – 卵巢轴（Hypothalami-Pituitary-Ovarian Axis，HPOA）。下丘脑又接受大脑皮质的支配。由于下丘脑生殖调节激素由神经细胞分泌，下丘脑 – 垂体 – 卵巢轴的调节属于神经内分泌调节。

## 一、下丘脑促性腺激素释放激素

下丘脑弓状核神经细胞分泌促性腺激素释放激素，包括卵泡刺激素释放激素（FSH-RH）和黄体生成素释放激素（LH-RH），通过垂体门脉系统输送到腺垂体，调节垂体促性腺激素的合成和分泌。下丘脑是 HPOA 的启动中心，Gn-RH 分泌受垂体促性腺激素和卵巢性激素的反馈调节，包括起促进作用的正反馈和起抑制作用的负反馈调节。另外，来自更高神经中枢的神经递质也影响下丘脑 GnRH 的分泌，如中枢儿茶酚胺、去甲肾上腺素刺激 GnRH 分泌增加；5- 羟色胺与 β 内啡肽抑制 Gn-RH 分泌。

## 二、腺垂体促性腺激素

腺垂体受下丘脑神经激素的调控分泌促性腺激素，包括卵泡刺激素（FSH）和黄体生成素（LH）。FSH 是卵泡发育必需的激素，其主要作用是促进原始卵泡向生长卵泡发育；激活颗粒细胞芳香化酶，促进雌二醇的合成与分泌；调节优势卵泡的选择和非优势卵泡的闭锁；与雌激素协同，诱导颗粒细胞生成 LH 受体，为排卵及黄素化做准备。LH 的主要作用是在卵泡期刺激卵泡膜细胞合成雄激素，为雌二醇的合成提供底物；排卵前促使卵母细胞进一步成熟及排卵；在黄体期维持黄体功能，促进孕激素、雌激素合成与分泌。

## 三、卵巢性激素的反馈作用

卵巢性激素对下丘脑 GnRH 和垂体 FSH，LH 的合成和分泌具有反馈作用。在卵泡期，循环中的雌激素浓度低于 732pmol/L（200pg/mL）时，雌激素对下丘脑、垂体产生负反馈作用，抑制 GnRH、FSH、LH 分泌。随着卵泡发育，雌激素水平逐渐升高，负反馈作用加强，垂体释放 FSH 受到抑制，循环中 FSH 水平下降；排卵前，卵泡发育成熟，大量分泌雌激素，循环中的雌激素浓度不低于 732pmol/L（200pg/mL）时，雌激素产生正反馈作用，刺激下丘脑 GnRH 和垂体 LH、FSH 大量释放，形成排卵前 LH、FSH 峰；排卵后，黄体分泌孕激素和雌激素，两者联合作用，FSH 和 LH 的合成和分泌又受到抑制。

## 四、月经周期的调节

月经期卵巢分泌雌激素、孕激素降至最低水平，解除了对下丘脑及垂体的抑制。下丘脑开始分泌 GnRH，使垂体 FSH 分泌增加，促使卵巢中卵泡发育并分泌雌激素，此时子宫内膜开始出现增殖期变化，随着优势卵泡逐渐发育成熟，排卵前雌激素的分泌出现高峰时，刺激下丘脑 GnRH 和垂体 LH、FSH 大量释放，形成排卵前 LH、FSH 峰，大量的 LH 与一定量 FSH 协同作用，使成熟卵泡排卵。排卵后，在 LH 及 FSH 作用下卵巢黄体形成并逐渐发育成熟，黄体主要分泌孕激素，使子宫内膜出现分泌期的变化，黄体也分泌雌激素，形成雌激素的第 2 次高峰。雌激素、孕激素联合对下丘脑、腺垂体产生负反馈作用，使 FSH 及 LH 合成和分泌受到抑制，垂体分泌的 FSH 及 LH 相应减少。卵子未受精，黄体逐渐萎缩，孕激素和雌激素分泌也减少，分泌期的子宫内膜失去雌激素、孕激素的支持萎缩、坏死、脱落、出血，促使月经来潮。月经来潮时血液中的雌激素、孕激素水平均下降。解除了对下丘脑的抑制，再度分泌 GnRH，又开始一个新周期。月经来潮是一个性周期的结束，又是下一个新的性周期的开始。

# 第六节　其他内分泌腺对月经周期的影响

身体内各种内分泌腺对生殖系统亦能产生一定影响，如肾上腺、甲状腺及胰岛的功能异常，均可干扰生殖轴功能引起月经紊乱或闭经。

## 一、肾上腺皮质

肾上腺有合成并分泌甾体激素的功能。它能分泌多种激素，可分为盐皮质激素、糖皮质激素和性激素（少量雄激素及极微量雌激素、孕激素）。肾上腺皮质为女性雄激素的主要来源，雄激素包括睾酮、脱氢表雄酮及雄烯二酮，其有效程度之比约为 100:33:10，若雄激素分泌过多，会使下丘脑分泌 GnRH 受到抑制，并对抗雌激素，使卵巢功能受到抑制而出现闭经，甚至出现男性化表现。先天肾上腺皮质增生症（CAH）患者由于 21-羟化酶缺陷，皮质激素合成不足，导致促肾上腺皮质激素（ACTH）代偿性增加，使 $17\alpha$-羟孕酮积聚，且不断衍化为雄激素，过量雄激素使女性胚胎期外生殖器男性分化，临床上发生女婴男性化畸形（女性假两性畸形）；甚至青春期女性性征不发育，原发闭经及高雄激素血症。另外，肾上腺皮质功能亢进，皮质醇分泌过多的库欣综合征，也因过多的雄激素分泌而引起月经失调和闭经。

## 二、甲状腺

甲状腺分泌甲状腺素（$T_4$）和三碘甲状腺原氨酸（$T_3$）不仅参与机体各种物质的新陈代谢，还对性腺的发育成熟、维持正常月经和生殖功能具有重要影响。青春期以前发生甲状腺功能低下则可出现性发育障碍、原发性闭经、月经初潮延迟等。性成熟后若发生甲状腺功能低下，则影响月经、排卵及受孕。随病情发展，临床表现月经过少、稀发，甚至闭经，患者多合并不孕，自然流产和畸胎的发生率增加。轻度甲状腺功能亢进时，内膜发生过度增生，临床表现月经过多、过频，甚至发生功能失调性子宫出血；当甲状腺功能亢进发展至中、重度时，甾体激素的分泌、释放及代谢等过程受抑制，临床表现为月经稀发、月经血量减少甚至闭经。即使是甲状腺素水平尚在代偿期的亚临床甲状腺功能减退，由于促甲状腺激素的升高，亦可使泌乳素升高，抑制生殖轴的功能。

## 三、胰岛素

胰岛分泌的胰岛素不仅参与糖代谢，而且为女性卵巢功能正常运转的重要激素。胰岛素依赖性糖尿病（IDDM）常伴有卵巢功能低下的临床表现。胰岛素具有增强促性腺素 LH 对卵巢的作用；临床上一些胰岛素抵抗及高胰岛素血症患者，由于胰岛素促使卵巢产生过多雄激素而发生高雄激素血症，常合并有月经失调或闭经。

# 第四章　妊娠生理

## 第一节　受精及着床、胚胎及胎儿发育

### 一、受精及着床

精子在阴道内自精液中游离后，经宫颈管进入宫腔及输卵管腔，并在此精子获能。卵子从卵巢排出，经输卵管伞部进入输卵管，在输卵管壶腹部与峡部连接处等待受精。精子和卵子的结合过程，称为受精。已获能的精子穿过次级卵母细胞透明带为受精过程的开始，穿过透明带的精子外膜与卵子胞膜接触并融合，精子进入卵子内，随后卵子迅即完成第2次减数分裂形成卵原核，卵原核与精原核融合，核膜消失，染色体相互混合，形成2倍体的受精卵，完成了受精过程。受精常发生在排卵后12h内，整个受精过程约需24h。受精卵形成标志新生命的诞生。

受精后30h，受精卵开始有丝分裂，形成多个子细胞，但受精卵体积并不增大。受精后72h分裂为16个细胞的实心细胞团，称为桑葚胚，随后早期胚泡形成。受精卵在有丝分裂的同时借助输卵管蠕动和输卵管上皮纤毛摆动向宫腔方向移动。受精后第4天早期胚泡进入宫腔。受精后第5~6天早期胚泡的透明带消失，总体积迅速增大，继续分裂发育，晚期胚泡形成。

受精后第6~7天晚期胚泡透明带消失后逐渐埋入并被子宫内膜覆盖的过程，称为受精卵着床，也称为受精卵植入。受精卵着床必须具备的条件有：①透明带消失。②胚泡细胞滋养细胞分化出合体滋养细胞。③胚泡和子宫内膜同步发育且功能协调。④孕妇体内有足够数量的孕酮，子宫有一个极短的敏感期允许受精卵着床。受精卵着床需经过定位、黏附和穿透3个过程。定位是指着床前透明带消失，晚期胚泡以其内细胞团端接触子宫内膜，多着床在子宫后壁上部；黏附是指晚期胚泡黏附在子宫内膜后，滋养细胞开始分化为两层，外层为合体滋养细胞层（是执行功能的细胞），内层为细胞滋养细胞层（是分裂生长的细胞）；穿透是指合体滋养细胞分泌蛋白溶解酶，溶解子宫内膜，完全埋入子宫内膜中

且被内膜覆盖。

受精卵着床后，子宫内膜迅速发生蜕膜变。按蜕膜与胚泡的部位关系，将蜕膜分为3部分。①底蜕膜：是指与胚泡及滋养层接触的子宫肌层的蜕膜，以后发育成为胎盘的母体部分。②包蜕膜：是指覆盖在胚泡表面的蜕膜，随胚泡发育逐渐突向宫腔并退化，因羊膜腔明显增大，使包蜕膜与真蜕膜相互融合无法分开。③真蜕膜：是指底蜕膜及包蜕膜以外覆盖子宫腔其他部分的蜕膜。

# 二、胚胎及胎儿发育

受精后8周的人胚称为胚胎，是其主要器官结构完成分化的时期。受精后9周起称为胎儿，是其各器官进一步发育渐趋成熟时期。临床上妊娠时间通常以孕妇末次月经第1天计算，以4周为1个妊娠月，共10个妊娠月，全程共计280d。按妊娠每4周为单位，将对胚胎及胎儿发育的特征描述如下：

4周末：可辨认胚盘与体蒂。

8周末：胚胎初具人形，能分辨出眼、耳、口、鼻、四肢。各器官正在分化发育，心脏已形成。B型超声显像可见心脏搏动。

12周末：胎儿身长约9cm，顶臀长6.1cm，体重约14g。外生殖器已发育，胎儿四肢可活动，肠管已有蠕动。

16周末：胎儿身长约16cm，顶臀长12cm，体重约110g。从外生殖器可判断胎儿性别。头皮已长出毛发，胎儿开始出现呼吸运动。部分经产妇自觉有胎动。

20周末：胎儿身长约25cm，顶臀长16cm，体重约320g。全身覆有胎脂及短毛，见少许头发。开始出现吞咽、排尿功能。用听诊器经孕妇腹壁可听到胎心音。

24周末：胎儿身长约30cm，顶臀长21cm，体重约630g。各脏器已发育，皮下脂肪开始沉积，但皮肤仍皱缩。出现眉毛。

28周末：胎儿身长约35cm，顶臀长25cm，体重约1000g。皮下脂肪少，皮肤粉红色。有呼吸运动，但因肺泡Ⅱ型细胞产生的表面活性物质含量较少，出生后易患特发性呼吸窘迫综合征。

32周末：胎儿身长约40cm，顶臀长28cm，体重约1700g。皮肤深红，面部毳毛已脱落。睾丸开始下降。出生后存活率不高。

36周末：胎儿身长约45cm，顶臀长32cm，体重约2500g。皮下脂肪较多，面部皱纹消失，全身毳毛明显减少。指（趾）甲已达指（趾）端。出生后能啼哭及吸吮，生活力良好。出生后基本可存活。

40周末：胎儿身长约50cm，顶臀长36cm，体重约3400g。胎头双顶径大于9cm。皮下脂肪多，全身皮肤粉红色，外观体型丰满，足底皮肤有纹理。女性大小阴唇发育良好，男性睾丸已下降至阴囊内。出生后哭声响亮，吸吮能力强，能很好存活。

# 第二节 胎儿附属物的形成及功能

胎儿附属物是指胎儿以外的组织，包括胎盘、胎膜、脐带和羊水。

## 一、胎盘

胎盘是母体与胎儿间进行物质交换的器官，是胚胎与母体组织的结合体，由羊膜、叶状绒毛膜和底蜕膜构成。

### （一）胎盘的构成

1. 羊膜

羊膜为半透明膜，表面光滑，无血管、神经及淋巴，具韧性，位于胎盘的胎儿面，胎盘的最内层。

2. 叶状绒毛膜

叶状绒毛膜是胎盘的主要部分。晚期囊胚着床后，滋养层迅速分裂增生。随胚胎发育，绒毛也迅速发育，约受精后第3周末，绒毛内血管形成，胎盘循环建立，胎儿–胎盘循环在胚胎血管与绒毛血管连接之后完成。与底蜕膜相接触的绒毛因营养丰富发育良好，称叶状绒毛膜。每个绒毛干中均有脐动脉和脐静脉，大部分的叶状绒毛逐渐分支，形成初级绒毛干、二级绒毛干、三级绒毛干，向绒毛间隙伸展，形成绒毛终末网。每个绒毛间隙中均有来自子宫的螺旋状小动脉开口，将新鲜的含氧高的母血注入其中，与该处的绒毛中的小血管内的胎儿血进行交换，再经相应的小静脉回流母体血液循环。母儿血液并非直接相通，而是隔着毛细血管壁、绒毛间质、绒毛上皮与母血进行物质交换。靠的是渗透、扩散和细胞的选择力，再经脐静脉返回胎儿体内。

3. 底蜕膜

底蜕膜构成胎盘的母体部分，占足月妊娠胎盘很小部分。由固定绒毛的滋养层细胞与底蜕膜共同形成的底称蜕膜板。从此板向绒毛方向伸出一些蜕膜间隔，将胎盘母体面分成肉眼可见的20个左右胎盘小叶。分娩时胎盘由此处剥离。

### （二）足月妊娠时胎盘的结构

胎盘在妊娠12～16周完全形成。妊娠足月时胎盘呈圆形或椭圆形，直径16～20cm，厚1～3cm，中间厚，边缘薄。分胎儿面与母体面。胎儿面覆盖羊膜呈灰色，光滑半透明，脐带附着中央或附近，血管从附着点向四周呈放射状分布，分支伸入胎盘各小叶直达边缘。母体面与宫壁的底蜕膜紧贴，呈暗红色，表面粗糙不平，由蜕膜间隔形成的浅沟将胎盘分为 15~20 个胎盘小叶，有的表面可见散在的钙化斑点。

## （三）胎盘的功能

胎盘的功能较复杂，主要是通过简单扩散、易化扩散、主动运转、膜融合 4 种方式完成物质交换和转运。

1. 气体交换

$O_2$ 是维持胎儿生命最重要的物质。主要是利用胎血和母血中 $O_2$ 与 $CO_2$ 分压的差异，在胎盘中通过简单扩散作用进行气体交换。胎儿血红蛋白对 $O_2$ 的亲和力强，能从母血中获得充分的 $CO_2$ 通过绒毛间隙直接向母体迅速扩散。

2. 供应营养

胎儿生长发育所需要的葡萄糖、氨基酸、脂肪酸、维生素、电解质和水溶性维生素等经胎盘输送给胎儿，同时胎盘产生各种酶，如氧化酶、还原酶、水解酶等，将物质分解成为单质（如脂肪酸、氨基酸，或合成加工成糖原、蛋白质、脂肪等），通过易化扩散和主动运输的方式供给胎儿。可替代胎儿消化系统的功能。

3. 排出废物

胎儿的代谢产物如尿素、尿酸、肌酐、肌酸等，经胎盘渗入母血，由母体排出体外。可替代胎儿泌尿系统的功能。

4. 防御功能

胎盘可防止一般细菌及其他病原体直接通过，但屏障作用极有限，某些病原体（如细菌、弓形虫、衣原体、支原体、螺旋体等）可在胎盘形成病灶，破坏绒毛结构进入胎儿体内。各种体积微小病毒（如肝炎病毒、风疹病毒、巨细胞病毒）及相对分子质量微小的有害药物均可通过胎盘影响胎儿。母血中免疫抗体如 IgG 能通过胎盘进入胎体，使胎儿出生后短时间内获得被动免疫力。

5. 合成功能

主要合成激素和酶。如绒毛膜促性腺激素（HCG）、胎盘生乳素（HPL）、雌激素、孕激素、妊娠特异性 $\beta_1$ 糖蛋白（$PS\beta_1G$）、缩宫素酶、耐热性碱性磷酸酶等。

# 二、胎膜

胎膜由平滑绒毛膜和羊膜组成。平滑绒毛膜为胎膜的外层，妊娠晚期与羊膜紧贴。内层为羊膜，与覆盖胎盘、脐带的羊膜层相连接。完整的胎膜可防止细菌入侵宫腔，也可能与甾体激素代谢有关，对分娩发动有一定作用。

# 三、脐带

脐带是连接胎儿与胎盘的纽带。一端连于胎儿腹壁的脐轮，另一端附着于胎盘胎儿面中央，孕足月时长 30～70cm，平均约 50cm，直径 1.0～2.5cm，外层为羊膜，内有两条脐动脉和一条脐静脉，血管周围由胶样结缔组织（华通胶）填充，主要保护脐带内血管。由于脐血管较长，常呈螺旋状迂曲。脐带是母儿进行物质交换重要通道，一旦受压可引起血运障碍，致胎儿窘迫，甚至危及胎儿生命。

# 四、羊水

充满羊膜腔内的液体称羊水。

## （一）羊水的形成

孕早期，主要是母体血清经过胎膜进入羊膜腔的透析液。孕中期后，胎儿尿液是羊水的重要来源。羊水不断产生又不断被羊膜吸收及胎儿原因，使羊水保持动态平衡。

## （二）羊水的成分、性状与量

1. 羊水的成分、性状

足月妊娠时羊水呈弱碱性，pH 约为 7.20，比重为 1.007～1.025。孕早期为透明液，孕晚期羊水内含有胎儿脱落的鼻毛、毛发、脂肪、无机盐和上皮细胞等，略浑浊。

2. 羊水的量

孕 8 周时 5～10mL，后随孕周而增多，孕 38 周可达 1000mL，此后逐渐减少，足月时约 800mL。过期妊娠量明显减少，可减少至 300mL 以下。

## （三）羊水有两大功能

1. 保护胎儿

羊水在宫内是胎儿的外围保护层，可防止胎体与羊膜粘连；起缓冲作用，避免直接受到外伤；保持有一定的活动度；保持胎儿的体液平衡；维持宫腔内的恒温，利于胎儿生长发育；临产宫缩时，使压力均匀分布，避免胎儿局部受压及脐带受压。

2. 保护母体

保护母体是指减少胎动时对母体的不适感；临产后帮助宫颈口及阴道的扩张；破膜后，羊水可冲洗和润滑产道，减少感染机会。

# 第三节　妊娠期母体的变化

## 一、生殖系统变化

### （一）子宫

1. 宫体

宫体逐渐增大变软。子宫由非孕时（7~8cm）×（4~5cm）×（2~3cm）增大至妊娠足月时 35cm×25cm×22cm。宫腔容量非孕时约 10mL 或更少，至妊娠足月子宫内容物约 5000mL 或更多，增加约数百倍。子宫重量由非孕时的 50g 增加至足月时的 1000g 左右，约为非孕时的 20 倍。主要是子宫平滑肌细胞肥大以及少量肌细胞、结缔组织增生以及血管增多、增粗等。肌细胞可由非孕时长 20μm、宽 2μm，至足月长 500μm、宽 10μm，胞浆内充满有收缩性能的肌动蛋白和肌浆球蛋白，为临产后子宫阵缩提供物质基础。子宫肌壁厚度非孕时约 1cm，至妊娠中期逐渐增厚达 2.0~2.5cm，至妊娠末期又逐渐变薄，妊娠足月厚度为 1.0~1.5cm 或更薄。

妊娠早期子宫形状如倒梨形，且不对称，至孕 12 周后增大子宫逐渐均匀对称呈球形，至妊娠晚期呈长椭圆形至足月。妊娠 12 周前子宫位于盆腔内，随着妊娠进展子宫长大，从盆腔上升入腹腔并轻度向右旋转，子宫发生右旋多认为与盆腔左侧有已状结肠及直肠占据有关。

子宫各部增长速度不同，宫底于妊娠后期增长最快，宫体含肌纤维最多，子宫下段次之，宫颈最少，以适应临产后子宫阵缩由宫底向下递减，促使胎儿娩出。自妊娠 12~14 周子宫出现不规律无痛性收缩，可由腹部检查触知，孕妇有时能感觉到。特点为稀发、不规律和不对称，尽管其幅度及频率随妊娠进展而逐渐增加，直至妊娠晚期，但宫缩时宫腔内压力通常在 0.7~3.3kPa，持续时间约为 30s，这种无痛性宫缩称为 Braxton Hicks 收缩，宫缩有促进子宫血窦和绒毛间隙中血液循环的作用。在妊娠足月时子宫血流量为 450~650mL/min，比非孕期增加 4~6 倍，其中 5% 供肌层，80%~85% 供胎盘。宫缩时子宫血流量明显减少。

2. 子宫峡部

子宫峡部位于宫体与宫颈之间最狭窄部位，是子宫的解剖内口与组织内口间的一狭窄地带，长 0.8~1cm，随着妊娠进展，峡部逐渐伸展、拉长并变薄，形成子宫下段，分娩时可进一步伸展至 7~10cm，在有梗阻性分娩发生时，易在该处发生破裂。

3.宫颈

妊娠早期宫颈黏膜充血及组织水肿，使其肥大、呈紫蓝色并变软。宫颈由于腺体肥大，增生并向外、向深部伸展，使鳞 – 柱状上皮的交界向宫颈表面推移，外观色红如糜烂状。宫颈腔内腺体分泌，黏液增多，形成黏稠黏液栓，有保护宫腔免受细菌侵袭的作用。接近临产时，宫颈管变短并出现轻度扩张。

## （二）卵巢

妊娠后期略增大，排卵和新卵泡均停止。受孕后卵巢黄体因受绒毛膜促性腺激素刺激继续生长成为妊娠黄体。妊娠黄体较大，可形成体腔，内含黄色液体，是产生雌激素、孕激素的主要器官，对维持早期妊娠有重要作用。妊娠黄体的功能在妊娠头 6~8 周最大，约于妊娠 10 周完全由胎盘取代，黄体开始萎缩。

## （三）输卵管

妊娠期输卵管伸长，但肌层并不增厚，黏膜层上皮细胞略变扁平，在基质中可出现蜕膜细胞，有时黏膜呈蜕膜样改变。

## （四）阴道

妊娠期间阴道肌层肥厚，其周围结缔组织变软，血管增多，黏膜增厚，充血呈紫蓝色，黏膜皱襞增多，伸展性增加。阴道上皮细胞含糖原增加，经乳酸杆菌作用乳酸增多，使阴道 pH 降低，对控制阴道内致病菌有一定作用。

## （五）外阴

妊娠期外阴及大小阴唇的肌肉与血管均增加，同时结缔组织变软，大、小阴唇色素沉着，小阴唇及皮脂腺分泌增多。

# 二、乳房变化

孕期乳房有显著的改变，孕早期的数周内孕妇常感乳房触痛和刺痛。由于乳腺管和腺泡的增多致使乳房增大。乳头变大并有色素沉着而易于勃起，乳晕亦着色，因有较多散在的皮脂腺肥大而形成结节状突起称为蒙氏结节。

已知乳腺细胞膜有垂体催乳激素受体，细胞质内有雌激素和孕激素受体，妊娠期间胎盘分泌大量雌激素刺激乳腺腺管发育，分泌大量孕激素刺激乳腺腺泡发育。此外，乳腺发育完善还需垂体催乳素、人胎盘生乳素以及胰岛素、皮质醇、甲状腺激素等参与。妊娠期间虽有大量的多种激素参与乳腺发育，但妊娠期间并无乳汁分泌，可能与大量雌激素、孕激素抑制乳汁生成有关，于妊娠后期，尤其在接近分娩期挤压乳房时，可有数滴淡黄稀薄液体溢出，但真正泌乳则在分娩后新生儿吸吮乳头时。

# 三、循环系统变化

## （一）心脏

妊娠后期因膈肌升高，心脏向左上方移位，更贴近胸壁，心尖冲动左移 1～2cm，心浊音界稍扩大。心脏移位使大血管轻度扭曲，加之血流增加及血流速度加快，在多数孕妇的心尖区可听及Ⅰ～Ⅱ级柔和的吹风样收缩期杂音，有的出现第三心音。产后逐渐消失。心脏容量至妊娠末期约增加 10%，心率于妊娠晚期休息时每分钟增加 10～15 次。心电图因心脏位置改变而轻度电轴左偏。

## （二）心排出量

心排出量增加是妊娠期循环的重要改变，对维持胎儿生长极为重要。心排出量自妊娠 10 周逐渐增加，至妊娠 32 周达高峰。左侧卧位心排出量较未孕时增加约 30%。孕妇体位对心排出量有影响，孕妇从仰卧位改为侧卧位时，心排出量约增加 22%。每次心排出量平均约 80mL，持续此水平直至分娩。临产时，心排出量增加，第二产程用力屏气逼出胎儿时较第一产程心排出量增加更多。胎儿娩出后，子宫血流迅速减少，同时子宫对下腔静脉的压迫解除，致使回心血量剧增，产后 1h 内心排出量可增加 20%～30%，尤以在产褥期第 3～4 日内最为严重，此时应注意心功能监测。

## （三）血压

在妊娠早期及妊娠中期血压变化不大或偏低，在妊娠晚期血压轻度升高。一般收缩压无变化，舒张压因外周血管扩张、血液稀释及胎盘形成动静脉短路而轻度降低，使脉压稍增大。

## （四）静脉压

妊娠对上肢静脉压无影响。腹静脉压自妊娠 20 周在仰卧位、坐位或站立时均升高，系因妊娠后盆腔血液回流至下腔静脉血量增加，增大子宫压迫下腔静脉使回心血流受阻。侧卧位可解除子宫压迫，改善静脉回流。由于下肢、外阴及直肠静脉压增高，加之妊娠期静脉壁扩张，孕妇易发生下肢、外阴静脉曲张和痔疮。孕妇长时间处于仰卧位姿势，能引起回心血量减少，心排出量随之减少，使血压下降，即发生仰卧位低血压综合征。

# 四、血液的改变

## （一）血容量

孕妇血容量于 6～8 周开始逐渐增加，妊娠中期增长迅速，至 32～34 周达峰值，增加 40%～45%，约 1450mL，此后直至分娩呈平坡状态。血浆增加多于红细胞增加，血浆平均增加 1000mL，红细胞平均增加 450mL，约占血容量增加总量的 1/3，出现血液稀释。

## （二）血液成分

1. 红细胞

妊娠期骨髓不断产生红细胞，网织红细胞轻度增多，红细胞到足月妊娠时增加 33%。由于血液稀释，红细胞计数约为 $3.6 \times 10^{12}/L$（非孕妇女约为 $4.2 \times 10^{12}/L$），血红蛋白值约为 110g/L（非孕妇女约为 130g/L），血细胞比容从未孕时 0.38～0.47 降至 0.31～0.34。孕妇储备铁约 0.5g，为适应红细胞增加和胎儿生长及孕妇各器官生理变化的需要，孕妇容易缺铁，应在妊娠中、晚期开始补充铁剂，以防血红蛋白值过分降低。

2. 白细胞

从妊娠 7～8 周开始轻度增加，至妊娠 30 周达高峰，为 $(5～12) \times 10^9/L$，有时可达 $15 \times 10^9/L$ [非孕妇女为 $(5～8) \times 10^9$]，主要为中性粒细胞增多，而单核细胞和嗜酸粒细胞几乎无改变。近期研究表明，中性粒细胞趋化性受损是细胞缺陷的表现，孕晚期孕妇中性粒细胞黏附减少，这可解释为什么孕妇感染率高。

妊娠期血液处于高凝状态。因子Ⅱ、因子Ⅴ、因子Ⅶ、因子Ⅷ、因子Ⅸ、因子Ⅹ增加，血小板数无明显改变。妊娠晚期凝血酶原时间及活化部分凝血活酶时间轻度缩短，凝血时间无明显改变。血浆纤维蛋白原含量比非孕妇女约增加 50%，于妊娠末期平均达 4.5g/L（非孕妇女平均为 3g/L），改变红细胞表面负电荷，出现红细胞线串样反应，故红细胞沉降率加快，可达 100mm/h。妊娠期纤溶酶原显著增加，优球蛋白溶解时间明显延长，表明妊娠期间纤溶活性降低，是正常妊娠的特点，胎盘可能与此有关。

3. 血浆蛋白

由于血液稀释，妊娠早期开始降低，至妊娠中期血浆蛋白为 60～65g/L，主要是清蛋白减少，约为 35g/L，以后持续此水平直至分娩。

# 五、泌尿系统变化

由于孕妇及胎儿代谢产物增多，肾脏负担加重。妊娠期肾脏略增大，肾血浆流量及肾小球滤过率于妊娠早期均增加，整个妊娠期间维持高水平，肾血浆流量比非孕时约增加

35%，肾小球滤过率约增加50%。孕妇体位对肾脏血流动力学的改变及肾小球滤过率有较大的影响，孕妇仰卧位的尿量以及钠的排泄与侧卧位相比减少一半，夜尿量多于日尿量。代谢产物尿素、肌酐等排泄增多，其血中浓度则低于非孕妇女。由于肾小球滤过率增加，肾小管对葡萄糖重吸收能力不能相应增加，约15%孕妇饭后出现糖尿。

受孕激素影响，泌尿系统平滑肌张力降低。自妊娠中期肾盂及输尿管轻度扩张，输尿管增粗及蠕动减弱，尿流缓慢；且右侧输尿管常受右旋妊娠子宫压迫，右侧较左侧输尿管更延长、扩张、迂曲，可致肾盂积水，孕妇易患急性肾盂肾炎，以右侧多见。孕早期膀胱受增大子宫的压迫其容量减少，排尿次数可增多。孕中期、孕晚期，盆腔内肌肉和结缔组织增生充血，膀胱向前上方移位，膀胱底部扩大加宽。受激素影响膀胱表面血管增粗、黏膜充血、水肿，在分娩过程中易出现损伤和感染，约有3%的孕妇在排尿时因膀胱收缩、内压增高，部分尿液逆流入输尿管中，易引起上行性泌尿系感染。妊娠期由于膀胱松弛，常出现张力性尿失禁，同时膀胱张力降低，容量逐渐增加，可达1500mL，但排尿后可无残留尿。

# 六、呼吸系统变化

妊娠期随子宫增大，横膈上升4cm，使胸廓上移并增宽，主要表现为肋膈角增宽、肋骨向外扩展，胸廓横径及前后径加宽使周径加大5~10cm。孕妇耗氧量于妊娠中期增加10%~20%，而肺通气量约增加40%，有过度通气现象，使动脉血氧分压增高达12.2kPa，二氧化碳分压降至4.3kPa，有利于供给孕妇及胎儿所需的氧，经胎盘排出胎儿血中的二氧化碳。妊娠晚期子宫增大，膈肌升高且膈肌活动幅度减少，胸廓活动加大，以胸式呼吸为主，气体交换保持不减。妊娠期呼吸次数变化不大，每分钟不超过20次，但呼吸较深。

归纳妊娠期肺功能的变化有：①肺活量无明显改变。②通气量每分钟约增加40%，潮气量约增加39%。③残气量约减少20%。④肺泡换气量约增加65%。⑤上呼吸道（鼻、咽、气管）黏膜增厚，轻度充血、水肿，易发生上呼吸道感染。

# 七、消化系统变化

妊娠期齿龈受大量雌激素影响而肥厚，齿龈容易充血、水肿，易致齿龈出血、牙齿松动及萌齿。妊娠期胃肠平滑肌张力降低，贲门括约肌松弛，胃内酸性内容物逆流至食管下部产生胃烧灼感。胃液中游离盐酸及胃蛋白酶分泌减少。胃排空时间延长，易出现上腹部饱满感，孕妇应防止饱餐。肠蠕动减弱，粪便在大肠停留时间延长出现便秘，常引起痔疮或使原有痔疮加重。

肝脏无明显增大，肝功能无明显改变。孕期血容量及心排出量均增加，但肝脏的血流量在孕期无明显改变，故心排出量分配到肝脏的血液比例减少，肝脏解毒排毒功能有所下降。妊娠期间血清胆固醇增加 25%～50%，三酰甘油增加 150%，分娩后迅速下降，产褥期后逐渐恢复正常。血清蛋白量下降，球蛋白量轻度增加，因而清蛋白与球蛋白比例下降。由于妊娠期间，胆囊扩张、排空时间延长，胆管平滑肌松弛，胆汁中的胆固醇水平增高、胆汁黏稠淤积，妊娠期间容易诱发胆石症。妊娠晚期血清胆红素水平升高及尿胆红素排泄增多，而胆红素耐量降低。

妊娠期间由于雌激素、孕激素以及胎盘生乳素等的作用，胰岛的 B 细胞增生、肥大以及过度分泌，胰岛素分泌增加，致使孕妇空腹血糖稍低于非孕妇女，进行糖耐量试验时有发现孕妇有高血糖及高胰岛素血症时期延长，同时还有胰高血糖素受阻抑现象，这些改变导致肝细胞糖原的合成及储备减少。

# 八、皮肤变化

孕妇腺垂体分泌促黑素细胞激素增加，增多的雌激素、孕激素有黑色素细胞刺激效应，使黑色素增加，导致孕妇乳头、乳晕、腹白线、外阴等处出现色素沉着。颧颊部并累及眶周、前额、上唇和鼻部，边缘较明显，呈蝶状褐色斑，习称妊娠黄褐斑，于产后自行消退。随妊娠子宫的逐渐增大和肾上腺皮质于妊娠期间分泌糖皮质激素增多，该激素分解弹力纤维蛋白，使弹力纤维变性，加之孕妇腹壁皮肤张力加大，使皮肤的弹力纤维断裂，呈紫色或淡红色不规律平行略凹陷的条纹，称为妊娠纹，见于初产妇。旧妊娠纹呈银色光亮，见于经产妇。

# 九、内分泌系统变化

孕期母体内分泌功能有显著改变：一是母体原有内分泌腺功能活动增强，二是胎儿与胎盘在发育期间逐渐发展自身的内分泌系统（胎儿－胎盘单位）与功能。胎儿－胎盘单位的功能又影响母体内分泌系统的结构与功能，两者共同担负着维持整个妊娠过程的激素调控任务。

孕妇脑垂体、甲状腺、甲状旁腺、肾上腺均有不同程度增大，所分泌的催乳素、甲状腺素 $T_4$、甲状旁腺素、肾上腺皮质激素、醛固酮均增加。

## （一）垂体

妊娠期垂体稍增大，尤其在妊娠末期，腺垂体增生肥大明显。嗜酸细胞肥大增多，形成"妊娠细胞"。

1.促性腺激素

在妊娠早期，妊娠黄体及胎盘分泌大量雌激素、孕激素，对下丘脑及腺垂体形成负反馈作用，使卵泡刺激素及黄体生产素分泌减少，故妊娠期间卵巢内的卵泡不再发育成熟，也无排卵。

2. 催乳激素

从妊娠 7 周开始增多，随妊娠进展逐渐增量，妊娠足月分娩前达高峰约 150μg/L，为非孕妇女 15μg/L 的 10 倍。催乳激素有促进乳腺发育的作用，为产后泌乳做准备。分娩后不哺乳于产后 3 周内降至非孕时水平，哺乳者多在产后 80～100d 或更长时间才降至非孕时水平。

## （二）肾上腺皮质

### 1. 皮质醇

皮质醇为理糖激素，因妊娠期雌激素大量增加，使中层束状带分泌皮质醇增多 3 倍，进入血循环约 75% 与肝脏产生的皮质甾类结合球蛋白结合，15% 与清蛋白结合。血中皮质醇虽大量增加，起活性作用的游离皮质醇仅为 10%，故孕妇无肾上腺皮质功能亢进表现。

### 2. 醛固酮

醛固酮为理盐激素。外层球状带分泌醛固酮，于妊娠期增多 4 倍，起活性作用的游离醛固酮仅为 30%～40%，不致引起水钠潴留。

### 3. 睾酮

睾酮使内层网状带分泌睾酮增加，孕妇阴毛、腋毛增多增粗。

## （三）甲状腺

妊娠期由于腺组织增生和血管增多，甲状腺呈中等度增大，约比非孕时增大 65%。大量雌激素使肝脏产生甲状腺素结合球蛋白（TBG）增加 2～3 倍。血中甲状腺激素虽增多，但游离甲状腺激素并未增多，孕妇无甲状腺功能亢进表现。孕妇与胎儿体内促甲状腺激素均不能通过胎盘，各自负责自身甲状腺功能的调节。

## （四）甲状旁腺

妊娠早期孕妇血浆甲状旁腺素水平降低，随妊娠进展，血容量和肾小球滤过率的增加以及钙的胎儿运输，导致孕妇钙浓度的缓慢降低，造成甲状旁腺素在妊娠中、晚期逐渐升高，出现生理性甲状旁腺功能亢进的表现。

# 十、新陈代谢的变化

## （一）基础代谢率（BMR）

BMR 于妊娠早期稍下降，于妊娠中期渐升高，至妊娠晚期可升高 15%～20%。

## （二）体重

妊娠 12 周前体重无明显变化。妊娠 13 周起体重平均每周增加 350g，直至妊娠足月时体重平均增加 12.5kg，包括胎儿（3400g）、胎盘（650g）、羊水（800g）、子宫（970g）、乳房（405g）、血液（1450g）、组织间液（1480g）及脂肪沉积（3345g）等。

## （三）碳水化合物代谢

妊娠期胰岛功能旺盛，分泌胰岛素增多，使血中胰岛素增加，故孕妇空腹血糖值稍低于非孕妇女，糖耐量试验血糖增高幅度大且恢复延迟。可能由于胎盘分泌的激素有阻抑胰岛素的作用，依此有利于维持餐后葡萄糖对胎儿的供应。

## （四）脂肪代谢

妊娠期肠道吸收脂肪能力增强，血脂增高，脂肪能较多积存。妊娠期能量消耗多，糖原储备减少。遇能量消耗过多时或过度饥饿时，体内动用大量脂肪使血中酮体增加发生酮血症。孕妇尿中出现酮体多见于妊娠剧吐时，或产妇因产程过长、能量过度消耗使糖原储备量相对减少时。

## （五）蛋白质代谢

孕妇对蛋白质的需要量增加，呈正氮平衡状态。孕妇体内储备的氮 1g 氮等于 6.25g 蛋白质，除供给胎儿、胎盘生长及子宫、乳房增大的需要外，还为分娩期消耗做准备。故孕期应增加蛋白质的补充。

## （六）水代谢

孕期水潴留增加，妊娠期机体水分平均增加 6.5L，其中胎儿、胎盘、羊水约 3.5L，其余则为子宫、乳房组织增大，血容量的扩充以及组织间液的增加。妊娠期间水潴留主要发生在组织间液，至妊娠末期组织间液可增加 1～2L。促使组织间液增多之原因有以下几方面：孕期雌激素增加，雌激素可使组织间隙基质所含的黏多糖产生去聚合作用，而发生水电解质在组织间隙的潴留；孕期血浆清蛋白下降，血浆胶体渗透压亦下降，而致组织间隙体液增加；孕期由于子宫增大可阻碍下腔静脉血液回流，使下肢血液淤滞，由于静脉压力超过血浆渗透压，致使体液透过管壁在组织间隙潴留，若孕妇改变体位为侧卧位，则部分积聚的液体可随尿液排出。

## （七）矿物质代谢

胎儿生长发育需要大量钙、磷、铁。胎儿骨骼及胎盘的形成，需要较多的钙，妊娠末期的胎儿体内含钙 25g、磷 14g，绝大部分是妊娠最后 2 个月内积累，至少应于妊娠最后 3

个月补充维生素 D 及钙，以提高血钙值。胎儿造血及酶合成需要较多的铁，孕妇储存铁量不足，需补充铁剂，整个孕期孕妇大概需要增加约 1000mg 铁，否则会因血清铁值下降发生缺铁性贫血。

# 十一、骨骼、关节及韧带变化

骨质在妊娠期间通常无改变，仅在妊娠次数过多、过密又不注意补充维生素 D 及钙时，能引起骨质疏松症。妊娠晚期孕妇重心向前移，为保持身体平衡，孕妇头部与肩部应向后仰，腰部向前挺，形成典型孕妇姿势。部分孕妇自觉腰骶部及肢体疼痛不适，还可能与松弛素使骨盆韧带及椎骨间的关节、韧带松弛有关。

# 第五章　女性生殖系统炎症

女性生殖系统炎症是妇产科最常见的病症，外阴、阴道、子宫及其周围结缔组织、输卵管、卵巢及盆腔腹膜均可感染，炎症可局限于一个部位，也可同时累及多个部位。按感染方式可分为性接触传染、非性接触传染，或两种途径均可传染。按感染病程及程度可分为急性、亚急性及慢性。感染的病原体主要有细菌、螺旋体、病毒、衣原体、支原体、原虫、真菌、寄生虫。对感染的病原体过去多重视需氧菌如葡萄球菌、乙型溶血性链球菌、大肠埃希菌、淋菌等，而现代检查发现阴道分泌物中除上述细菌外，又常出现消化球菌、消化链球菌、放线菌属、脆弱类杆菌等厌氧菌，尤以脆弱类杆菌最多见。女性生殖系统炎症可由全身感染累及局部，但多为直接逆行感染。因此，外阴、阴道、宫颈炎症治疗不及时可导致盆腔感染，急性炎症严重时可危及生命，慢性炎症反复发作，除产生临床不适症状外，可导致不孕。而且，孕产妇的感染还可以通过胎盘、产道、哺乳等环节感染胎儿及新生儿，不仅影响妇女健康，生活及工作，也造成家庭和社会的负担，因此，既要重视治疗，更要重视预防。

# 第一节　外阴炎与前庭大腺炎

外阴炎主要指外阴的皮肤与黏膜的炎症。前庭大腺炎是前庭大腺的炎症。

## 一、病因病机

### （一）西医学的认识

1. 外阴炎

多量的阴道分泌物、卫生巾、卫生垫、尿液等刺激及外阴皮肤不洁等，均易引起外阴炎。

2. 前庭大腺脓肿

前庭大腺位于两侧大阴唇下 1/3 深部，其直径 0.5～1cm，出口管长 1.5～2cm。腺管开口于小阴唇内侧靠近处女膜处，在性交、流产、分娩或其他情况污染外阴部时，病原体易侵入腺体而引起炎症。本病多发生于生育年龄妇女。病原体通过前庭大腺开口侵入而发生感染，病原体国内主要为葡萄球菌、大肠埃希菌、链球菌、肠球菌、沙眼衣原体、淋菌等，国外以淋菌为常见。本病常为混合感染。急性炎症发作时，病原体首先侵犯腺管，腺管呈急性化脓性炎症，腺管口往往因肿胀或渗出物凝聚而阻塞，脓液不能外流而积存形成脓肿。

3. 前庭大腺囊肿

因前庭大腺管阻塞，分泌物积聚而成。在急性炎症消退后，脓液逐渐转为清液而形成囊肿，或在分娩时阴道及会阴外侧损伤发生较严重的瘢痕组织，或作会阴部侧切开，损伤前庭大腺管，使之阻塞，形成囊肿，有时腺腔内的黏液浓稠或先天性腺管狭窄排液不畅，也可形成囊肿。若有继发感染则形成脓肿反复发作。

## （二）中医学的认识

外阴及前庭大腺炎症属中医"阴痒""阴疮""阴肿""阴痛"等范畴。因经行产后忽视卫生，或摄生不慎，或房事不洁，或阴户破损，感染湿热邪毒；或肝经郁热、脾虚生湿，蕴而化热，湿热下注，痰瘀湿阻外阴所致。

# 二、临床表现

## （一）症状

### 1. 外阴炎
外阴皮肤瘙痒、疼痛或有烧灼感，于活动、性交、排尿时加重。

### 2. 前庭大腺脓肿
本病多发生于一侧前庭大腺。急性炎症发作时，患者可有全身发热，外阴一侧灼热、疼痛、肿胀，甚至不能走路。当脓肿内压力增大时，表面皮肤变薄，脓肿自行破溃，若破孔大，可自行引流，炎症较快消退而痊愈，若破孔小，引流不畅，则炎症持续不消退，并可反复急性发作。

### 3. 前庭大腺囊肿
前庭大腺囊肿多为单侧，其大小不等，或如枣大，或如鸡蛋大，可持续数年不增大，若囊肿小且无感染，患者无自觉症状，往往于妇科检查时偶被发现；若囊肿大，则患者感到外阴有胀坠感或有性交不适。如继发感染，有局部炎症表现及全身症状。

## （二）体征

### 1. 外阴炎
急性炎症可见外阴充血，或肿胀，或有溃疡，分泌物较多，色黄；慢性炎病可见外阴皮肤增厚、粗糙、皲裂。

2. 前庭大腺脓肿

局部压痛明显，当脓肿形成时，可触及波动感，脓肿直径可达 5～6cm。常伴有腹股沟淋巴结肿大。

3. 前庭大腺囊肿

肿物有囊性感，无压痛，与大小阴唇及基底部均无粘连，扪之有一定游离性。若破溃，其内容物为清亮透明的黏液，有时混有少量血液，呈棕红色。反复感染可使囊肿增大。

## （三）并发症

外阴溃疡，尿道炎，阴道炎，宫颈炎。

# 三、实验室检查及其他检查

## （一）白带常规检查

或查见滴虫或霉菌，清洁度Ⅱ°～Ⅳ°。

## （二）血常规检查

正常值范围，或 WBC ＞ 1 万，N ＞ 70%。

# 四、诊断与鉴别诊断

## （一）诊断依据

根据临床表现、体征及相关检查可诊断。

## （二）鉴别诊断

1. 外阴疖肿

外阴疖肿位于大阴唇后半部时很像前庭大腺脓肿，但疖肿初期时位置较浅，逐渐在根部形成硬结，由顶端开始化脓，脓排出后，脓腔不大，炎症迅速减轻。

2. 前庭大腺癌

前庭大腺癌与前庭大腺脓肿部位相同，局部为无痛的实质性肿块。

3. 大阴唇腹股沟疝

大阴唇腹股沟疝需与前庭大腺囊肿鉴别。疝与腹股沟环相连，咳嗽时肿块有冲动感，推压后可以复位，肿块消失，向下屏气时肿块增大。

## （三）中医分型

1. 湿热下注证

外阴肿胀瘙痒，灼热疼痛，或外阴囊肿溃破，红肿，疼痛，活动时加剧，溃口流液，质稠异味，或夹血液；烦躁易怒，低热不适，小便短赤，大便干结；舌质红，苔黄稍腻，脉弦数或弦滑数。

2. 湿毒浸渍证

外阴疼痛，肿胀，充血，溃疡，分泌物多，色黄如脓，或阴户一侧或两侧忽然肿胀疼痛，行动艰难，或肿处高起，或向大阴唇内侧黏膜处溃破，溃后脓多臭秽而稠，伴恶寒发热，口干纳少，大便秘结，小便黄；舌红，苔黄腻，脉数。

3. 寒湿凝滞证

阴户肿块，皮色不变，经久不消，或反复溃脓，疮久不敛；神疲体倦，纳谷不香，心悸烦躁；舌质淡胖，苔淡黄腻，脉细软无力。

# 五、治疗

## （一）西医治疗

1. 外阴炎

（1）外洗治疗：① 1:5000 高锰酸钾液。②聚维酮碘液。③洁尔阴洗液，外洗或坐浴，每天 1 次，每次 15～30min，连续 5～7d。

（2）抗菌治疗：金霉素软膏或百多邦软膏外涂，每日数次。

（3）理疗：紫外线、超短波、微波局部治疗。

2. 前庭大腺脓肿

急性炎症时需卧床休息，感染严重时可收入院治疗。注意外阴卫生，保持外阴清洁，勤换内裤，忌食辛辣，宜清淡而富营养之品。

（1）药物治疗：局部治疗：① 1:5000 高锰酸钾液坐浴，1～2 次。②百多邦软膏，外涂，每日数次。③复方新霉素软膏，外涂患处，每日数次。

全身治疗：①青霉素，每次 80 万 U 肌注，每日 2～3 次，皮试阴性后用。②安必仙胶囊，每次 0.5g，每日 3 次口服。③阿莫西林胶囊，每次 0.5g，每日 3 次口服。④复方磺胺甲噁唑片，每次 2 片，每日 2 次口服。⑤青霉素 V 钾片，每次 0.5g，每日 3～4 次；⑥先锋霉素Ⅳ或Ⅵ，每次 0.5g，每日 3 次。喹诺酮类药物如环丙沙星或氟哌酸 0.2g，每日 3 次。

（2）手术治疗：脓肿形成，应切开引流并作造口术，单纯切开引流只能暂时缓解症状，切口闭合后，仍可以形成囊肿或反复感染。切开排脓后，腔内填塞浸有青霉素 20～40

万 U 的生理盐水纱布条，每日用新洁尔灭棉球擦净 2 次，或 1:8000 呋喃西林坐浴，每日 1~2 次，并更换纱条。

3. 前庭大腺囊肿

囊肿小者可定期检查，暂不处理，如慢性炎症急性发作时可参见前庭大腺脓肿有关治疗，如囊肿较大而反复急性发作者可手术治疗。手术治疗期间禁止性生活，注意保持外阴清洁，干燥，勿食刺激性食物。

（1）囊肿造口术：在小阴唇内侧鼓胀最明显处纵形切开，放出囊液，切口要够大，切缘全层间断缝合 6~8 针，保持切口开放，以防闭合。术后用 1:5000 高锰酸钾液坐浴，并注射抗生素或口服磺胺药。

（2）二氧化碳激光囊肿造口术：效果良好，手术无出血，无须缝合，术后不用抗生素，局部无瘢痕形成，并可保留腺体功能。

# （二）中医治疗

1. 内治

（1）湿热下注证：治以清热除湿。方剂举例：

龙胆泻肝汤（《医宗金鉴》）：龙胆草、黄芩、栀子、泽泻、木通、车前子、当归、柴胡、生地、甘草。

（2）湿毒浸渍证：治以清热解毒。方剂举例：

五味消毒饮（《医宗金鉴》）加减：蒲公英、金银花、野菊花、紫花地丁、天葵子，加土茯苓、浙贝母、白花蛇舌草。

兼肿块瘀滞者，加赤芍、丹皮。

（3）寒湿凝滞证：治以益气养血，托毒外出。方剂举例：

托里消毒散（《外科正宗》）加减：黄芪、当归、白芍、金银花、川芎、白术、皂角刺、茯苓、甘草、白芷、桔梗。

2. 外治

适合于有红肿疼痛者

（1）六神丸（市售中成药）：捣碎醋调外敷。

（2）中药洗方：黄柏、野菊花、连翘、蒲公英、冰片。煎汤先熏洗，后坐盆，每日 1 次。

3. 中成药治疗

（1）妇科千金片：每次 4 片，每日 3 次，口服。

（2）小金丹：每次 3 片，每日 3 次。

# 第二节　阴道炎症

病原体侵入阴道，使阴道黏膜发生炎症变化，白带出现量、色、质、气味等的异常，或伴见局部的痒痛等症，称阴道炎。

阴道炎症可发生于不同年龄段的女性，但已婚育龄期妇女发生率较高，发病的条件主要有以下几方面：①外阴阴道生理防御机制遭到破坏：已婚已产妇女阴道对外开放度增加，易于感染病原菌；雌激素水平下降，或阴道手术损伤，或恶露、经血、白带的刺激，不当的阴道冲洗等，使阴道酸碱度发生变化，病原菌易于生长、繁殖。②病原菌存在。③传播途径存在。常见的阴道炎有滴虫性阴道炎、念珠菌阴道炎、细菌性阴道病、老年性阴道炎、幼女性外阴阴道炎。

## 一、病因病机

### （一）西医学的认识

1. 滴虫阴道炎

滴虫阴道炎是常见的阴道炎，由阴道毛滴虫所引起，滴虫呈梨形，后端尖，约为多核白细胞的 2~3 倍大小，虫体顶端有鞭毛 4 根，体部有波动膜，后端有轴柱凸出。活的滴虫透明无色，呈水滴状，诸鞭毛随波动膜的波动而摆动。滴虫的生活史简单，只有滋养体而无包囊期，滋养体生命力较强，能在 3~5℃生存 2d；在 46℃时生存 20~60min；在半干燥环境中约生存 10h；在普通肥皂水中也能生存 45~120min。pH 在 5 以下或 7.5 以上的环境中则不生长，滴虫阴道炎患者的阴道 pH 一般为 5.1~5.4。隐藏在腺体及阴道皱襞中的滴虫于月经前后，常得以繁殖，引起炎症的发作。它能消耗或吞噬阴道上皮细胞内的糖原，阻碍乳酸生成。滴虫不仅寄生于阴道，还常侵入尿道或尿道旁腺，甚至膀胱、肾盂以及男方的包皮褶，尿道或前列腺中。滴虫属厌氧原虫，多在阴道后穹隆部位存活。有认为滴虫单独存在时不能引起炎症，因其消耗阴道上皮细胞内糖原，改变了阴道酸碱度，破坏了防御机制，促进继发性的细菌感染，故常在月经期前后、妊娠期或产后等阴道 pH 改变时，引起炎症发作。

滴虫的传染方式有：①直接传染：经性交传播。②间接传染：经公共浴池、浴盆、浴巾、游泳池、厕所、衣物、卫生巾、卫生纸、器械及敷料等途径传播。③自身传染：滴虫由肠道入阴道。

2. 念珠菌阴道炎

念珠菌阴道炎是一种常见的阴道炎，又称霉菌阴道炎。发病率仅次于滴虫阴道炎，由念珠菌中的白色念珠菌感染所致。念珠菌是单细胞真菌，可存在于健康人皮肤、黏膜和阴道等部位。此菌呈卵圆形，有芽生孢子及细胞发芽伸长而形成的假菌丝，假菌丝与孢子相连成链状或分枝状。念珠菌对热的抵抗力不强，加热至60℃ 1h即可死亡，但对干燥、日光、紫外线及化学制剂等抵抗力较强。一般认为白色念珠菌主要由肛门部传来，与手足癣疾病无关。

据统计，约10%非孕妇及30%孕妇阴道中有此菌寄生，无明显症状。当阴道内糖原增多，酸度增高时，最适合于念珠菌繁殖引起炎症，故多见于孕妇、糖尿病患者及接收大剂量雌激素治疗者。有念珠菌感染的阴道pH通常在4~5。若长期应用抗生素，改变了阴道内微生物间的相互制约关系，亦易使念珠菌得以繁殖而引起感染。

念珠菌可存在于人的口腔、肠道与阴道黏膜而不引起症状，这3个部位的念珠菌可互相传染，当局部环境条件适合时易发病。

3. 细菌性阴道病

细菌性阴道病是一种以Gardner菌、MobikIncus菌、各种厌氧菌及支原体引起的混合感染。发病年龄多在15~44岁之间。近年研究认为细菌性阴道病是由于阴道内乳酸杆菌减少而其他细菌大量繁殖，主要有加得纳尔菌、各种厌氧菌及支原体引起的混合感染。病理特征无炎症病变。本病常与妇科宫颈炎、盆腔炎同时发生，也常与滴虫同时发生。有报道认为由于异常菌群能产生致癌的亚硝胺类物质，细菌性阴道病与子宫颈上皮肉瘤样变有一定关系。

4. 老年性阴道炎

常见于绝经后、双侧卵巢切除术后或卵巢功能衰退后妇女，因卵巢功能衰退或衰竭，雌激素水平低下，阴道壁萎缩，黏膜变薄，上皮细胞内糖原含量减少，阴道内pH上升，局部抵抗力降低，致病菌容易入侵繁殖引起炎症。此外，不注意外阴清洁卫生，性生活频繁，营养不良，尤以维生素B缺乏等也易患本病。

5. 幼女性外阴阴道炎

幼女所患阴道炎多与外阴炎并存。因幼女外阴发育差，缺乏雌激素，阴道上皮抵抗力低，易受感染。常见的病原体有葡萄球菌、链球菌及大肠埃希菌等，滴虫或念珠菌也可引起感染，或间接接触淋菌感染。病原体可通过患病的母亲、保育员或幼儿园儿童的衣物、浴盆、手等传播；也可由于卫生不良、外阴不洁、经常为大便所污染或直接接触污物所引起。此外，外阴损伤或抓伤，尤其是蛲虫感染时可引起炎症，还可因误放异物于阴道内而引起。

## （二）中医学的认识

本病属中医"带下病""阴痒""阴痛""阴肿"等范畴，主要由外感湿热虫邪，或肝脾肾功能失调，伤及任带所致。①湿热虫邪外袭：外感湿热毒邪，郁阻局部经络，或外感虫邪，虫蚀阴中，任带受损。②脏腑功能失常：脾肾亏虚，运化无权，湿浊内生，流注下焦，或肝经郁热，侮土生湿，湿热下注，任带受损。

# 二、临床表现

## （一）症状

1.滴虫性阴道炎

稀薄的泡沫状白带增多及外阴瘙痒，若有其他细菌混合感染则排出物呈脓性，可有臭味。瘙痒部位主要为阴道口及外阴，间或有灼热、疼痛、性交痛等。若尿道口有感染，可有尿频、尿痛，有时可见血尿。少数患者阴道内有滴虫存在而无炎症反应，称为带虫者。

2.念珠菌阴道炎

主要是外阴瘙痒、灼痛。症状严重时坐卧不宁，痛苦异常。还可有尿频、尿痛及性交痛。急性期白带增多，典型的白带呈白色稠厚豆腐渣样。

3.细菌性阴道病

10%～50%无症状，有症状者主要为阴道排液增多，有恶臭味，可伴有轻度外阴瘙痒或烧灼感。白带呈灰白色，均匀一致、稀薄，有时可见泡沫。

4.老年性阴道炎

外阴瘙痒或灼热，阴道分泌物增多，呈淡红色，或黄色，或血样脓性。

5.幼女性外阴阴道炎

外阴痒痛，哭闹不安。

## （二）体征

1.滴虫性阴道炎

阴道黏膜充血，严重者有散在的出血斑点，后穹隆有多量白带，呈灰黄色，黄白色稀薄液体或为黄绿色脓性分泌物，常呈泡沫状；带虫者阴道黏膜可无异常发现。

2.霉菌性阴道炎

小阴唇内侧及阴道黏膜上附着白色膜状物，擦除后露出红肿黏膜面，外阴及阴道充血，急性期还可见白色膜状物覆盖下有受损的糜烂面及浅溃疡。

3.细菌性阴道病

阴道黏膜无明显充血的炎症表现，阴道内分泌物多，有气泡，分泌物在阴道壁上易于擦掉。

4.老年性阴道炎

阴道呈老年性改变，上皮萎缩，皱襞消失，上皮变平滑、菲薄。阴道黏膜充血，有小出血点，有时有浅表溃疡，若溃疡面与对侧粘连，阴道检查时粘连可被分开而引起出血。

5.幼女性外阴阴道炎

外阴、阴蒂红肿，表面可有破溃，尿道口及阴道口充血、水肿，小阴唇可见粘连，阴道有脓性分泌物流出。

### （三）并发症

外阴炎、糖尿病、阴道闭锁，阴道或宫腔积脓，妊娠期 BV 可引起不良围生期结局如绒毛膜羊膜炎、羊水感染、胎膜早破、早产及剖宫产，以及产后子宫内膜感染等。

## 三、实验室检查及其他检查

### （一）阴道分泌物涂片

滴虫性阴道炎可查见滴虫，清洁度 II°~ IV°；霉菌性阴道炎可查见霉菌，清洁度 II°~ IV°；细菌性阴道病无滴虫、霉菌，清洁度 III°~ IV°，可查见 20% 以上线索细胞；老年性阴道炎清洁度 III°~ IV°。

### （二）尿糖、血糖

尿糖阳，血糖升高。

### （三）氨试验

即取少许阴道分泌物放玻片上，加入 1~2 滴 10% 氢氧化钾液，产生一种烂鱼样腥臭气味，即为阳性，细菌性阴道病呈阳性反应。

### （四）生殖内分泌激素测定

老年性阴道炎血清 $E_2$ 值低下，FSH 及 LH 值升高。

### （五）宫颈刮片检查

老年性阴道炎巴氏 I ~ II 级。

### （六）分段刮宫、阴道局部活检

老年妇女必要时作，以排除子宫恶性肿瘤及阴道癌。

## 四、诊断与鉴别诊断

### （一）诊断依据

1.滴虫性阴道炎

滴虫性阴道炎在阴道分泌物中找到滴虫即可确诊。检查滴虫最简便的方法是悬滴法。有症状的患者中，其阳性率可达 80%～90%。加 1 小滴生理盐水于玻片上，于阴道后穹隆处取少许分泌物混于生理盐水中，立即在低倍镜下寻找滴虫。若有滴虫，可见其呈波状运动而移动位置，亦可见到周围白细胞等被推移。检验必须及时并须注意保暖，否则滴虫活动力减低，造成辨认困难。可疑患者，若多次悬滴法未能发现滴虫时，可送培养，准确度可达 98% 左右。取分泌物前 24～48h 避免性交、阴道灌洗，或局部用药；不做双合诊，窥器不涂润滑剂。

2. 念珠菌性阴道炎

念珠菌性阴道炎分泌物中找到白色念珠菌，即可确诊。检查时可用悬滴法在显微镜下找芽孢和假菌丝。若有症状而多次检查为阴性，可采用培养法。顽固病例应检查尿糖，必要时查血糖。并详细询问有无大量服用甾体激素和长期应用抗生素的病史，以查找发病的各种原因和条件。

3. 细菌性阴道病

细菌性阴道病多见于生育年龄妇女，尤其是闭经或月经稀少者。①白带多有腥臭味，颜色灰白或灰黄，均质稀薄。②阴道 pH > 4.5（正常 pH ≤ 4.5），多为 5～5.5。③氨臭味试验阳性。④线索细胞阳性。⑤脯氨酸氨肽酶测定为阳性。

4. 老年性阴道炎

根据绝经后妇女或雌激素低下病史或双侧卵巢切除术史、有关症状体征及检查可诊断。

5. 幼女性外阴阴道炎

根据症状及相关检查可诊断。

## （二）鉴别诊断

1. 滴虫性阴道炎

阴道分泌物检查可找到滴虫。

2. 念珠菌性阴道炎

阴道分泌物检查可找到霉菌。

3. 细菌性阴道病

阴道分泌物检查可找到线索细胞。

4. 老年性阴道炎

出现血性白带时，须与子宫恶性肿瘤鉴别；出现阴道壁肉芽组织及溃疡者需与阴道癌鉴别。必要时作分段刮宫术或局部活检以确诊。

## （三）中医分型

1. 湿热内蕴证

带下量多，色黄或黄白相间，或杂有血色，或质稠，或呈泡沫状，外阴瘙痒；心烦易怒，胸胁胀痛，口干口苦但不欲饮；舌红，苔黄腻，脉弦数。

2. 湿毒内侵证

外阴瘙痒，灼热疼痛，带下量多，色黄或黄绿，质稠厚，伴腥臭；小腹胀痛，腰骶酸楚，小便黄赤，舌红，苔黄燥，脉滑数。

3. 热毒证

带下量多，色黄，或赤白相兼，质稠黏，有腥臭；烦热口渴，小便黄少，舌苔黄腻，脉濡数。

4. 脾虚湿盛证

白带增多，色白如凝乳块或豆渣状，外阴瘙痒；精神疲倦，四肢乏力；舌淡红，苔薄白，脉细数。

5. 肾虚湿热证

带下量不甚多，色黄或赤白相兼，质稠或有臭气，阴部干涩不适，或阴痒，或灼热感；腰膝酸软，头晕耳鸣，额赤唇红，五心烦热，失眠多梦；舌红，苔少或黄腻，脉细数。

6. 脾肾阳虚证

带下量多色白，清稀如水，外阴瘙痒；头晕腰酸，形寒肢冷，腹胀便溏，小便频数；舌淡，苔薄白，脉细弱。

# 五、治疗

## （一）西医治疗

1. 滴虫性阴道炎

（1）全身用药：男女双方均能应用。未婚妇女阴道局部用药困难，适宜采用全身用药治疗。服药后偶见胃肠道反应，如食欲减退、恶心、呕吐等。此外，还可偶见头痛、皮疹、白细胞减少等，一旦发现，应立即停药。甲硝唑能通过胎盘进入胎儿体内，并可由乳汁排泄。在妊娠早期服用时，尚未能排除对胎儿的致畸影响，因此在妊娠早期及哺乳期禁用。

a. 甲硝唑，又称灭滴灵，每次0.2g，每日3次，7d为1个疗程；或每次0.4g，每日2次，共5d。对初患者可单次给药2g，亦可收到同样效果。

b. 替硝唑，每晚1次，每次1g，首剂加倍，5~7d为1个疗程。

（2）局部治疗：以局部症状为主者，局部治疗即可收到较好效果，并可避免全身用药的不良反应。局部治疗可为单纯阴道冲洗、单纯阴道上药、阴道冲洗后上药、阴道光热理疗后上药，目的是杀灭阴道毛滴虫，或改变阴道内环境，以不利于滴虫生长。

a. 甲硝唑：0.2g每晚塞入阴道1次，10次为1个疗程。

b. 阴道冲洗：1%乳酸或0.5%醋酸冲洗或5%聚维酮碘液冲洗。

c. 光热理疗：局部及阴道用光热理疗，每次 25min，每日一次，5～7d 为 1 个疗程，理疗后阴道上药。尤适于反复发作者，或早孕合并滴虫阴道炎，须人工终止妊娠者。

（3）治愈标准：因滴虫阴道炎常于月经后复发，故治疗后检查滴虫阴性时，仍应每次月经后复查白带，若经 3 次检查均为阴性，则为治愈。

（4）治疗中注意事项：治疗后滴虫检查为阴性时，仍应于下次月经净后继续治疗 1 个疗程，方法同前，以巩固疗效。此外，为了避免重复感染，内裤及洗涤用的毛巾，应煮沸 5～10min 以消灭病原体。已婚者还应检查男方是否有生殖器滴虫病，前列腺液有无滴虫，若为阳性，需同时治疗。治疗期间，尽量避免同房，或用避孕套避免交叉感染。

2. 霉菌性阴道炎

（1）消除诱因：若有糖尿病，给予积极治疗，及时停用抗生素、雌激素。勤换内裤，用过的内裤、盆及毛巾均应用开水烫洗。

（2）改变阴道酸碱度：用 2%～4% 碳酸氢钠液冲洗阴道，造成不利于念珠菌生存的条件。

（3）杀菌剂：以碱性溶液冲洗后，选用以下药物：

a. 克霉唑栓剂或片剂，每晚 1 次，每次 1 粒或 1 片，塞入阴道深部，连用 7d。

b. 达克宁（硝酸咪康唑）栓剂，每晚 1 粒塞入阴道，连用 7d。

c. 制霉菌素栓剂或片剂，每晚 1 次，每次 1 粒或 1 片（10 万～50 万 U）塞入阴道内，连用 7～10d，或每日 3 次，每次 1 片口服，连续 5～7d。

d. 米可定阴道泡腾片，每晚 1 片，塞入阴道内，连用 5d。

e. 氟康唑片或胶囊，每次 150mg，顿服。

f. 酮康唑，每次 400mg，每日 1 次，口服，共用 5d。

（4）顽固病例的处理。

a. 本病常与糖尿病并发，若久治不愈应查尿糖、血糖。

b. 有时与滴虫阴道炎并发，故应检查有无滴虫感染。

c. 为防止肠道念珠菌的互相感染，可口服制霉菌素 50 万～100 万 U，每日 3 次，7～10d 为 1 个疗程，以消灭肠道念珠菌。

d. 对局部治疗无效或复发者，可服用里素劳（酮康唑），每日 400mg，顿服（饭前），5d 为 1 个疗程。急慢性肝炎禁用，孕妇忌用。

（5）合并妊娠的治疗：患念珠菌阴道炎的孕妇，为避免感染新生儿，仍应进行局部治疗。孕期念珠菌阴道炎易反复发作，须反复治疗，一般产后即自然停止发作。

3. 细菌性阴道病

（1）甲硝唑：为首选药物。口服，每次 0.2g，每日 3 次，或每次 0.5g，每日 2 次，连续口服 7d，连续 3 个疗程效果最好；阴道上药，每次 0.2g，每日 1 次，连续 7d。孕妇忌用。

（2）氯林可霉素：适用于孕妇，口服，每次 300mg，每日 2 次，连服 7d。或 1% 或 2%

氯林可霉素油膏阴道上药，每日 1 次，连用 7d。

（3）克林霉素：口服，每次 300mg，每日 2 次，连服 7d，孕妇慎用。

（4）氨苄青霉素：口服，每次 500mg，每 6h 1 次，5～7d 为 1 个疗程。

（5）阴道冲洗：3% 双氧水阴道冲洗，每日 1 次，共 7 次；或 1% 乳酸液或 0.5% 醋酸液冲洗，每日 1 次，共 7 次。

（6）男女双方同时治疗。

4. 老年性阴道炎

治疗原则为增加机体及阴道抵抗力，抑制细菌生长。

（1）1% 乳酸或 0.5% 醋酸液冲洗阴道，以增加阴道酸度，每日 1 次；冲洗后局部用药，甲硝唑或氟哌酸每次 1 片，放入阴道深部，7～10d 为 1 个疗程。

（2）雌激素局部或全身用药：一般经上述局部治疗即可奏效，对炎症较重者可辅以雌激素治疗。已烯雌酚 0.125～0.25mg，每晚放入阴道 1 次，7d 为 1 个疗程，顽固病例可口服尼尔雌醇，首次 4mg，以后每 2～4 周 1 次，每次 2mg，维持 2～3 个月。尼尔雌醇是雌三醇的衍生物，剂量小，作用时间较长，对子宫内膜的影响小，较安全。对乳腺增生或乳腺癌、子宫内膜增生或子宫内膜癌患者禁用雌激素。

5. 幼女性外阴阴道炎

治疗原则为保持外阴清洁、干燥、减少摩擦；如有异物必须取出，并向阴道滴入抗相应病原体的药物。

# （二）中医治疗

1. 内治

（1）湿热内蕴证：治以疏肝清热，利湿止带。方药举例：

龙胆泻肝汤（《医宗金鉴》）加减：龙胆草、栀子、黄芩、车前子、木通、泽泻、当归、柴胡、生甘草，加椿根皮。

（2）湿毒内侵证：治以清热解毒，燥湿止带。方药举例：

五味消毒饮（《医宗金鉴》）合止带方（《世补斋不谢方》）加减：蒲公英、金银花、野菊花、茯苓、猪苓、泽泻、车前子、黄柏、栀子、赤芍、丹皮、甘草。

（3）热毒证：治以清热解毒，除湿止带。方药举例：

止带方（《世补斋不谢方》）加减：猪苓、茯苓、车前子、泽泻、茵陈、赤芍、丹皮、黄柏、栀子、牛膝，加白花蛇舌草、甘草。

（4）脾虚湿盛证：治以健脾燥湿，杀虫止痒。方药举例：

完带汤（《傅青主女科》）合易黄汤（《傅青主女科》）加减：黄柏、栀子、赤芍、丹皮、猪苓、茯苓、泽泻、车前子、山药、芡实、白果、甘草。

（5）肾虚湿热证：治以滋阴益肾，清热祛湿。方药举例：

知柏地黄丸（《小儿药证直诀》）加减：知母、黄柏、生地、丹皮、山药、茯苓、山茱萸、泽泻，加龙骨、牡蛎。

肾气丸（《金匮要略》）合萆薢胜湿汤（《疡科心得集》）加减：萆薢、砂仁、黄柏、丹皮、泽泻、通草、滑石、茯苓、甘草。

（6）脾肾阳虚证：治以温脾补肾，除湿止带。方药举例：

内补丸（《女科切要》）合四君子汤（《和剂局方》）加减：党参、黄芪、白术、菟丝子、桑螵蛸、肉豆蔻、制附子、白蒺藜、赤石脂、甘草。

2. 外治

（1）局部熏洗法。①中药洗方：野菊花、蒲公英、百部、苦参、白鲜皮、冰片（后下），煎水熏洗外阴，灌洗阴道。每日 1 次，3 ~ 5 次为 1 个疗程。②中成药：洁尔阴洗液、肤阴洁洗液、阴泰洗液，任选一种，稀释后外洗。

（2）阴道上药。①六神丸：每次 15 粒纳入阴道，每日 1 次，6 次为 1 个疗程。适用于滴虫性阴道炎。②蛋黄油：煮熟蛋黄放入锅内，用文火煎熬，炸枯去渣存油，清洁阴道后涂于阴道壁，每日 1 次，10 次为 1 个疗程。适于老年性阴道炎。

# 第三节　宫颈炎

## 一、病因病机

### （一）西医学的认识

1. 急性宫颈炎

急性宫颈炎是指从子宫颈外口的宫颈黏膜、黏膜下组织发生急性感染，感染的病原体为普通的化脓性细菌或淋菌。多见于产后、人工流产术或宫颈手术时扩张宫颈的损伤或穿孔，诊断性刮宫或宫体的损伤等，病原体由宫颈撕裂或宫颈管内膜损伤引起，也可由高浓度酸性或碱性药液冲洗阴道引起。本病常被宫腔内感染的症状所掩盖。

急性宫颈炎的病原体最常见者为淋菌及沙眼衣原体，其次为一般化脓菌如葡萄球菌、链球菌、大肠埃希菌以及滴虫、霉菌等。

急性宫颈炎的病理变化可见宫颈红肿、颈管黏膜水肿，局部血管充血、子宫颈黏膜及黏膜下组织、腺体周围可见大量嗜中性粒细胞浸润，腺腔内见脓性分泌物，可由宫颈口流出。

2. 慢性宫颈炎

慢性宫颈炎为妇科门诊最常见的疾病之一，多由急性子宫颈炎转变而来。也有患者不显示急性症状，而直接发生慢性宫颈炎。分为宫颈糜烂、宫颈肥大、宫颈息肉、宫颈管内膜炎、宫颈腺囊肿。

（1）宫颈糜烂：先天性糜烂的宫颈形状多为正常或稍大，不甚整齐，宫颈口多裂开；后天性糜烂宫颈多偏大，宫颈口正常或横裂或为不整齐的破裂。糜烂周围的界限清楚，有的可见毛细血管浮现在表面上，表现为局部慢性充血。根据糜烂面积大小分 3 度，Ⅰ°（轻度）：糜烂面小于整个宫颈面积的 1/3；Ⅱ°（中度）：糜烂面占整个糜烂面积的 1/3 ~ 2/3；Ⅲ°（重度）：糜烂面占整个宫颈面积的 2/3 以上。根据糜烂表面可分为 3 型：①单纯型：糜烂面的表面为一片红色光滑面，糜烂较浅，有一层柱状上皮覆盖。②颗粒型：糜烂面的组织增生，形成颗粒状。③乳头型：糜烂组织增生更明显，形成一团成乳头状。

宫颈糜烂在修复过程中的变化有：①基底层细胞增生。②储备细胞增生。③鳞状上皮化生。④分化良好的正常鳞状上皮细胞。

（2）宫颈肥大：慢性炎症长期刺激，子宫颈组织充血、水肿，腺体和间质增生，还可能在腺体的深部有黏液潴留形成囊肿，宫颈呈不同程度的肥大，但表面多光滑，有时可见到潴留囊肿突起，最后由于纤维结缔组织增生，使宫颈硬度增加。

（3）宫颈息肉：慢性炎症的长期刺激可使宫颈管内膜增生，自基底部逐渐向宫颈外口突出而形成息肉，一个或多个不等，直径一般在 1cm 以下，色红，舌形，质软而脆，易出血、蒂细长，多附着于宫颈外口，少数在宫颈管内，显微镜检查可见息肉中心为结缔组织伴有充血、水肿及炎细胞浸润。表面覆盖一层高柱状上皮，与宫颈管的上皮相同。由于炎症存在，除去后仍可复发。宫颈息肉虽罕有恶变，但手术摘除后，必须送病理检查。

（4）宫颈腺囊肿：在宫颈糜烂愈合的过程中，新生的鳞状上皮覆盖宫颈腺管口或伸入腺管，将腺管口阻塞。腺管周围的结缔组织增生或瘢痕形成压迫腺管，使腺管变窄甚至阻塞，腺体分泌物引流受阻、潴留而形成囊肿。可见宫颈表面突出多个青白色小囊泡，大小不一（一般约小米粒大小），表面光滑，半透明状，内含黄色黏液的小囊肿，略突出在宫颈的表面，内含无色黏液。若囊肿感染，则外观呈白色或淡黄色小囊泡。

（5）宫颈管内膜炎：亦称宫颈管炎，病变局限于宫颈管内的黏膜及黏膜下组织，宫颈阴道部可以光滑，仅见宫颈外口有脓性分泌物，有时宫颈管黏膜增生向外口突出，即可见宫颈口充血发红。由于宫颈管黏膜及黏膜下组织充血、水肿、炎细胞浸润和结缔组织增生，可使宫颈肥大。宫颈管内膜炎常与糜烂、腺囊肿同时发生。

## （二）中医学的认识

本病属中医"带下病"范畴，主要由邪气外感和脏腑功能失调，任带二脉失固所致。

### 1. 外感湿热毒邪

经期、产时、产后，湿热湿毒秽浊邪气趁虚入侵，直伤任带，带脉失约。

### 2. 肝脾肾功能失调

脾失健运，湿邪内蕴，郁久化热，湿热下注。或肝郁脾虚，湿热下注，任带受损，带脉失约。病久可累及肾。本病初起多实证，久则转为虚证，虚证又易复感实邪。

# 二、临床表现

## （一）症状

1. 急性宫颈炎

白带增多，脓性，或混有血，小腹坠胀，腰骶部酸痛及膀胱刺激症状、尿频等。

2. 慢性宫颈炎

轻度慢性宫颈炎通常无症状或仅有轻微症状，或有白带增多，为乳白色黏液状，或淡黄色脓性，血性白带，或有性交后出血、腰骶部疼痛、盆腔部下坠痛等。

## （二）体征

1. 急性宫颈炎

宫颈红肿，触痛。宫颈黏膜向外翻出，颜色潮红，宫颈表面及颈管内附着大量脓性分泌物，严重时表皮剥脱、坏死和溃疡，外口处有明显宫颈糜烂，触之有出血，宫颈口流出浑浊的黏液。

2. 慢性宫颈炎

宫颈有不同程度的糜烂、肥大，有时质较硬，有时可见息肉、裂伤、外翻及宫颈腺体囊肿。

## （三）并发症

滴虫性阴道炎、霉菌性阴道炎、急性子宫内膜炎、不孕等。

# 三、实验室检查及其他检查

1. 宫颈刮片

巴氏Ⅱ级。

2. 阴道分泌物检查

清洁度Ⅱ°～Ⅳ°。

3. 宫颈活组织检查

急性宫颈炎时宫颈黏膜与腺上皮显示不同程度的坏死脱落，黏膜下与腺体周围充血、水肿，间质呈多核白细胞浸润，腺腔内含有脓性渗出液。

# 四、诊断与鉴别诊断

## （一）诊断依据

根据分娩、流产、安放有尾丝宫内节育器和妇产科手术史、不洁性生活史等病史，以及症状和相关检查可做出诊断。

## （二）差别诊断

急性宫颈炎应与阴道分泌物异常、尿路感染进行鉴别；慢性宫颈炎应与宫颈湿疣、宫颈上皮肉瘤样病变、结核性宫颈炎、阿米巴性宫颈炎、放线菌性宫颈炎鉴别。

1. 阴道分泌物异常

急性滴虫性、霉菌性、感染性、淋菌性等阴道炎，以及急性子宫内膜炎、宫旁组织炎、盆腔炎等阴道分泌物均呈脓性，多而臭秽，将分泌物作涂片或培养检察，可资鉴别。若见脓性白带，奇臭难闻，做宫颈活体组织检查，排除宫颈恶性肿瘤的可能。

2. 尿路感染

急性膀胱炎、急性输尿管炎、输卵管结石合并感染、急性肾盂肾炎均有尿频、尿急、尿痛等症，可通过尿样检查、造影检查、体检有无肾区叩击痛等协助鉴别诊断。

3. 宫颈湿疣

宫颈湿疣宫颈表面乳头状凸起与宫颈息肉相似，内生型的表现为白带多而腥臭，通过宫颈活检能鉴别。

4. 宫颈上皮肉瘤样病变

宫颈上皮肉瘤样病变为连续的上皮内肿瘤变，最终为浸润癌，临床表现与宫颈炎相同，肉眼观察宫颈糜烂、肥大，阴道镜检查基本能确诊，但最终须病理诊断。

5. 结核性宫颈炎

结核性宫颈炎在病变早期或较轻时，外观与宫颈糜烂相似，病理组织学检查可见结核结节。

6. 阿米巴性宫颈炎

阿米巴性宫颈炎早期临床检查可见宫颈外门呈表浅糜烂，但本病常继发于肠道阿米巴性疾患后，镜检宫颈组织无特殊性改变，宫颈渗出物内可找到阿米巴滋养体。

7. 放线菌性宫颈炎

放线菌性宫颈炎宫颈亦呈慢性炎症性反应，继发于子宫颈疾病放射治疗后，宫须涂片巴氏染色可发现放线菌感染病变特征。

## （三）中医分型

1.急性宫颈炎

（1）湿热湿毒证：宫颈红肿，带下量多，色黄或赤，或浑浊如米汤，或质黏腻，阴中灼痛或瘙痒，胸闷口腻，纳差乏味，小便黄或灼热淋涩；舌红，苔黄腻，脉弦数或滑数。

（2）热毒内蕴证：宫颈充血，水肿甚，带下层多，色黄绿如脓，或夹血色，臭秽，阴部灼痛；小腹坠胀，腰骶酸痛，烦热口干，大便干结，小便黄少；舌红，苔黄，脉数。

2.慢性宫颈炎

（1）脾阳虚证：带下最多，色白或淡黄，质稀薄，无臭气，绵绵不断；神疲倦怠，四肢不温，纳少便清，两足附肿，面色㿠白；舌质淡，苔白腻，脉缓弱。

（2）肾阳虚证：带下最多，色白清冷，稀薄如水，淋漓不断；头晕耳鸣，腰痛如折，畏寒肢冷，小腹冷感，小便频数，夜间尤甚，大便溏薄，面色晦暗；舌淡润，苔薄白，脉沉细而迟。

（3）湿热殖积证：带下量多，色黄，黏稠，有臭气，或伴阴部瘙痒；胸闷心烦，口苦咽干，纳差，小便短赤；舌红，苔黄腻，脉濡数。

（4）湿毒内疏证：带下最多，色黄或黄绿，质稠厚或如米汤样，伴恶臭，宫颈重糜或伴息肉；小腹胀痛，腰骶酸痛，小便短赤，舌红，苔黄燥，脉滑数。

# 五、治疗

## （一）西医治疗

急性宫颈炎适于抗生素全身治疗，不用局部治疗，避免炎症扩散。慢性宫颈炎在接受治疗前，对高度怀疑恶变者，应先做细胞学及病理学检查。

1.局部药物治疗

用酸性阴道冲洗液冲洗阴道后，行阴道上药。如合并子宫内膜炎，暂不进行阴道冲洗，应先积极治疗急性子宫内膜炎。腐蚀治疗适用于糜烂面积小和炎症浸润较浅者，治疗时注意保护阴道黏膜。局部治疗时间应在月经干净后 3～7d 进行，治疗期间禁止坐浴和房事，并定期复查。

（1）磺胺粉：每次 100mg，每日 1 次，置入阴道顶端宫颈处。

（2）四环素粉：每次 250mg，每日 1 次，阴道上药，置入阴道顶端宫颈处。

（3）安必仙胶囊：每次 250mg，每日 1 次，置入阴道顶端宫颈处。

（4）甲硝唑：每次 200mg，每日 1 次，置入阴道顶端宫颈处。

（5）爱宝疗栓、治糜灵栓、奥平栓隔日 1 次，置入阴道顶端宫颈处。

（6）硝酸银腐蚀：棉球蘸 10%～20% 硝酸银液涂于糜烂面，直至出现灰白色痂膜为止，然后用生理盐水棉球或棉签轻轻抹去多余的硝酸银液，每周 1 次，2~4 次为 1 个疗程。

（7）铝酸腐蚀：棉球蘸 5% 重铬酸钾液，涂于子宫颈糜烂处，直至出现灰白色痂膜为止，然后用 75% 酒精棉球轻轻吸去多余的铬酸。再于下次月经净后涂 1 次，共 2 次。

2. 全身药物治疗

适用于急性宫颈炎。

（1）氟哌酸：200mg，每日 3 次口服，共用 3d，首剂加倍。

（2）氟嗪酸：200mg，每日 2 次口服，共用 3d，首剂加倍。

（3）环丙沙星 500mg，顿服或每日 2 次口服，共 4d。

其他抗生素选用可参考盆腔炎治疗。

3. 物理治疗

适用于糜烂面积较大，炎症浸润较深者，一般 1 次即可治愈。原理是通过冷、热方法使局部组织坏死后重新生长，使糜烂面修复。为期 3~4 周，病变较深者需 6~8 周，宫颈转为光滑，热疗法有电熨、激光、红外光、微波等方法，冷疗法有冷冻等方法。治疗时间于月经干净后 3~7d 内进行，有急性生殖器炎症者列为禁忌。各种物理疗法术后都有阴道分泌物增多，甚至有大量水样排液，术后 1~2 周脱痂时可有少许出血，在创面尚未完全愈合期间（4~8 周）禁盆浴、性交和阴道冲洗。治疗后须定期复查，观察创面愈合情况直到痊愈。复查时注意有无宫颈管狭窄，对未生育的妇女最好采用药物治疗，慎用物理疗法，以免影响受孕机会。

（1）宫颈电熨术：适用于单纯型和颗粒型。方法为：将电熨头直接接触宫颈糜烂处并略加压，电熨后创面涂以 2% 紫草油或呋喃西林粉。术后 2 周结痂脱落。

（2）激光治疗：多采用二氧化碳激光器，术后 3 周脱痂。适用于单纯型和颗粒型。

（3）冷冻治疗：适用于颗粒型和乳突型重度糜烂。术后 6 周组织坏死脱落，8 周痊愈，术后很少出血，愈合后很少发生宫口狭窄。

（4）中星光治疗：操作方便简单，可与冷冻治疗联合使用。

（5）微波治疗：治疗深度与电熨相同，术毕子宫颈创面呈锥形，深 3~5mm，治疗后 8~12 周复查。孕妇患宫颈糜烂者，不宜用微波治疗。

（6）波姆灯治疗：照射糜烂面呈均匀的灰白色为止，术后使用抗生素 10d，禁盆浴 2 周，禁性生活 1 个月，术后 1~2 个月复查。

4. 全身治疗

适用于急性宫颈炎及宫颈管炎，宫颈外观光滑，宫颈管内有脓性排液者，此外炎症局部用药疗效差，须全身治疗。取宫颈管分泌物作培养及药敏试验，同时查找淋菌及衣原体，根据化验结果采用相应的抗感染药物。

（1）螺旋霉素：每次 0.2g，每日 4 次，口服。

（2）安必仙胶囊：每次 0.5g，每日 4 次，口服。

（3）复方新诺明：每次 2 片，每日 2 次，口服。

5. 手术治疗

适用于宫颈息肉或宫颈肥大、糜烂面积深广且宫颈管受累者。手术方式有：①锥切法。②子宫全切术。③宫颈撕裂修补术。④子宫颈切除术。⑤子宫颈息肉摘除术。

# （二）中医治疗

1. 急性宫颈炎

（1）湿热湿毒证：治以清热解毒，利湿止带。方药举例：

止带方（《世补斋不谢方》）加减：猪苓、茯苓、车前子、泽泻、黄柏、茵陈、赤芍、丹皮、栀子、牛膝、甘草。

（2）热毒内蕉证：治以清热泻火，解毒除湿。方药举例：

五味消毒饮（《医宗金鉴》）加减：蒲公英、金银花、白花蛇舌草、紫花地丁、天葵子、椿根皮、白术、皂刺、香附、甘草。

（3）外治，熏洗方：银花藤、大黄、苦参、贯众、野菊花。水煎 1000mL，去渣，趁热先熏后洗，每日 1 剂，隔日 2 次。

2. 慢性宫颈炎

（1）脾阳虚证：治以健脾益气，升阳除湿，方药举例：

完带汤（《傅青主女科》）：白术、山药、人参、白芍、苍术、甘草、陈皮、黑芥穗、柴胡、车前子。

兼腰痛者，加续断、杜仲、菟丝子；兼寒凝腹痛，加香附、艾叶；带下日久，滑脱不止，加芡实、龙骨、牡蛎、乌贼骨、金樱子；湿郁化热，去陈皮、白术、人参，加黄柏，或用易黄汤（《傅青主女科》）：山药、芡实、车前子、白果、黄柏。

（2）肾阳虚证：治以温肾助阳，涩精止带。方药举例：

内补丸（《女科切要》）：鹿茸、菟丝子、潼蒺藜、黄芪、白蒺藜、紫草茸、肉桂、桑螵蛸、肉苁蓉、制附子，兼腹泻便溏，去肉苁蓉，加补骨脂、肉豆蔻；带下如崩，用固精丸（《济阴纲目》）：牡蛎、桑螵蛸、龙骨、白石脂、白茯苓、五味子、菟丝子、韭子。

（3）湿热蕴积证：治以清热除湿止带。方药举例：①止带方（《世补斋不谢方》）：猪苓、茯苓、车前子、泽泻、茵陈、赤芍、丹皮、黄柏、栀子、牛膝。②龙胆泻肝汤（《医宗金鉴》）加减：龙胆草、山栀子、黄芩、车前子、木通、泽泻、生地、当归、柴胡、甘草，加土茯苓、椿根皮。

（4）湿毒内蕴证：治以清热泄毒，燥湿止带。方药举例：

五味消毒饮（《医宗金鉴》）合止带方（《世补斋不谢方》）加减：金银花、野菊花、蒲公英、紫花地丁、天葵子、茯苓、泽泻、茵陈、决明子、紫草、椿根皮、郁金、败酱草、甘草。

（5）中成药治疗，玉清抗宫炎片（市售中成药）：每日 3 次，每次 3 片。

（6）外治：将紫草 200g 入香油 750g 中炸枯、过滤、去渣，呈油浸剂。涂搽宫颈，隔日1次。

# 六、预防

避免分娩时或器械损伤宫颈；产后宫颈裂伤应及时缝合；定期作妇科检查，发现宫颈炎症予以积极治疗。

# 第四节　盆腔炎

女性内生殖器及其周围的结缔组织、盆腔腹膜发生炎症时，称为盆腔炎。急性盆腔炎未能彻底治愈，或患者体质较差、病情迁延可致慢性盆腔炎，慢性盆腔炎可无急性炎症病史，但可有急性发作。

# 一、病因病机

## （一）西医学的认识

1.女性生殖道的自然防御功能

女性生殖道解剖、生理上的特点形成自身比较完善的自然防御功能，除具备对外来感染的防御力，还具有防御体内机会致病菌的能力，其自然防御功能主要表现在以下方面。

（1）组织结构防御：有利于阻止病原体的侵入，防止逆行感染。①生殖功能休眠状态（月经初潮前）生殖器官的不发育，绝经后生殖器官的萎缩。②两侧大阴唇自然合拢，遮掩阴道口、尿道口。③处女膜的相对闭合状态。④阴道口的相对闭合，阴道前后壁紧贴，阴道上皮在卵巢分泌的雌激素影响下增生变厚。⑤宫颈黏膜分泌黏液形成黏液栓，堵塞宫颈管，而且宫颈内口平时紧闭。⑥输卵管黏膜上皮细胞的纤毛向子宫腔方向摆动以及输卵管蠕动。

（2）生物菌群防御：正常情况下，有需氧菌（阴道杆菌、棒杆菌、非溶血性链球菌、肠球菌、表皮葡萄球菌、大肠埃希菌、和加德纳尔菌等）、厌氧菌（消化球菌、消化链球菌、类杆菌、梭杆菌和mobi-luncus菌等）、支原体、念珠菌等寄居于阴道内，形成正常阴道菌群。阴道与这些菌群形成一种平衡的生态。

（3）阴道自净作用：①阴道上皮细胞中含有丰富糖原，在阴道杆菌的作用下分解为乳酸，维持阴道正常的酸性环境（pH4.5），使适应于弱碱性环境中繁殖的病原体受到抑制。②育龄妇女子宫内膜周期性剥脱，经血自阴道向外的冲洗作用，宫腔分泌物自阴道向外的排泄等，既可起到清洁阴道的作用，也是消除宫腔感染的有利条件。

（4）pH 的调节屏障：阴道 pH 偏于酸性（pH3.5~4），宫颈黏液 pH 偏于碱性，可有效防止对 pH 环境敏感的细菌、病毒逆行感染。

**2. 炎症发生的条件**

（1）防御结构受到破坏。

（2）病原体：主要为链球菌、葡萄球菌、大肠埃希菌及厌氧菌等。病原体有两个来源：①来自原寄居于阴道内的菌群：当机体免疫力低下，内分泌水平变化（如月经来潮）或外来某种因素（如组织损伤、性交等）破坏了阴道菌群间的生态平衡引起感染。②来自外界的病原体如淋菌、绿脓杆菌等，淋球菌、结核杆菌、沙眼衣原体等均为特异性传播疾病，血吸虫与丝虫导致的盆腔炎仅见于寄生虫病高发区。

**3. 传染途径**

（1）经淋巴系统蔓延：细菌经外阴、阴道、宫颈及宫体创伤处的淋巴管侵入盆腔的结缔组织及内生殖器其他部分，是产褥感染、流产后感染及某些宫内节育器有关感染的主要途径。

（2）经血循环传播：病原体先侵入人体的其他系统，再经血循感染生殖器，为结核菌感染的主要途径。

（3）沿生殖器黏膜上行蔓延：病原体侵入外阴、阴道后，沿黏膜面经宫颈、宫内膜、输卵管黏膜至卵巢及腹腔。葡萄球菌、淋菌、沙眼衣原体沿此途径扩散。

（4）直接蔓延：腹腔中其他脏器感染后，直接蔓延到内生殖器，如阑尾炎可引起输卵管炎。

**4. 急性盆腔炎**

（1）主要病因：①产后或流产后感染：分娩后产妇体质虚弱，宫颈口未很好关闭，例如分娩造成产道损伤混有胎盘、胎膜残留等，病原体侵入宫腔，容易引起感染；流产过程中阴道流血时间过长有利于细菌的生长与繁殖，或有组织残留于宫腔内，或手术无菌操作不严格均可以发生流产后感染。②宫颈或宫腔内手术操作后感染：如宫颈电熨、激光术后，放置宫内节育器、刮宫术、输卵管通液术、子宫输卵管造影术，宫内放置镭针，宫腔镜检查等，子宫内膜息肉或黏膜下子宫肌瘤等手术后均可伴发急性子宫内膜炎。③经期卫生不良：经期宫内膜剥脱面有扩张的血窦及凝血块，为细菌的良好滋生环境，若不注意卫生，使用不洁的月经垫或阴道栓，经期性交等均可使病原体侵入而引起炎症。④邻近器官的炎症直接蔓延：例如阑尾炎、腹膜炎等。⑤慢性盆腔炎急性发作。⑥性交频繁或乱交。

（2）主要病理变化：①急性子宫内膜炎及急性子宫肌炎：是细菌从胎盘剥脱处的创面入侵，延及内膜称子宫内膜炎，如感染入肌层则形成子宫肌炎。②急性输卵管炎及积脓：主要由化脓菌引起，通过宫颈的淋巴播散到子宫旁结缔组织，首先侵及浆膜层，发生输卵管周围炎，然后累及肌层，而输卵管黏膜层可不受累或受累极轻，其管腔常可因肌壁增厚受压变窄，但仍可保持通畅，病变以输卵管间质炎为主，轻者输卵管仅有轻度充血、肿胀、略增粗；重者输卵管明显增粗、弯曲，纤维素性脓性渗出物多，造成周围的粘连；

若炎症经子宫黏膜向上蔓延，首先引起输卵管黏膜炎，输卵管黏膜肿胀、间质水肿、充血及大量中性多核白细胞浸润，重者上皮可发生退行性变或成片脱落，引起输卵管黏膜粘连，导致输卵管管腔及伞端闭塞，若有脓液积聚于管腔内则形成输卵管积脓。③急性输卵管卵巢炎及脓肿：卵巢很少单独发炎，白膜是很好的防御屏障，卵巢多与发炎的输卵管伞端粘连而发生卵巢周围炎，称为输卵管卵巢炎。炎症可通过卵巢排卵的破孔侵入卵巢实质形成卵巢脓肿；若脓肿壁与输卵管积脓粘连穿通，即形成输卵管卵巢脓肿。④急性盆腔结缔组织炎：内生殖器急性炎症时，或阴道、宫颈有创伤时，病原体可经淋巴管进入盆腔结缔组织而引起结缔组织充血、水肿、中性白细胞浸润，以子宫旁结缔组织炎最常见，开始局部组织增厚，质地较软，边界不清，以后向两侧盆壁成扇形浸润，若组织化脓则形成盆腔腹膜外脓肿，可自发破入直肠或阴道。

5. 慢性盆腔炎

（1）慢性输卵管炎与输卵管积水：慢性输卵管炎多为双侧性，输卵管呈轻度或中度肿大，伞端可部分或完全闭锁，并与周围组织粘连。此外，有时在输卵管峡部黏膜上皮和纤维组织增生粘连，使输卵管呈结节状增厚，称为结节性输卵管炎，输卵管炎症较轻时，伞端及峡部粘连闭锁，浆液性渗出物积聚而形成输卵管积水；有时输卵管积脓成为慢性，脓液渐被吸收，浆液性液体继续自管壁渗出而充满管腔，亦可形成输卵管积水。积水输卵管表面光滑，管壁甚薄，形似腊肠或呈曲颈的蒸馏瓶状，卷曲向后，可游离或与周围组织有膜样粘连。

（2）输卵管卵巢炎及输卵管卵巢囊肿：输卵管发炎时波及卵巢，可相互粘连形成炎性肿块，或输卵管伞端与卵巢粘连贯通，液体渗出而形成输卵管卵巢囊肿，也可由输卵管卵巢脓肿的脓液被吸收而成。输卵管卵巢脓肿可以发生于急性输卵管卵巢炎初次发病后，但往往是在慢性附件炎屡次发作的基础上形成。脓肿多位于子宫后方或子宫、阔韧带后叶及肠管间粘连处，可破入直肠或阴道，若破入腹腔则引起弥漫性腹膜炎。

（3）慢性盆腔结缔组织炎：炎症蔓延至宫骶韧带处，使纤维组织增生、变硬。若蔓延范围广，可使子宫固定，宫颈旁组织也增厚。

## （二）中医学的认识

盆腔炎属中医"热入血室""带下病""月经不调""妇人腹痛""癥瘕""不孕""产后发热"等范畴。多因湿热邪毒侵及盆腔，气血瘀阻所致。

1. 湿热毒郁

由于经期、产后、术后失于调摄，热毒、湿浊、虫邪外感，或湿热下注，或脾肾虚弱，水湿运化不利，湿邪内生，日久化热；正邪抗争；经络阻塞，胞宫胞络气血受阻，不通则痛。

2. 湿阻血瘀

邪气与气血搏结成瘀，或内伤气滞血瘀，或寒湿凝滞致瘀血内阻，或宿血瘀积，久则成癥。

### 3. 寒湿凝滞

经行产后，血室正开，胞宫胞脉空虚，冒雨涉水，感寒饮冷，或久居寒湿之地，寒湿外感，血为寒湿所凝，冲任阻滞，血行不畅，不通则痛。

### 4. 脾肾阳虚

素体脾虚，或饮食、劳倦、思虑伤脾，脾虚运化失司，水湿滞于胞宫胞脉，或素禀肾虚，或房事过度，命门火衰，或久病肾阳虚衰，冲任失于温煦所致本病。

# 二、临床表现

## （一）症状

### 1. 急性盆腔炎

腹胀、下腹痛伴发热，若病情严重可有寒战、高热、头痛、食欲不振。若有腹膜炎，则出现消化系统症状如恶心、呕吐、腹胀、腹泻等。若有脓肿形成，可有下腹包块及局部刺激症状；包块位于前方可出现膀胱刺激症状，如排尿困难、尿频，若引起膀胱肌炎还可有尿痛等；包块位于后方可有直肠刺激症状，若在腹膜外可致腹泻、里急后重感和排便困难。

### 2. 慢性盆腔炎

全身症状多不明显，有时可有低热、易感疲乏，病程时间较长者，部分患者可有神经衰弱症状，如精神不振、周身不适、失眠等。当患者抵抗力低下时，易有急性或亚急性发作。

慢性炎症形成的瘢痕粘连以及盆腔充血，可引起下腹部坠胀、疼痛及腰部酸痛，常在劳累、性交后及月经前后加剧。由于盆腔瘀血，患者可有月经增多；卵巢功能损害时可有月经失调；输卵管粘连阻塞时可致不孕。

## （二）体征

### 1. 急性盆腔炎

患者呈急性病容，体温高，心律快，下腹部有肌紧张、压痛及反跳痛，肠鸣音减弱或消失，若有脓肿形成，可有下腹包块。妇科检查阴道可能充血，并有大量脓性分泌物，将宫颈表面的分泌物拭净，若见脓性分泌物从宫颈口外流，说明宫颈黏膜或宫腔有急性炎症，穹隆有明显触痛，须注意是否饱满；宫颈充血、水肿、举痛明显；宫体略大，有压痛，活动受限；子宫的两侧压痛明显。若为单纯性输卵管炎，可触及输卵管增粗，有明显压痛。若为输卵管积脓或输卵管卵巢脓肿，则可触及包块，压痛明显。宫旁结缔组织炎时，可扪到宫旁一侧或两侧有片状增厚，或两侧宫底韧带高度水肿、增粗，压痛明显，若有脓肿形成且位置较低时，可扪及后穹隆或侧穹隆有肿块且有波动感，三合诊可协助进一步了解盆腔情况。

2.慢性盆腔炎

子宫常呈后位，活动受限或粘连固定。若为输卵管炎，则在子宫一侧或两侧触到增粗的输卵管，呈条索状，并有轻度压痛。若为输卵管积水或输卵管卵巢囊肿，则在盆腔一侧或两侧摸到囊性肿物，活动多受限。若为盆腔结缔组织炎时，子宫一侧或两侧有片状增厚、压痛，子宫韧带增粗、变硬、有压痛。

## （三）并发症

急性盆腔腹膜炎，败血症、脓毒血症，月经失调，不孕，异位妊娠。

# 三、实验室检查及其他检查

## （一）血常规检查

急性子宫内膜炎、急性输卵管卵巢炎、盆腔腹膜炎、白细胞总数及中性粒细胞增高。

## （二）血沉

急性输卵管卵巢炎、盆腔腹膜炎血沉加快，血沉＞20mm/h。

## （三）宫颈管分泌物涂片检查及细菌培养

可找到相应的病原体。

## （四）B超

可发现炎性反应，或炎性包块的超声声像反应。

## （五）后穹隆穿刺

若B超显示后陷凹积液时，可穿刺后做涂片检查或细菌培养明确诊断，抽出脓液即可确诊，盆腔脓液培养结果直接说明感染病灶的病原体，较宫颈管分泌物更为可靠。

## （六）子宫内膜活检

慢性子宫内膜炎可见内膜间质大量浆细胞及淋巴细胞浸润，伴小血管增生，成纤维细胞或假黄色细胞增生，以及肉芽组织形成纤维化。

## （七）探宫腔

用探针探入宫腔，探针通过宫口时有阻力，深入时则有脓液渗出，则为宫腔积脓。

## （八）腹水与血中同种淀粉酶测定

阴道后穹隆穿刺取少许腹水，同时取血测定同种淀粉酶，急性输卵管卵巢炎、盆腔腹膜炎腹水中同种淀粉酶值 / 血清同种淀粉酶值 < 1.5。

# 四、诊断与鉴别诊断

## （一）诊断依据

根据病史（分娩、流产、经期及宫腔内手术等期间有感染史，曾有发冷、发热感，体温升高，腹癌等病史）、症状、体征，结合相关检查，可做出诊断。

## （二）鉴别诊断

1. 急性盆腔炎鉴别诊断

（1）急性阑尾炎：急性阑尾炎无感染病史，持续性腹痛，从上腹部开始，经脐周转至右下腹，无阴道出血，妇科检查无肿块触及，麦氏点压痛或反跳痛，直肠指检右侧高位压痛，后穹隆穿刺阴性，B 超检查子宫附件区无异常图像。

（2）异位妊娠破裂：异位妊娠破裂多有停经史，腹部突然撕裂样剧痛，自下腹一侧开始向全腹扩散。阴道有少量出血，多有休克，体温正常，妇科检查，举宫颈时一侧下腹疼痛，宫旁或子宫直肠凹有肿块，血红蛋白下降，后穹隆穿刺可抽出不凝血液。妊娠试验阳性。B 超检查一侧附件低回声区，其内或有妊娠囊。

（3）卵巢囊肿蒂扭转：卵巢囊肿蒂扭转有盆腔包块史，下腹一侧突发疼痛，无阴道出血，体温稍高，妇科检查，宫颈举痛，卵巢肿块边缘清晰，蒂部触痛明显，后穹隆穿刺阴性，B 超检查一侧附件低回声区，边缘有条索状蒂。

（4）黄体破裂：黄体破裂呈下腹一侧突发性疼痛，无或有如月经盘的出血，体温正常，妇科检查无肿块触及，一侧附件压痛，红细胞下降，后穹隆穿刺可抽出血液，妊娠试验阴性（月经黄体破裂）或阳性（妊娠黄体破裂），B 超检查一侧附件低回声区。

2. 慢性盆腔炎鉴别诊断

（1）子宫内膜异位症：子宫内膜异位症痛经较显著，若能摸到典型结节，有助于诊断，腹腔镜检查可帮助确诊。或可按子宫内膜异位症进行试验性治疗以助诊断，有时二者可同时存在而难以鉴别。

（2）卵巢囊肿：卵巢囊肿一般以圆形或椭圆形较多，周围无粘连，活动自如，输卵管积水或输卵管卵巢囊肿有盆腔炎病史，肿块呈腊肠型，囊壁较薄，周围有粘连。

（3）盆腔结核：盆腔结核多有不孕；月经量减少甚至闭经，有结核病史，低热、盗汗，妇科检查有时可摸到结节；慢性盆腔炎多有分娩、流产、急性盆腔炎史，月经量一般较多，闭经极为少见。

（4）卵巢癌：卵巢癌为实性，与周围常有粘连，盆腔炎性附件包块与周围粘连，不活动，但炎性包块为囊性，B超检查、肿瘤标记物等检查有助于鉴别。

（5）盆腔瘀血症：盆腔瘀血症有长期下腹疼痛、腰骶痛，与慢性盆腔炎类似，但前者妇科检查可无异常体征，可通过盆腔静脉造影术、腹腔镜检查以鉴别。

## （三）中医分型

1. 急性盆腔炎

（1）热毒重盛证：发热，恶寒或寒战，无汗或有汗，头重痛，下腹胀痛，拒按，腹胀坠痛；带下量增多，色黄、质稠、臭秽；伴烦躁，口干渴，尿黄或尿痛，大便干结；舌红，苔黄燥或苔黄腻，脉滑数而弦。

（2）湿毒壅阻证：发热恶寒，或高热虽减，低热起伏，下腹疼痛拒按；口干，便秘，胸闷泛恶；舌红，苔黄腻，脉弦滑数。

（3）气营两燔证：高热不退，口渴欲饮，汗多烦躁，甚则神昏谵语；舌红绛或略红，苔少或黄燥，脉弦数。

2. 慢性盆腔炎

（1）湿热郁积证：下腹坠胀，一侧或两侧下腹隐痛，经期加重；或白带多，色黄、质稠；月经周期紊乱，经量多，痛经；舌质红，苔白腻，脉缓。

（2）寒凝气滞证：两少腹胀痛有冷感，腰骶酸楚，劳累加重；月经延后，量少色暗有块，得温则舒，白带多清稀；舌质淡，有瘀点，苔白腻，脉沉涩。

（3）气滞血瘀证：小腹或少腹经常疼痛，经前乳房胀痛、腹痛较为明显，经色暗红有血块，平时烦躁易怒，胸胁胀满，喜太息，或有嗳气，胃纳欠佳；带下色白或黄，质黏稠；舌暗红，苔白，脉弦涩沉。

（4）肝郁脾虚证：少腹一侧或双侧隐痛，缠绵不休，带下量多，或白或黄；大便时结时溏；舌淡黯，苔薄白，脉虚弦。

（5）气虚寒湿证：下腹冷痛，带下清稀；面色㿠白，神疲体倦，怕冷肢寒，气短懒言，头晕目眩，口淡纳呆，大便溏薄，小便清长，舌淡，苔白，脉沉弦细弱。

（6）寒滞血瘀证：下腹或两侧少腹冷痛坠胀，得热则舒；畏寒肢冷，面色苍白，腰酸楚，劳累加重；月经延后，量少色暗有块，带多清稀；舌淡，或有瘀点，苔白，脉沉迟。

（7）肾虚血瘀证：少腹痛，绵绵不休，白带增多；腰脊酸楚，头晕目眩，神疲乏力，舌暗或有瘀点，苔薄白，脉细。

（8）阴虚血热证：少腹坠痛，午后潮热，盗汗，手足心热；月经量少，甚或闭经，或月经失调，舌红，苔少或薄黄，脉细数。

# 五、治疗

## （一）西医治疗

### 1.一般支持疗法

急性盆腔炎需卧床休息，半卧位有利于脓液聚集于直肠子宫陷凹而使炎症局限。给予充分营养及液体摄入，纠正电解质紊乱及酸碱平衡，必要时少量输血，高热时采用物理降温，尽量避免不必要的妇科检查以免引起炎症扩散，若有腹胀，可给胃肠减压。慢性盆腔炎需解除患者思想顾虑，增强治疗的信心，增加营养，锻炼身体，注意劳逸结合，提高机体抵抗力。

### 2.抗生素治疗

盆腔感染中厌氧菌可以单独感染，也可以与需氧菌混合感染，因此，在选用抗生素时需注意兼顾控制厌氧菌的生长。

抗生素的选用根据药物敏感试验较为合理，在化验结果未出来前，须根据病情结合病因以及发病后已用过何种抗生素等作为参考来选择用药。

病原体及敏感抗生素：①链球菌：对青霉素敏感。②葡萄球菌：对一般常用的抗生素易产生耐药，根据药物敏感试验用药较为理想。耐青霉素金黄色葡萄球菌产生伊内酰胺酶，破坏青霉素的作用，故对青霉素无效，可改用半合成制取的耐酸青霉素如苯唑青霉素、邻氯青霉素、头孢菌素类或万古霉素。③大肠埃希菌：氨苯青霉素、羟氨苯青霉素、头孢菌素类或氨基糖苷类均有效，但易产生耐药菌株，最好作药敏试验，选择敏感的药物。④厌氧菌：脆弱类杆菌对甲硝唑、克林霉素、强力霉素敏感，对青霉素、第一代头孢菌素与氨基糖苷类药物不敏感，但近年发现有少数脆弱类杆菌对克林霉素耐药；消化链球菌对青霉素敏感，有少数对克林霉素及甲硝唑不敏感。⑤支原体对四环素敏感，近年也发现耐药菌株在增加。

抗生素采用联合用药效果好，配伍须合理，药物种类要少，毒性小，抗生素的应用要求注意毒性反应，在治疗过程中，根据药物敏感试验结果与临床治疗反应，随时予以调整。给药途径以静脉滴注收效快。

（1）青霉素：每日240万～1000万U静脉滴注，病情好转后改为每日120万～240万U，每4～6h1次，分次给药或连续静脉滴注。

（2）哌拉西林（又称氧哌嗪青霉素）：是一种新的半合成青霉素，对多数需氧菌及厌氧菌均有效。每日4～12g，分3～4次，静注或静滴，严重感染每日可用16～24g。

（3）庆大霉素：80mg肌内注射，每8h1次，一般疗程不超过10d。

（4）红霉素：0.9～1.2g，静脉滴注，每日1次。

（5）诺氟沙星：每日3次，每次0.2g，口服，连续10～14d。

（6）氯氟沙星：200mg 静脉滴注，每日 2 ~ 3 次。

（7）氟罗沙星：0.2 ~ 0.4g，口服，每日 1 次。

（8）强力霉素：0.1g，口服，每日 2 次，连续 10 ~ 14d。

（9）丁胺卡那霉素：每日 200 ~ 400mg，分 2 次肌注，此药物的耐酸性能较强，当微生物对其他氨基糖苷类耐药后，对本药还常敏感。

（10）克林霉素（又称氯洁霉素）：每次 600mg，每 6h1 次，静脉滴注；体温降至正常后改口服，每次 300mg，每 6h1 次，常与庆大霉素联合使用。

（11）林可霉素：每次 300 ~ 600mg，每日 3 次，肌注或静脉滴注，体温平稳后可改口服，每日 1.5 ~ 2g，分 4 次给药，连续 7d，病情稳定后停药。其不良反应：克林霉素或林可霉素与红毒素有拮抗作用，不可与其联合。克林霉素或林可霉素长期使用可致伪膜性肠炎，其先驱症状为腹泻，见此症状应立即停药。

（12）头孢噻吩：对革兰阳性菌作用较优，每日 2g，分 4 次肌注。

（13）头孢唑啉（先锋霉素 V）：对革兰阴性菌较优，每次 0.5 ~ 1g，每日 2 ~ 4 次，静脉滴注。

（14）头孢拉定：静滴 1 日量为 100 ~ 150mg/kg，分次给予，口服每日 2 ~ 4g，分 4 次空腹服用。

（15）头孢呋辛：每次 0.75 ~ 1.5mg，每日 3 次，肌注、静注或静滴。

（16）头孢孟多：静注或静滴，一般感染每次 0.5 ~ 1g，每日 4 次；较重感染每次 1g，每日 6 次。

（17）头孢西丁（又称噻吩甲氧头孢霉素，甲氧头霉噻吩）：对革兰阳性及阴性需氧菌与厌氧菌包括脆弱杆菌均有效，每次 1 ~ 2g，每 6 ~ 8h1 次，静注或静滴，可以单独使用。

（18）头孢氨苄：对革兰阴性菌有较强的抗菌效能，对脆弱杆菌不敏感，一般感染每日 2g，分两次肌注或静注；中等或较重感染每日 3 ~ 6g，分 3 次肌注或静注。

（19）头孢克肟颗粒：主要是阻止细菌细胞壁的合成。对革兰阳性菌和革兰阴性菌均有较广泛的抗菌作用，特别是对革兰阳性菌中的链球菌属、肺炎球菌、伯雷汉菌属、大肠埃希菌、肠杆菌、克雷伯菌属、变形杆菌属、流感杆菌等较其他口服头孢类有较强的抗菌能力，其作用方式为杀菌，每次 50 ~ 100mg，一日 2 次。重症可增加到一次 200mg，一日 2 次，规格：每包 1g（相当于含头孢克肟 50mg）。

（20）甲硝唑注射液：250mL（内含 500mg）静脉滴注，每 8h1 次，病情好转后改口服 400mg，每 8h1 次（本药能通过胎盘及乳汁，孕妇及哺乳期妇女须慎用），甲硝唑为厌氧菌的广谱抗生素，对脆弱类杆菌尤为敏感，对革兰阴性菌也有效，价廉，毒副作用小，临床已广为应用。

（21）替硝唑：每日 0.5g ~ 1g 口服，每日 1 ~ 3 次。

3.物理疗法

温热的良性刺激可促进盆腔局部血液循环，改善组织的营养状态，提高新陈代谢，以利炎症的吸收和消退，常用的有短波、超短波、离子透入（可加入各种药物如青霉素、链霉素等）、蜡疗等。

**4.其他药物治疗**

在用抗炎药物时，也可同时采用糜蛋白酶5mg或透明质酸酶1500U，肌内注射，隔日1次，5~10次为1个疗程，以利炎症和粘连的吸收。个别患者局部或全身出现过敏反应时应停药。在某些情况下，抗生素与地塞米松同时应用，口服地塞米松0.75mg，每日3次，停药时注意逐渐减量。

**5.手术治疗**

下列情况为手术指征：

（1）急性盆腔炎：①经药物治疗无效的。凡有脓肿形成，经药物治疗48~72h，体温持续不降，患者中毒症状加重或肿块增大者，应及时手术，以免发生脓肿破裂。②输卵管积脓或输卵管卵巢脓肿。经药物治疗病情有好转者，可继续控制炎症数日，若肿块仍未消失但已局限化即行手术切除，以免日后再次急性发作终不免手术。③脓肿破裂。突然腹痛加剧，寒战、高热、恶心、呕吐、腹胀、拒按或有中毒性休克表现，均应怀疑为脓肿破裂，需立即剖腹探查，原则以切除病灶为主。年轻妇女应考虑保留卵巢功能，尽可能采用保守性手术；年龄大，双侧附件受累或附件脓肿屡次发作者行全子宫及双侧附件切除；对极度衰弱危重患者的手术范围须按具体情况决定，若为盆腔脓肿或盆腔结缔组织脓肿（腹膜外脓肿），可根据脓肿的位置经阴道或腹部切开引流排脓；若脓肿位置低、突向阴道后穹隆时，可经阴道切开排脓，同时注入抗生素；若脓肿位置较高，且较表浅，例如盆腔腹膜外脓肿向上延伸超出盆腔者，密凹处可扪及包块时，可在腹股沟韧带上方行腹膜外切开引流。

（2）慢性盆腔炎：有肿块如输卵管积水或输卵管卵巢囊肿可行手术治疗；存在小的感染灶，反复引起炎症发作者亦宜手术治疗，手术以彻底治愈为原则，避免遗留病灶再有复发的机会，行单侧附件切除术或子宫全切术加双侧附件切除术，对年轻妇女应尽量保留卵巢功能。慢性盆腔炎单一疗法效果较差，采用综合治疗为宜。

# （二）中医治疗

急性盆腔炎及慢性盆腔炎急性发作，中药治疗多为配合抗生素的辅助治疗，慢性盆腔炎中药治疗能明显缓解临床症状，并可减少抗生素治疗的副作用，因此，慢性盆腔炎常以中医药为主的综合治疗。

**1.急性盆腔炎**

（1）热毒壅盛证：治以清热解毒，行气止痛。

a.方药举例：①盆炎清热汤（罗元恺经验方）：金银花、绵茵陈、丹参、蒲公英、车前草、败酱草、丹皮、黄柏、山栀子、乌药、桃仁、延胡索。高热，加青蒿（后下）、白薇；有寒战者，加防风；月经量多，加益母草、蒲黄；化脓者，加冬瓜仁，大便干结，加生地、大黄（后下）；腹胀严重者，加广木香（后下）、大腹皮；尿痛者加滑石、甘草梢。②银遇红皆解毒汤（《妇产科学》）：金银花、连翘、红藤、败酱、丹皮、山栀子、赤芍、桃仁、乳香、没药、川楝子、延胡索、甘草，恶寒者，加荆芥、牛蒡子，便秘加大黄、芒硝；热毒盛，或皮肤见红疹，加蒲公英、紫花地丁、红花，白带多加椿根皮，汗多烦渴加芦根、石斛、栀子，气阴亏损加沙参、麦冬。

b.外治，四黄散（罗元恺经验方）外敷：大黄、黄柏、黄芩、泽兰叶、黄连、冰片（共研细末，以开水蜂蜜各半调匀，或鸡蛋清调匀，用纱布包裹敷下腹部，每天换药一次）。

高热寒战，汗多烦躁，皮下出血，舌红绛、苔黄燥，脉细数时用清营汤。高热不退，神昏谵语，面色苍白，四肢厥冷，脉微而数，可用上方送服安宫牛黄丸或紫雪丹。

若下腹疼痛难忍，高热不退，用大黄牡丹皮汤（《金匮要略》）加减：大黄、丹皮、桃仁、冬瓜仁、芒硝、皂角刺、金银花、连翘、甘草。

（2）湿毒壅阻证：治以清热利湿，活血止痛。方药举例：

仙方活命饮（《校注妇人良方》）合桃仁承气汤（《温病条辨》）加减：金银花、甘草节、穿山甲、皂角刺、当归尾、赤芍、乳香、没药、天花粉、陈皮、防风、贝母、白芷、丹皮、芒硝、大黄，加薏苡仁、冬瓜子。

腹胀者，加柴胡、枳实；疼痛甚，加红藤、徐长卿；白带多者，加黄柏、椿根皮；炎性肿块者，加皂角刺、三棱、莪术。

（3）气营同病证：治以清热凉营，解毒活血。方药举例：

白虎汤（《伤寒论》）合清营汤（《温病条辨》）：石膏、知母、粳米、甘草、水牛角、生地、玄参、麦冬、金银花、丹参、连翘、黄连、竹叶心。

便秘者，加大黄、桃仁；神昏谵语者，加牛黄清心丸或紫雪丹。

2.慢性盆腔炎

（1）湿热瘀阻证：治以清热利湿，活血化瘀。方药举例：

①银甲丸（《中医妇科临床手册》）：金银花、鳖甲、连翘、升麻、红藤、蒲公英、紫花地丁、生蒲黄、椿根皮、大青叶、茵陈、琥珀末。②清热化瘀汤（《实用妇产科手册》）：当归、川芎、香附、赤芍、木香、枳壳、三棱、莪术、连翘、红藤、砂仁、甘草。③棱莪消积汤（《实用妇产科手册》）加减：三棱、莪术、丹参、赤芍、延胡索、丹皮、桃仁、红藤、败酱草。

（2）寒凝气滞证：治以温经散寒，行气活血。方药举例：

桂枝茯苓丸（《金匮要略》）加乌药、小茴香、香附。气虚加党参、白术、黄芩，少腹逐瘀汤（《医林改错》）：当归、川芎、赤芍、延胡索、没药、生蒲黄、小茴香、炮姜、桂心。

（3）气滞血瘀证：治以行气活血，去瘀止痛。方药举例：

膈下逐瘀汤（《医林改错》）：乌药、赤芍、桃仁、枳壳、延胡索、丹皮、香附、五灵脂、川芎、当归、甘草。

素体阳虚且经量多者，去当归，易丹参；乳胀痛不适，加郁金、素馨花（后下）、青皮、香附；大便不畅，枳壳改为枳实或槟榔；有瘾块，加皂角刺、三棱、莪术。

大黄䗪虫丸（《金匮要略》）：大黄、生地、桃仁、杏仁、白芍、甘草、黄芩、虻虫、水蛭、䗪虫、干漆。

（4）肝郁脾虚证：治以疏肝健脾，除湿活血。方药举例：

逍遥散（《和剂局方》）：柴胡、当归、白芍、茯苓、白术、薄荷、煨姜、甘草。

低热者加青蒿、黄芩；郁热者加丹皮、黑栀子；腰酸者加独活、桑寄生、牛膝；瘾块者加皂角刺、穿山甲、三棱、莪术。

（5）气虚寒湿证：治以益气温经，散寒止痛。方药举例：

温经汤（《金匮要略》）：吴茱萸、炙甘草、党参、当归、阿胶、生姜、川芎、桂枝、白芍、法半夏、麦冬、丹皮。

下腹冷痛明显，去丹皮、阿胶，加艾叶、补骨脂；气短懒言，去丹皮，加黄柏；带下清稀如水量多，去丹皮、麦冬，加白芷、白术、茯苓；嗳气纳呆者，去阿胶、丹皮，加佛手、藿香；夜尿多者，去丹皮、麦冬，加覆盆子、益智仁、乌药；月经少者，加熟地、砂仁。

（6）寒凝血瘀证：治以温中散寒，化瘀止痛。方药举例：

少腹逐瘀汤（《医林改错》）加减：小茴香、干姜、延胡索、没药、当归、川芎、官桂、赤芍、蒲黄、炒灵脂，加丹参、香附、甘草。

白带多，加党参、白术、薏苡仁、椿根皮；痛经者，加皂角刺、黄花、三棱、莪术。

（7）肾虚血瘀证：治以补肾化瘀。方药举例：

左归饮（《景岳全书》）加减：熟地、山药、山茱萸、枸杞子、茯苓、炙甘草，加丹参、当归、鸡血藤、白芍。

兼气虚者加党参、黄芪；白带多者，加芡实、莲子肉。

（8）阴虚血热证：治以养阴清热，活血软坚。方药举例：

慢盆方（《实用中医妇科学》）：地黄、龟板、鳖甲、丹皮、青蒿、丹参、百部、玄参、白芍、地骨皮、野菊花。

慢性盆腔炎的中药直肠给药治疗有助于提高疗效，缩短疗程。

# 六、预防

重点在于加强宣传预防生殖道感染的重要性，积极治疗可疑的患病者。

（1）做好经期、孕期、产褥期的卫生宣传，避免性乱。

（2）严格掌握产科、妇科手术指征，做好术前准备；术时注意无菌操作，包括人工流产、放置宫内节育器、诊断性刮宫术等手术；术后做好护理，预防感染。

（3）避免精神刺激，保持心情舒畅，彻底治愈急性盆腔炎，防止转为慢性。

# 第五节　生殖器结核

由结核杆菌引起女性生殖器炎症称为生殖器结核，又称结核性盆腔炎。80%～90% 发现于 20～40 岁妇女，也可见于绝经后的老年妇女。

# 一、病因病机

## （一）西医学的认识

### 1.致病菌

生殖器结核的病原菌为抗酸性结核杆菌，首犯部位是输卵管，继而蔓延至子宫内膜、卵巢、子宫颈、阴道、外阴。阴道、外阴的发病率仅为 1%～2%。

（1）输卵管结核：占女性生殖器结核的 85%～100%，多为双侧性。严重输卵管结核可见输卵管黏膜皱襞有广泛的肉芽肿反应及干酪样坏死，镜下可见典型的结核结节，慢性输卵管结核外观与一般输卵管炎可无区别，有时由于结核菌的感染，可导致输卵管黏膜皱襞的增生与融合，在镜下可见腺瘤样形态。据病变程度可分为 2 型：①增生粘连型：输卵管浆膜面可见较多粟粒结节，与周围器官有广泛粘连，管壁增粗变硬，伞端外翻如烟斗嘴样，是输卵管结核的特有表现。输卵管常与其邻近器官如卵巢、子宫、肠曲粘连，在其中可见液体，叫包裹性积液。②渗出型：输卵管管壁有干酪样坏死，输卵管黏膜有粘连，管腔内充满干酪样物质不能外溢，形成输卵管积脓，输卵管增粗，可与其他细菌发生混合感染。急性期盆腹腔广泛散在粟粒结节，可有黄色浆液性腹水。

（2）子宫内膜结核：占女性生殖器结核的 50%～60%，常由输卵管结核蔓延而来。半数输卵管结核患者同时有子宫内膜结核。病变多限于子宫内膜，侵及肌层很少。病灶多首先出现在宫角，由于子宫内膜受到不同程度的破坏，最后代以瘢痕组织，可使宫腔粘连变形、缩小，结核杆菌常常侵犯内膜基底层，是以后子宫内膜功能层再度发生感染的原因。

（3）宫颈结核：较少见，占女性生殖器结核的 5%～15%，常由子宫内膜结核蔓延而来或经淋巴或血循环传播，宫颈结核可分为四型：①溃疡型：较多见，溃疡比较表浅，组织脆弱易出血。②乳头型：较少见，呈乳头状或结节状，质脆，易出血，颇似菜花型宫颈癌。③间质型：较少见，子宫颈明显增大。④子宫颈黏膜型：病变局限于子宫颈管。

（4）卵巢结核：占女性生殖器结核的 20%～30%，亦由输卵管结核蔓延而来，通常仅有卵巢周围炎，侵犯卵巢深层较少。但由血循环传播的感染，则可在卵巢深部形成结节及干酪样坏死性脓肿。

（5）盆腔腹膜结核：盆腔腹膜结核多合并输卵管结核。分两型，渗出型腹膜炎以渗出为主，在腹膜上散在无数大小不等的灰黄色结节，渗出物为浆液性草黄色澄清液体，积聚于盆腔，有时因粘连可形成多个包裹性囊肿；粘连型腹膜炎以粘连为主，特点为腹膜增厚，与邻近脏器之间发生紧密粘连，粘连间的组织常发生干酪样坏死，易形成瘘管。

（6）外阴、阴道结核：少见，多自子宫及宫颈向下蔓延而来或血行传播，病灶表现在外阴及阴道局部形成单个或数个浅表溃疡，久治不愈，尚可形成窦道。

2.传染途径

生殖器结核是全身结核的一个表现，常继发于身体其他部位如肺结核、肠结核、腹膜结核、肠系膜淋巴结结核病灶，亦可继发于骨结核或泌尿系统结核。

（1）血行传播：最多见，青春期时正值生殖器发育，血供丰富，结核菌易借血行传播，使生殖器受累，多数患者在日后发现生殖器结核时，其原发灶已愈。

（2）淋巴传播：较少见，多为逆行传播，如肠结核通过淋巴管逆行传播至生殖器官。

（3）直接蔓延：如结核性腹膜炎、肠系膜淋巴结结核与输卵管间可直接蔓延传染，通过干酪样变破裂与生殖器发生广泛粘连。

## （二）中医学的认识

本病属中医"月经过少""月经后期""闭经""虚劳""不孕""癥瘕"等范畴，先天禀赋不足，或大病久病，正气不足；耗伤精血，精血不足，胞宫血海不能按时满溢，以致月经量少、月经后期、闭经；或邪气阻滞胞宫胞脉，经血不能外泄，故经闭不行，不能摄精成孕，故不孕。血封痰阻，久而成癥。本病以虚证多见，其中以阴虚、气血两虚、肾虚为主，也可虚中夹实，表现为血瘀痰湿阻滞。

# 二、临床表现

生殖器结核的临床表现很不一致，不少患者可无症状，有的患者则症状较重。

## （一）症状

1.月经失调，白带异常

早期因子宫内膜充血及溃疡，可有月经过多。多数患者就诊时患病已久，子宫内膜已遭受不同程度破坏，而表现为月经稀少或闭经。若合并子宫颈结核，分泌物可呈脓性或混有血液。

2.全身症状

若为活动期，可有结核病的一般症状，如发热、盗汗、乏力、食欲不振、体重减轻等，有时仅有经期发热。由于盆腔炎症和粘连可出现下腹坠痛，经期加重，生殖器以外结核患者可有胸腹痛、尿频、血尿等。

## （二）体征

由于病变程度与范围的不同而有较大差异，较多患者因不孕行诊断性刮宫时才发现患有子宫内膜结核，而无明显体征和其他自觉症状，较严重患者若有腹膜结核，检查时腹膜部有柔韧感或腹水征，形成包裹性积液时，可触及囊性肿块，边界不清，不活动，表面因有肠管粘连，叩诊空响。

子宫一般发育较差，往往因周围有粘连使活动受限。若附件受累，在子宫两侧可触及大小不等及形状不规则的肿块，质硬、表面不平、呈结节或乳头状突起，或可触及钙化结节。

## （三）并发症

月经过多、月经过少、月经后期、闭经、不孕、性交出血。

# 三、实验室及其他检查

1. 子宫内膜活检

阳性可确诊，阴性亦不能排除。刮子宫时应选择月经来潮的 12h 以内，刮宫时应注意刮取双侧子宫角部的内膜。如每 3 个月复查 1 次，经 3 次内膜检查均为阴性，可以认为内膜无结核。

2. 结核杆菌培养与动物接种

用月经血或刮出的子宫内膜、宫颈分泌物、宫腔分泌物、盆腔包块穿刺液或盆腔包裹性积液作培养 2 个月，结果阳性。或将这些分泌物接种于豚鼠腹壁上，6～8 周后解剖检查，如在接种部位的周围淋巴结找到结核杆菌，则可确诊。

3. X 线摄片

胸片有时有陈旧性结核病灶，腹部平片可见盆腔内钙化阴影。

4. 子宫输卵管碘油造影

片中可见子宫腔狭窄变形，输卵管僵硬，多处狭窄或呈念珠状，或造影剂进入静脉或输卵管壁间质，或输卵管壶腹部与峡部间有梗阻，并伴有碘油进入间质中的灌注缺损，或输卵管有多数栗粒状、放射性、透亮斑点阴影。

5. 腹腔镜检查

内生殖器或盆腔腹膜表面可见粟粒结节，活检亦可见结核结节。

6. 其他检查

血沉＞20mm/h，结核菌素试验：10 岁左右的少女患有输卵管炎而结果呈强阳性时，有一定的诊断意义。抽取腹水及穿刺囊液检查：多为草绿黄色，清亮，有时浑浊，或为血性，镜下可见大量的白细胞，以淋巴与单核细胞为主。

# 四、诊断与鉴别诊断

多数患者缺乏明显症状，阳性体征不多，故诊断时易被忽略。

## （一）诊断

病史中有原发性不孕，月经稀少或闭经；未婚女青年有低热、盗汗、盆腔炎或腹水；慢性盆腔炎久治不愈；既往有结核病接触史或本人曾患肺结核、胸膜炎、肠结核患者，应考虑有生殖器结核的可能，因此应详问病史。

## （二）鉴别诊断

### 1. 非特异性慢性盆腔炎

非特异性慢性盆腔炎多有分娩、流产、宫内避孕器、急性盆腔病史，月经量一般较多，闭经极少见；而生殖器结核多为不孕、月经量减少甚至闭经，盆腔检查时有时可触及结节。

### 2. 子宫内膜异位症

子宫内膜异位症与生殖器结核的临床表现有很多相似之处，如低热、痛经，盆腔有粘连、增厚及结节等。但子宫内膜异位症痛经明显，月经量一般较多，经诊断性刮宫及子宫碘油造影及腹腔镜检查可协助诊断。

### 3. 卵巢肿痛

结核性腹膜炎有包裹性积液时应和卵巢囊肿鉴别，可根据发病过程、有无结核病史、B超检查帮助鉴别；结核性附件炎形成的包块表面不平，有结节感或乳头状突起，须和卵巢癌鉴别，卵巢癌多发生于绝经前后的妇女，常无月经过少或闭经的情况，能生育。临床上有时将卵巢癌误认为盆腔腹膜和生殖器结核，长期采用抗痨治疗，以致延误病情，甚至危及患者生命，故诊断困难时，可作腹腔镜检查或剖腹探查以明确诊断。

### 4. 浆膜下肌瘤

如输卵管结核积液形成张力较大囊样物并与子宫紧密粘连，易误为浆膜下子宫肌瘤。结合临床表现、B超检查可进行鉴别。

### 5. 宫颈癌

宫颈结核可有乳头状增生或溃疡，与宫颈癌不易鉴别，应做宫颈刮片及宫颈活组织检查。

## （三）中医分型

### 1. 阴虚证

月经量少，或月经后期，或闭经，或不孕；午后潮热，颧红面赤，手足心热，口燥咽干，夜寐盗汗，舌质光红，少津，脉细数无力。

2.气血两虚证

月经量少或点滴即止，或月经后期、色淡质稀，或闭经，或不孕；面色萎黄或苍白，头昏乏力，心悸怔忡，饮食不振，大便溏泄；舌质淡，苔薄白，脉细弱。

3.肾虚证

月经量少，或月经后期，色淡红，或闭经，或不孕；下腹冷痛，腰膝酸软，精神萎靡，头目虚眩，小便清长，大便不实；舌淡，苔薄白，脉沉细无力。

4.痰湿阻滞证

月经量少，或月经后期，或闭经，或不孕，或小腹有包块，按之不坚；头晕体胖，心悸气短，带下量多；舌淡胖，苔白腻，脉滑。

5.气滞血瘀证

月经量少，或月经后期，或闭经，或不孕，或小腹有包块，拒按；精神抑郁，胸胁胀满；舌紫暗或有瘀点，脉沉弦或涩而有力。

# 五、治疗

## （一）西医治疗

1.支持疗法

急性患者至少应休息3个月，慢性患者可以从事部分工作和学习，但要注意劳逸结合，加强营养，适当参加体育锻炼，增强体质。

2.抗结核治疗

抗结核治疗对女性生殖器结核90%有效。既往将链霉素、异烟肼、对氨基水杨酸钠作为一线基本药物，疗程长，需要1.5~2年，有的患者症状好转或消失即不愿再坚持而使治疗中断，复发时再行治疗往往产生耐药而影响疗效，近年采用利福平、异烟肼、乙胺丁醇、链霉素及吡嗪酰胺等抗结核药物联合治疗，可将疗程缩短为6~9个月，取得同样疗效。

（1）利福平（REP）：对结核杆菌有明显杀菌作用。其作用似异烟肼，较链霉素、乙胺丁醇为强，与其他抗结核药物间无交叉耐药，常与异烟肼、乙胺丁醇联合使用，可加强作用并延迟耐药的产生，口服吸收达90%，尿液呈红色，半衰期长达4~8h，有效血清浓度维持6~12h，服法：每日450~600mg，饭前1h（空腹）顿服，便于吸收。间歇给药每日600mg，顿服。不良反应：①主要对肝损害，出现短暂性肝功能损害、转氨酶升高等，多发生于原有肝脏疾病的患者。②对孕妇有引起胎儿畸形的潜在可能性，怀孕3个月以内的孕妇忌用。

（2）异烟肼：对结核杆菌杀菌力强，用量较小，口服不良反应小，价廉，为广泛应用的抗结核药，与其他抗结核药物合用可减少耐药性的产生，并有协同作用提高疗效。口服300mg，顿服。

（3）链霉素：肌内注射，0.75g，每日1次，链霉素单独使用易产生耐药性，多与其他抗结核药物联合使用，长期用药须注意其不良反应（眩晕、口麻、四肢麻木感、耳鸣，重者可致耳聋），老年妇女慎用。

（4）乙胺丁醇：对结核杆菌有较强抑制作用，与其他抗结核药无交叉耐药性，联合使用可增强疗效并延缓耐药性的产生，口服后迅速吸收。每日0.75~1g，间歇给药每日1.5g。不良反应主要为球后视神经炎，大剂量时易于发生，早日停药多能恢复。

（5）吡嗪酰胺：每日1.5g，分3次口服。不良反应以肝损害常见，还可有高尿酸血症、关节痛和胃肠道反应。毒性大，易产生耐药，作用不及链霉素。

3. 手术治疗

手术治疗适应证：盆腔肿块经药物治疗后缩小，但未能完全消退者；药物治疗无效或治疗后又有反复发作者，子宫内膜结核药物治疗无效者，为避免手术时感染扩散及减轻粘连对手术有利，术前应采用抗结核药物1~2个月，术后根据结核活动情况，病灶是否取净，继续用抗结核药物治疗，以达彻底治愈。手术以双侧附件及子宫全切术为宜，对年轻妇女应尽量保留卵巢功能。由于生殖器结核所致的粘连常较广泛而紧密，术前应口服肠道消毒药物并作清洁灌肠，术时应注意解剖关系，避免损伤。

# （二）中医治疗

在抗结核治疗有效控制病情的情况下仅作为辅助治疗。

1. 阴虚证

治以养阴清热。方药举例：

（1）秦艽鳖甲汤（《卫生宝鉴》）：秦艽、鳖甲、地骨皮、青蒿、知母、银柴胡、当归、乌梅、甘草。

（2）六味地黄丸，每次6~9g，每日2次。

2. 气血两虚证

治以益气养血。方药举例：

（1）加味圣愈汤（《医宗金鉴》）：人参、黄芪、当归、熟地、白芍、川芎、杜仲、续断、砂仁。

（2）十全大补丸，每次6~9g，每日2次。

（3）归脾丸，每次6g，每日3次。

（4）复方阿胶浆，每次1~2支，每日3次。

3. 肾虚证

治以温补肾阳，散寒通滞。方药举例：

左归丸（《景岳全书》）加丹参：熟地、山药、山茱萸、枸杞子、川牛膝、菟丝子、鹿角胶、龟板胶。

4. 疑湿阻滞证

治以化痰除湿，活血通经。方药举例：

丹溪治疑湿方（《丹溪心法》）加减：苍术、白术、半夏、茯苓、滑石、香附、川芎、当归，加鸡血藤、丹参。

5. 气滞血瘀证

治以行气化瘀，活血调经。方药举例：

通瘀煎（《景岳全书》）加减：当归尾、山楂、香附、红花、乌药、青皮、木香。

# 六、预防

增强体质，做好卡介苗接种，积极防治肺结核、淋巴结核和肠结核等。

# 第六章　妇产科中医学基础

## 第一节　中医论妇产科解剖生理特点

人体以脏腑经络为本，以气血为用。就人体脏腑、经络、气血的活动规律而言，男女基本相同，但由于妇女在解剖上有胞宫，在生理上有经、带、胎、产、乳等特点，因此，妇女的脏腑、经络、气血的活动规律具有与男子不同的特殊功能，所以要研究女性的生理特点、特殊功能，必须了解女性特有器官的解剖生理特点。

### 一、子宫

子宫即女子胞，又名胞宫、子脏、子处、血脏，或简称为脏或胞等，亦有血室之称。子宫一词，首见于《神农本草经》，其指出主女子风寒在子宫。《黄帝内经》有"女子胞""胞中""奇恒之腑"之称，《金匮要略》称为"子脏"。《诸病源候论》称"胞脏"。对其命名，历代医家多沿用子宫之名，有关子宫的位置和形态，明代《景岳全书·妇人规》引朱丹溪之言描述最为详细，其认为，阴阳交媾，胎孕乃凝，所藏之处，名曰子宫，一系在下，上有两歧，中分为二，形如合体，一达于左，一达于右，说明子宫是孕育胎儿的器官。

### 二、胞脉、胞络

子宫之中尚有胞脉，连系于子宫的还有胞络。胞脉、胞络是联系子宫的脉络，与月经的藏泻有关，如《素问·评热论》认为，胞脉者属心而络于胞中，月事不来者胞脉闭也。又《校注妇人良方》认为冷人脉络则月水不通，说明胞宫、胞脉、胞络互相作用，才能行使月经，孕育胞胎。

# 三、子门

子门指子宫颈口，子门之称首见于《灵枢·水胀》篇，石瘕生于胞中，寒气客于子门，子门闭塞，气不得通，恶血当泻不泻，衃以留止，日以益大，状如怀子。《类经》认为子门，即子宫之门也。

# 四、产道、阴门

产道指阴道，阴门又称产门即阴道口。产道、阴门是行月经、分泌带液、男女构精的通道，也是胎儿娩出的必经之路。

# 五、阴户、子肠、阴器、毛际、交骨

阴户：指妇女外阴。

子肠：概指子宫及阴道壁，妇产科有"子肠不收"之病名。即子宫下脱或阴道前后壁脱出之症。

阴器：泛指男女的外生殖器官。

毛际：指男女外阴阴毛丛生之处。

交骨：即耻骨联合处，产科有交骨不开之证名。

# 第二节 脏腑、经络、气血在女性生理中的作用

妇女在生理上有月经、胎孕、哺乳等特点，是脏腑、经络、气血的化生功能作用于胞宫的具体表现。脏腑是气血生化之源，经络是运行气血的通路，气血是月经、胎孕、产育、哺乳等的物质基础。脏腑、经络、气血互相作用、协调，完成月经和胎孕的功能。所以，要研究妇女的生理，必须以脏腑、经络、气血为核心。

## 一、脏腑在女性生理中的作用

人体以脏腑为本，以气血为用，脏腑是气血生化之源。五脏之中，心主血；肝藏血；脾统血；肾藏精，精化血；肺主气，气帅血。只有肾气旺盛，天癸成熟，肝气条达，脾胃健运，血海充盈，经候才能如期而至。因此，脏腑的生化功能为经、带、胎、产、乳奠定了物质基础，五脏中尤以肝、脾、肾与女性生理的关系最为密切。

## （一）肾在女性生理中的作用

肾为先天之本，元气之根，主藏精、生长与生殖。肾寓元阳元阴，即肾阳肾阴，是维持人体阴阳的本源。肾阴是人体阴液的根本，对脏腑起着濡润、滋养作用；肾阳是人体阳气的根本，对脏腑起着温煦生化作用，肾阴肾阳的相对平衡协调，才能维持机体的正常活动。在女性的生理活动中肾气的盛衰，主宰着天癸的至与竭，如《素问·上古天真论》中认为，女子七岁，肾气盛，齿更发长；二七而天癸至，任脉通，太冲脉盛，月事以时下，故有子；三七，肾气平均，故真牙生而长极；四七，筋骨坚，发长极，身体盛壮；五七，阳明脉衰，面始焦，发始堕；六七，三阳脉衰于上，面皆焦，发始白；七七，任脉虚，太冲脉衰少，天癸竭，地道不通，故形坏而无子也。此段论述，明确地指出了妇女一生的生、长、壮、老、已的自然规律，与肾中精气的盛衰密切相关。人在出生以后，由于"先天之精"不断地得到"后天之精"的培育，肾中精气逐渐充盛，出现了幼年期的齿更发长等生理现象，随着肾中精气的不断充盛，发展到一定阶段，产生了一种促使性腺发育的特殊物质即"天癸"，于是就按期排卵，月经来潮，性腺逐渐发育成熟，具备了生殖能力，进入成熟期。以后随着机体的衰老，肾中精气由充盛而逐渐趋向衰退，天癸的生成也随之而减少，直至枯竭，性腺逐渐衰退，生殖能力也随之而消失。古人从长期的动态观察中总结了这一人体生理现象的各个不同阶段，并与肾藏精的理论紧密地联系在一起，作为判断机体生长发育和衰老的标志，至今具有极高的科学价值。

现代医学对肾阴肾阳与内分泌系统等的关系进行了许多研究，现简要介绍。在祖国医学中，肾为五脏之一，属水，为先天之本；肾主藏精，包括男女两性生殖之精，是繁育后代的物质基础。肾的功能上对人体极为重要，而"肾"是宏观的功能上的概念，不等同于现代医学中的肾脏。根据肾的功能及临床表现，涉及人体各个内分泌系统的功能。可以认为"肾"的概念包含了近代医学的内分泌系统，而内分泌系统涉及人体许多重要的基本生命活动，所以现代关于"肾"的研究，多是研究其与内分泌功能的关系。近几年来，许多学者通过动物试验和调节肾阴、肾阳的相对平衡关系来检测体内内分泌系统的生理变化，从而观察肾与各内分泌系统的联系。

1. 肾阴肾阳与下丘脑–垂体–肾上腺皮质轴的关系

研究发现，肾阳虚患者尿中 17–羟皮质类固醇的排出量降低，表明有不同程度的肾上腺功能减退；促肾上腺皮质激素的反应延迟，给予补肾阳药物治疗，可以恢复正常；使用大剂量的皮质激素做动物试验，可使动物发生肾上腺皮质功能衰退现象，与临床上的肾阳虚的表现相似，给予补肾阳药（如附子、肉桂、淫羊藿、仙茅等）可对抗其皮质功能衰退现象。而肾阴虚患者，尿中 17–羟皮质类固醇表现不正常的升高现象，用补肾阴药物治疗可使之恢复正常。实验还表明，应用大剂量激素使肾上腺皮质耗竭而出现高血压时，应用助阳药可矫治。

2. 肾阴、肾阳与下丘脑－垂体－甲状腺轴的关系

研究发现，肾阳虚患者血中甲状腺素（$T_3$）水平降低，对促甲状腺激素释放激素兴奋试验延迟，应用助阳药治疗可矫治。在动物实验中，应用他巴唑造成动物甲状腺功能减退，动物出现类似肾阳虚的表现，并引起腺垂体和甲状腺形态学改变，使用助阳药后可使之恢复正常。而甲状腺功能亢进的患者，表现阴虚火旺的症候，可用滋阴药治疗。动物实验用甲状腺素致"甲亢"动物模型，而出现阴虚症状，应用滋阴药治疗可使之恢复正常。

3. 肾阴肾阳与下丘脑－垂体－性腺轴的关系

以男女之别分阴阳，将体内睾酮的水平归属于阳，雌激素水平归属于阴，在同一轴内，下丘脑－垂体促性腺功能属阳，而性腺激素功能属阴。研究发现，在男性肾阳虚患者中，血中雌二醇（$E_2$）黄体生成素增高，睾酮水平降低，做促性腺激素释放激素兴奋试验时，黄体生成素分泌反应延迟，温补肾阳治疗可调整这一功能紊乱。实验观察，给雄性动物（大鼠）注射苯甲酸雌二醇，可导致类似"肾阳虚"之证，其表现为睾丸、包皮腺、肾上腺重量以及睾丸中酶活性均下降，用助阳药可以改变这一功能状态。如上海医科大学妇产科医院动物研究所内分泌室选用雄激素致不孕大鼠作为不孕动物模型，给不孕大鼠灌服补肾中药后，发现补肾中药对大鼠垂体、卵巢、肾上腺有明显的调节作用：①可使垂体中降低的黄体生成素含量升高。②使卵巢和肾上腺增加。③使卵巢和肾上腺组织匀浆中增高的睾酮含量降至正常水平，引起卵泡发育和排卵，提示补肾中药对生殖功能有多水平多靶器官的调节作用。

上海医科大学采用补肾中药治疗下丘脑－垂体－功能失调和多囊卵巢综合征等无排卵性疾病患者，治疗后排卵率为 76% ~ 86%，观察到调节肾的阴阳能调整雌激素水平和改善卵巢功能及促使排卵。江西医学院采用"中药人工周期"对闭经患者进行治疗，在治疗中，对患者血清促卵泡激素、黄体生成素及垂体对促黄体释放激素 –A 刺激试验反应性分别在治疗前后进行检测，结果表明"中药人工周期"可以改变促黄体释放激素 –A 刺激试验的反应高峰时期，当促卵泡激素、黄体生成素分泌正常或偏低时，治疗后较治疗前促黄体释放激素 –A 刺激试验反应性显著升高，反应高峰可提前，血清 E2 的含量明显升高，在体内并能发挥微量雌激素的作用，改善雌激素缺乏的症状，从而证明肾对下丘脑－垂体－卵巢轴的调节作用，同时证实了肾在女性生理中的作用。

4. 肾阴、肾阳与植物性神经系统的功能

研究发现，肾阳虚患者临床上常表现为交感神经活动减弱，而肾阴虚患者则表现为交感神经活动亢进。例如，阳虚患者对冷加压试验可无反应或呈双相反应，甚或出现倒错反应，而阴虚患者则比正常人反应明显增强，阴虚患者对眼－心反射试验可无反应或者心率加快，以细胞糖酵解与氧化强度为指标，阴虚患者明显高于正常人而阳虚患者低于正常。此种改变，经调补肾阴、肾阳治疗可以恢复。

### （二）肝在女性生理中的作用

肝藏血，主疏泄，喜条达，恶抑郁，体阴而用阳，肝具有储藏血液和调节血量的作用。脏腑所化生的气血，除营养全身以外，则储藏于肝，并注于血海，故有肝"司血海"之说。肝的储藏血液与调节血量的功能，与女性的生理功能密切相关，如肝血不足时，即可引起月经量少，甚则闭经；肝不藏血时，可引起月经量多，甚则崩漏。但肝的藏血功能与疏泄作用需相互协调，肝气条达则血海流畅，经候如常，肝气郁结，则血脉失畅，月经异常。倘若肝的疏泄功能减退，肝失疏泄，从而形成气机不畅、气机郁结的病理变化，出现胸胁、两乳或少腹等不同部位的胀痛不适等症状。此外，肝气的疏泄和肝血的畅旺与否影响着乳汁的通畅与否以及阴户、肌肤、毛发的营养是否充足。

### （三）脾（胃）在女性生理中的作用

脾为后天之本，为气血生化之源，脾主运化，主中气而统血。水谷之精微必须依赖于脾的运化功能，脾气健运，则机体的消化吸收功能才能健全，才能为化生精、气、血、津液提供足够的养料，才能使脏腑、经络、四肢百骸、肌肉皮毛等组织得到充分营养，为月经、孕育、泌乳提供物质基础。因此，脾的运化功能健旺，则气血充盈。又脾主中气而统血，其气主升主运，脾气健运，则血循常道；脾气虚弱失去统摄之权，则导致出血。胃主受纳，为水谷之海，乃多气多血之脏，足阳明胃经下行，与冲脉会于气街以充盈血海，故有"冲脉隶于阳明"之说。胃受纳与腐熟水谷的功能正常，则冲脉之血旺盛，乳汁充盈，月事以时下，如程若冰认为，妇人经水与乳，俱由脾胃所生，指出了脾胃在妇女月经、孕育、泌乳生理功能中的重要作用。

### （四）心在女性生理中的作用

心主血，其充在血脉，心有推动血液在经脉内运行的作用，而心的这种功能要依赖于心气的推动，因此，心血旺盛，心气充足，血脉流畅，气血畅旺，月事有时，如《素问·评热病论》提出，月事不来者，胞脉闭也。胞脉者属心而络于胞中，说明了心的功能正常与否，也可直接影响胞宫的功能。

### （五）肺在生理中的作用

肺主气，属上焦，朝百脉而输精微，如雾露之溉。故全身的气血、津液皆赖肺气运行，并为妇女的行经、孕育、乳汁分泌提供了物质基础。

## 二、经络在女性生理中的作用

经络是运行全身气血、联络脏腑肢节、沟通上下内外的通路，经络是经脉和络脉的总称，经脉是主干，络脉是分支。经有路径之意，络有网络之意。经脉有一定的循行路径，而络脉则纵横交错，网络全身，把人体所有的脏腑、器官、孔窍及皮肉筋骨等组织联络成一个统一的整体，并借以运行气血，营养全身。与妇女的生理、病理联系最为密切的是奇经八脉，奇经八脉不仅可以调节十二经脉的气血，并与肝、肾等脏及女子胞、脑、髓等奇恒之腑的关系密切，相互之间有着生理、病理上的联系。在奇经八脉中尤以冲、任、督、带四脉联系最为密切。

## （一）冲脉

冲，有要冲的意思，起于胞中，下出会阴后，上行于脊柱之内，其外行者经气冲穴与足少阴交会，沿腹部两侧，上达咽喉，环绕口唇。胃为水谷之海，冲脉又与胃经之气街穴相结合，受后天水谷精微的供养；另一分支，与足少阴之大络同起于肾，又受先天肾气的资助。冲脉上至于头，下至于足，贯串全身，成为气血的要冲，并能调节十二经的经气，故有"十二经脉之海"之称。冲脉又称"血海"，同妇女的月经有着密切联系，如《景岳全书·妇人规》中指出，经本阴血，何脏无之？惟脏腑之血，皆归冲脉，而冲为五脏六腑之血海，故经言太冲脉盛，则月事以时下，此可见冲脉为月经之本也。

## （二）任脉

起于胞中，下出会阴，经阴阜、沿腹部和胸部正中线上行，至咽喉，再上行环绕口眶下。任脉通过经络与全身阴脉会于膻中穴。任有担任、任资之意，其经上行腹胸并多次与手足之阴经及阴维脉交会，主一身之阴经，故为阴脉之海。其起于胞中，与女子妊娠有关，故有"任主胞胎"之说。只有任脉气通，才能促使月经的来潮和孕育的正常，如《素问·上古天真论》中提出，任脉通，太冲脉盛，月事以时下。

## （三）督脉

起于胞中，下出会阴，向后行于脊内，上达项后风府穴，进入颅内络脑，上至额顶，沿前额下行鼻柱。因督脉行人体脊背之后，上至头面，其脉多次与手足三阳经及阳维脉交会，故有"阳脉之海"之称。其次，督脉行于脊里并从脊里分出。属肾，肾为先天之本，元气之根，因此，督脉又能维系一身之元气。任脉行人体之前，主一身之阴，与督脉一前一后，一阴一阳，循行往复，维持着阴阳脉气的相对平衡，调摄气血，共同维持经、带、胎、产、乳的正常功能。

## （四）带脉

起于季肋，斜向下行到带脉穴，绕身一周，在腹面的带脉下垂到少腹。带脉围腰一周，犹如束带，故名带脉。其功能能约束全身上走下行的诸脉，加强经脉间的联系，保持经脉气血的正常运行，与冲、任、督三脉交会，下系胞宫，如张子和认为，带脉环身一周，无上下之原，络胞而过，如束之身。参与维持子宫的正常位置和调摄带液，如赵养葵认为，带者奇经八脉之一也，八脉俱属肾经，下焦肾气损虚，带脉漏下，冲、任、督三脉同起于胞中，一源而三歧，皆约于带脉，循十二经脉与脏腑相通，冲脉主血海，任脉为担任，带脉主约束，督脉为总督，各司其职，调节着月经的产生和维持其正常生理现象。

# 三、气血在女性生理中的作用

气血是构成人体的基本物质，是脏腑、经络等组织器官进行生理活动的物质基础。气属阳，血属阴，《难经·二十二难》提出气主煦之，血主濡之。气和血之间存在着"气为血之帅""血为气之母"的密切关系。脏腑、经络的生理活动需要气血充养才能正常进行，脏腑的生理活动要靠气血的温煦和滋养，才能生精、化气、生血，经络依赖气血的充盈才能流通充盛。气能生血、行血、摄血，而血又为气之母，故有"血之与气，异名而同类"之说。所以，气血是人体一切生命活动的物质基础，而人体则以脏腑、经络为本，以气血为用。妇女的月经、胎育、产育等，都是脏腑、经络、气血的化生功能作用于胞宫的具体表现。月经为血所化，妊娠需精血养胎，分娩靠气之推动，乳汁赖血以生。如《圣济总录·妇人血气门》指出，血为荣，气为卫，行阴行阳，内之五脏六腑，外之百骸九窍，莫不假此而致养。知妇人纯阴，以血为本，以气为用，在上为乳汁，在下为月事，养之得道，则荣卫流行不乖，调之失理，则气血愆期而不应，论述了气血在女性生理中的作用，说明了气血和调经候才能如常。

综上所述，妇女经、带、胎、产、乳的生理功能是通过脏腑之间的生克制化，气血的往复循环，经络的内外上下沟通，共同协调作用的结果，在这一生理系统的活动中，脏腑、经络、气血各有其不同的重要作用。

子宫是行月经、孕育胎儿的器官，属奇恒之腑，它的形态中空似腑，功能藏精气似脏，如在月经后至月经前以及妊娠期，它表现为藏而不泻，经期、分娩时则表现为泻而不藏。因此有似脏非脏、似腑非腑之说。但子宫要完成这一生理功能又需以五脏六腑之精气为基础，通过胞脉、络脉、任脉、冲脉与脏腑气血的联系来完成其功能，没有胞脉、胞络、任脉、冲脉以及子宫，便不能出现月经与妊娠。正如《血证论》中提出，故行经也，必天癸之水至于胞中，而后冲任之血应之，亦至胞中，于是月事乃下。

# 第三节　月经生理

月经是指有规律的、周期性的子宫出血，一般每月 1 次，经常不变，信而有期，所以又有月信、月水、月汛之称。如李时珍在《本草纲目》中对月经的论述，女子，阴类也，以血为主。其血上应太阴，下应海潮。月有盈亏，潮有朝夕，月事一月一行，与之相符，故谓之月水、月信、月经。

# 一、月经的生理现象

健康女子，在脏腑经络的生理功能逐渐发育成熟后，月经便开始来潮，称为月经初潮。初潮时的年龄可因人、种族、营养、气候、地域而不同，一般年龄早在 11 岁或迟在 18 岁，多数在 14 岁左右。以后逐渐形成周期性，每月 1 次，大约在 49 岁月经停止，称为绝经。妇女一生中月经来潮的时间大约为 35 年。

健康妇女发育成熟后，即形成有规律的月经周期。月经来潮的第 1 天为月经周期的第 1 天，至下次月经来潮的第 1 天间隔的时间为月经周期，一般为 28d 左右。1 个月经周期不应少于 21d，也不应超过 35d。除妊娠、哺乳期外，一般来讲，月经均能按期而至。个别人在无病损的情况下，定期 2 个月来潮 1 次者，古人称为"并月月一行者"；居经或季经年一行者称为"避年"；终生不行经但能受孕者称为"暗经"。受孕的初期仍按月有少量月经而无损于胎儿者，称为"激经"，又称"盛胎""垢胎"。这些个别的特殊生理现象，一般不作病论。

经期即月经持续的时间，从月经来潮的第 1 天至月经干净的一段时间，一般为 3～7d，若月经经期少于 3d 或超过 7d，则多为病理现象。

月经有正常的经量、经色、经质，通常情况下，经量第 1 天稍少，第 2、3 天较多，第 4 天逐渐减少，总量为 50～80mL，经色多为暗红色，开始较浅，继而逐渐加深，最后变成淡红色。经质不稠不稀，不凝固，无血块，无特殊臭气，若经量有明显增多或减少则为病态。

# 二、月经产生的机制

月经的产生是天癸、脏腑、经络、气血等协调作用于子宫的生理现象，其中肾是产生月经的根本，天癸是产生月经不可少的物质，任脉通、太冲脉盛是月经产生的必要条件；子宫为行经之所。

月经的产生必须有脏腑功能正常、气血调匀、经络流通的生理基础，肾气旺盛，天癸泌至，冲脉之血旺，任脉之气通，胞宫发育成熟，月经才能按时满盈，如期而至。因此，月经的产生与肾气、天癸、脏腑、经络气血的作用十分密切。

## （一）肾气的作用

肾气包含着肾阴和肾阳，肾阴又称"元阴""真阴"，是人体阴液的根本，肾阳又称"真阳"，是人体阳气的根本，肾气对脏腑起生化的作用，肾气旺盛，则天癸产生，任通冲盛月事来潮，故肾气对月经的来潮有着极为重要的作用。

## （二）天癸的作用

天即天真之气，癸即壬癸之水，天癸是影响人体生长、发育和生殖的一种阴精，它来源于先天之肾气，靠后天水谷精气的滋养、支持而逐渐发育成熟，又随着肾气的衰退而竭止。它具有促进性腺发育成熟的生理功能，在"天癸"的作用下，女子的生殖器官才能发育成熟，月经才能按时来潮。反之，进入老年，由于肾中精气的衰少，"天癸"也随之衰少，直至衰竭，进入绝经期。如《医宗金鉴·妇科心法要诀》认为，天癸月经之源。并指出，先天天癸始父母，后天精血水谷生。女子二七天癸至，任通冲盛月事行。说明天癸是产生月经必不可少的物质基础。

## （三）经络的作用

月经的来潮与十二经脉气血的充盛、冲任二脉的调节有着密切的关系。冲脉为十二经气血汇聚之处，是全身气血运行的要冲，故有"冲为血海"之称。任脉为阴脉之海，主胞胎，在小腹部与足三阴经相会，能调节全身的阴经，凡精、血、津液等阴液都属任脉总司，故任脉为人体妊娠养胎之本。十二经脉气血充盛才能溢于冲任二脉，任脉之气通，冲脉之血盛，子宫发育成熟，月经才能依时而下，适时而止，如薛立斋在《女科摄要》中提出，夫经水，阴血也，属冲任二脉主，上为乳汁，下为月水。

月经的产生不但与肾气、天癸、冲任的调节有关，还与脏腑、气血的生理功能密切相关。脏腑是气血生化之源，而月经的主要成分是血，血来源于水谷之精微。五脏之中，心主血，肝藏血，脾统血，肾藏精，精化血，肺主气，气帅血。而血在脉中运行，内至脏腑，外达皮肉筋骨，运行不息，流布全身，主要依赖气的推动作用；天癸的泌至赖气血运送而发挥其生理效应。月经的来潮和月经周期以及孕育胎儿均离不开气血的充盈和血液的正常调节，因此，月经的来潮与脏腑气血生理功能有关。若肝失条达，脾失统摄就会导致月经过多，周期异常，甚至崩漏；脾的生化功能不足，就会导致月经化源不足，月经量减少，经期延长，甚至闭经等。

综上所述，月经的产生是一个复杂的生理现象，并不是单一的因素，而是肾气、天癸、脏腑、气血、经络共同作用于子宫的生理现象。月经是在脏腑功能正常、气血调和、冲任流通、阴阳相对平衡的条件下，肾气盛，天癸至，冲任二脉相资，且肝藏血、脾生化而统血、心主血生血、肺帅血布血等功能作用于子宫而产生的。

# 三、月经的调节

月经所以贯以"月"字，是因其一月一行，祖国医学认为，月经周期源于先天，如月之盈亏一样有周期性变化。月经周期是女性生殖活动过程中阴阳消长、气血变化规律的体现，如李时珍在《本草纲目》中提出，女人之经，一月一行，其常也；或先或后，或通或塞，其病也。这是根据中医天人相应的理论来解释妇女月经的周期性，正如海潮受月之盈亏的影响而有潮汐，应时变化的现象一样，从而说明了月经周期的形成，是大自然对人类长期影响的结果。

《周易》提出易有太极，是生两仪，两仪生四象，四象生八卦。太极就是物质性质的最高统一体，两仪即阴阳两个方面，分而又分产生八卦：八卦之间相互对立，又相互依存，派生万物，构成了事物运动变化的周期，保持整个太极阴阳动态平衡。用太极阴阳理论分析月经周期中阴阳互根、互存、消长转化、对立统一的关系，从而探讨月经周期各个阶段的特点。

《周易》解释，乾，健也；坤，顺也；震，动也；巽，入也；坎，陷也；离，丽也；艮，止也；兑，说也。

经后期，阴中生阳。始则震卦主用，一阳生于二阴之下，此时以阴经为主，阳气潜伏，随着周期变化，阳气逐渐萌发，向兑卦转化。即月经净后，血海空乏，子宫气血由虚而渐复盛，肾气渐盛，血海渐充，气血渐调，为冲任子宫复常的阶段。如《周易参同契》指出，朔旦为复，阳气始通。其特点是"动""刚"。《太极图说》提出太极动而生阳，动极而静，静而生阴，静极复动，一动一静，互为其根。经后期在阴精的基础上阳气萌动，阳刚之性起着激发推动作用，促使阴阳消长转化，对于经间期的到来和维持正常的月经周期，起着重要的作用。倘若阴精不足或阳气不生则可造成月经疾病如闭经等，阴阳消长转化停止。

经间期，乾阳健盛。在阴精的基础上，阳气生长渐隆，至经间期乾阳渐盛。乾阳的特性为"大哉乾元，万物资始""乾健盛明，广被四邻"，乾阳健运盛明，推动乾阳消长转化。经间期的特点是"健、升"，《周易》认为阴阳之气交感，升降相应，万物得以生息繁殖。经间期乾阳至健至刚，清轻之气烟缊蒸腾而上升。此时血旺气盛，阴生阳动，纲缊精泄，为种子之时，祖国医学称为"的候"。如袁了凡之言："天地生物，必有纲缊之时；万物化生，必有乐育之时……凡妇人一月经行一度，必有一日缊之候，于一时辰间，……此的候也。……顺而施之，则成胎矣。"

经前期，阳中生阴。按照太极阴阳理论，乾卦之后，巽卦渐向艮卦转化。阴阳相依相交，为万物资始资生之原，阳主气，阴主形，阳施气于阴，阴顺受而生成之，才能化生万物。在月经周期中，由于阳气的鼓舞，使经前期阴精源源不断化生阴血，下注血海。经前期的特点是"静"柔，《类经附翼·易经》认为谓动之始则阳生，动之极则阴生；静之始则柔生，静之极则刚生。

月经期坤卦主用，其性柔顺，是顺承阳气而资生，体虚善受，包含蕴蓄，主受纳凝聚，与乾卦同本互根，共同完成万物生成变化的职能。《周易》在坤卦中指出，上六，龙战于野，其血玄黄。上六是阴盛至极，阴极似阳，阴阳交争，血为阴类，故见血色，孕育者血养胎之，未孕者则血海溢盈，旧去则新生，月经来潮。月经期的特点是"顺""降"，经期只有保持顺降之性，才能依时来潮。

综上所述，月经周期是女性生殖过程中阴阳消长、生长收藏、周而复始、盈虚消长的变化规律的体现。

# 第四节　妊娠生理

妊娠时间是指怀孕至分娩的时间。一般为 280d 左右。祖国医学又称妊娠为"有子""重身""有躯""怀子""怀孕"等，是妇女延续后代的一种生理过程。

有关妊娠，早在公元前 11 世纪《易经》中便有了记载，提出天地纲缊，万物化淳，男女构精，万物化生，提示了生命是由男女之精所构成，为生殖学的研究奠定了理论基础。《素问·上古天真论》提出女子二七而天癸至，任脉通，太冲脉盛，月事以时下，故有子。《灵枢·决气》提出两精相搏，合而成形，阐述了妊娠的机制，阐明了月事以时下，男子精气溢泻，两精相结合才能成孕的理论。一般说来女子从 14 岁左右发育成熟后，至绝经期以前，如无特殊病变，便有生育能力，如两精相结合，便可构成胎孕。

初次受孕的妇女，称为"初孕妇"，怀孕两次以上的妇女，称为"经孕妇"。受孕的时间，一般以孕前末次月经的第 1 天作为妊娠的开始，以 28d 为 1 个妊娠月，共计 10 个妊娠月，即 280d。预产期计算方法为：月份减 3 或加 9（当月份不够减时），再以日数加 70 足月分娩称为"足月产"，足月胎儿称为"成熟胎儿"，如妊娠未完成全程而中断者，在 12 周内胚胎自然殒坠者，称为"堕胎"。妊娠 12～28 周内，胎儿已成形而自然殒坠者，称为"小产"，亦称"半产"。堕胎或小产连续发生 3 次以上者，称为"滑胎"。如妊娠期超过正常妊娠期 2 周以上者，则称为"过期不产"。

妊娠一般一孕一胎，个别亦有一孕二胎，称为"双胎"或"骈胎"，一孕三胎的称"品胎"，超过三胎者极为罕见。

妊娠是妇女的生理特点，这些生理活动同样与脏腑经络气血有着密切关系，根据中医学的观点和理论，将受孕的机制和受孕后母体的变化及胎儿的发育，分述如下。

## 一、受孕的机制

受孕是男女成熟之精相结合，延续后代的一种生理现象，是生命的始源。关于受孕的机制，早在两千多年前《黄帝内经》就有了较详细的描述，指出了女子 14 岁左右，月经开始来潮，若两精相结合，即有受孕的能力；至 49 岁左右，月经不再来潮，生殖能力也从此而结束。受孕系男女生殖之精相结合而成，与肾气、天癸、任脉、冲脉有着密切关系，受孕的部位在胞宫。如《类经·脉象类》提出，两精者，阴阳之精也，凡万物生成之道，莫不阴阳交而后神明见，故人之生也，必合阴阳之气，构父母之精，两精相搏，形神乃成。《灵枢·决气》篇指出两神相搏，合而成形，常先身生，是谓精，概述了受孕的机制，必须肾气盛天癸至，冲任二脉调合，男女两精结合，具备一定的条件和时机。即男精壮女经调，男精必须精量充足，不稀不稠，女子必须具备月经的期、色、量正常，才能在时机成熟时受孕，如《女科准绳·胎前门》中袁凡提出，天地生物，必有纲缊之时，万物化生，必有乐育之时。凡妇人一月行经一度，必有一日烟缊之候，于一时辰间，此的候也。顺而施之，则成胎矣，明确了的候（相当于排卵时）是受孕的机会。

## 二、妊娠的生理现象

妊娠以后，由于胎儿生长发育的需要，母体发生相应的变化而呈现出各种不同的生理现象。首先月经停止来潮，脏腑经络的气血下注冲任，以养胎元，表现为冲脉气盛，肝气上逆，胃气下降，母体表现为嗜睡、恶心、作呕、头晕、厌食、择食、倦怠等，一般孕3个月后逐渐减轻或消失，白带稍增多。因此，脉象滑疾流利，按之应指，如《胎产心法》指出凡妇人怀孕，其血留气聚，胞宫内实，故尺阴之脉必滑数。个别孕妇也可无此现象。孕8周乳房明显增大隆起，乳头乳晕着色，孕4~5个月后可挤出少量乳汁，随着胎体的发育增大，小腹部逐渐膨隆。妊娠末期，由于胎体逐渐增大，气机阻滞，水道不利，常可出现下肢轻度水肿，或有尿频或便秘。孕妇的脐下正中线、外阴等处色素加深，面部鼻颊两侧常出现黑褐色斑，腹壁、乳房、大腿内侧可出现皮下裂纹状斑纹。

## 三、胎儿的发育

受孕以后，胎儿在母体子宫内，逐渐发育成长，一般情况下，受孕2周内称精（受精卵）；3~8周内称胚胎；8周以后称胎儿。有关胎儿的发育状况，《备急千金要方》中就有较形象的描述，提出妊娠一月始胚，二月始膏，三月始胞，四月形体成，五月能动，六月筋骨立，七月毛发生，八月脏腑具，九月谷气入胃，十月诸神备，日满即产矣。古人的这些认识与现代胚胎学极为接近。

# 第五节　带下生理

带下是指健康妇女阴道中排出的一种无色、质黏、无臭的液体，其量不多，也就是通常所说的白带，属正常生理现象，如《沈氏女科辑要笺正》中王孟英指出，带下，女子生而即有，津津常润，本非病也。

带下之命名，首见于《素问·骨空论》，其认为任脉为病，女子带下微减。带下有广义和狭义之分，广义带下泛指妇科经、带、胎、产诸疾而言，由于这些病都发生在带脉以下，故称为"带下"。如《金匮要略》中提出，妇人之病，因虚、积冷，此皆带下。狭义的带下又有生理病理之分。正常女子自青春期开始，冲任流通以后，阴道内即有少量色白或无色透明无臭液体流出，特别是在经期前后及月经中期，其量增多，使阴道保持湿润，此为生理带下，即本节所讨论的内容。

带下属人体的阴液，其生成与肾脾二脏及任带二脉有关。它直接受肾气盛衰的主宰，女子14岁左右天癸至，带下出现。因此，带下禀肾收藏、施泄，经脾运化、输布，由任脉主司受带脉约束，在肾气盛、天癸至、任通冲盛的情况下，阴液源源必淖于胞中，布施于前阴空窍。

# 第七章  妇产科诊断

## 第一节  妇产科病史

### 一、妇科病史

#### （一）月经史

初潮年龄、月经周期及经期持续时间，经量多少（可问每天更换卫生巾次数、有无血块），经前有无不适（如乳房胀痛、水肿、精神抑郁或易激动等），有无痛经及疼痛部位、性质、程度以及痛经起始和消失时间。对月经异常的患者还应询问前次月经日期。绝经后患者应询问绝经年龄，绝经后有无阴道出血。

#### （二）婚育史

婚次、每次结婚年龄、是否近亲结婚（直系血亲及三代旁系）、男方健康状况、双方性生活等情况，怀孕次数，足月产、早产、流产次数及现存子女数。

#### （三）过去史

有无妇科疾病、传染病（如结核、腮腺炎、肝炎）、心血管疾病以及腹部手术史，家族成员中有无遗传性疾病（如血友病、白化病等）及可能与遗传有关的疾病（如糖尿病、原发性高血压、癌肿等）。此外，还应询问有无过敏史。

### 二、产科病史

应包括年龄、现孕史、月经史、结婚史、孕产史、既往病史及家庭史各方面。月经史中应注意月经周期，问明末次月经时间，以便推算预产期（末次月经期不明的，可问"妊娠反应"时间或胎动时间作为参考）。现孕史中应着重询问孕次和产次，此次妊娠以来有何不适（如呕吐、头痛、阴道出血等）以及有何顾虑。既往病史中应了解曾患何种主要疾患，如肺结核、心脏病或急性传染病，目前情况如何。孕产史对经产妇极为重要，应注意流产、早产及难产史（做过何种手术及其指征，手术者是否为专科医生也应了解以往胎儿的大小及生后情况，有无死胎或死产及其原因，有无并发症，如妊娠中毒症、产后出血等）。这些对于本次分娩的处理有参考价值，不应忽视。

此外，还应了解孕妇的思想顾虑（尤其对初孕妇），以便及时实施"无痛分娩"的宣传教育。

# 第二节　体格检查

## 一、妇科体格检查

### （一）全身检查

常规测量体温、脉搏、呼吸、血压，其他项目包括检查患者神志、精神状态、面容、体态、身高、体质量、全身发育及毛发分布、皮肤、淋巴结（特别是左锁骨上和腹股沟淋巴结）、头部器官、颈、乳房（注意其发育以及有无包块或分泌物）、心、肺、脊柱及四肢等情况。

### （二）腹部检查

应注意腹部是否隆起，腹壁有无瘢痕、静脉曲张、妊娠纹，腹部是否有压痛、反跳痛或肌紧张，腹部鼓音和浊音分布范围，以及有无移动性浊音等。

### （三）妇科检查

1. 外阴检查

观察外阴发育及阴毛的生长和分布情况，注意皮肤和黏膜色泽及质地变化，有无充血、水肿、皮炎、色素减退、溃疡、赘生物或肿块，有无增厚、皲裂、变薄或萎缩。分开小阴唇，暴露阴道前庭及尿道口和阴道口，注意观察有无溃疡、赘生物或囊肿等，并注意分泌物的性状及量。检查时还应让患者用力向下屏气，观察有无尿失禁、阴道前后壁膨出、子宫脱垂等异常。

2. 阴道窥器检查

润滑窥阴器两叶前端，分开两侧小阴唇，暴露阴道口，将阴道窥器插入阴道内，观察阴道前、后、侧壁黏膜颜色、皱襞情况，有无发育异常如阴道隔、双阴道等先天畸形，有无溃疡、赘生物或囊肿等。注意阴道内的分泌物量、性质、色泽，有无臭味。有异常者应做涂片或培养检出病原体，并注意记录有无子宫颈肥大、出血、糜烂、撕裂、外翻、腺囊肿、息肉、肿块，颈管内有无出血或分泌物。

3. 双合诊

检查者一手的两指或一指置于阴道内，另一手置下腹部上方，两手相向对合触扪，了解内生殖器官情况。首先应检查阴道通畅度和深度，有无先天畸形、瘢痕、结节或肿块，再扪诊子宫颈大小、形状、硬度、表面光滑程度等情况，拨动子宫颈了解有无子宫颈举痛，上顶或左右摇动子宫颈有牵弓、刺激腹膜的作用。并逐一了解子宫的位置、大小、形状、软硬度、活动度以及有无压痛。进一步检查左右侧子宫附件有无肿块、增厚或压痛，若扪及肿块，应查清其位置、大小、形状、软硬度、活动度、与子宫的关系以及有无压痛等。正常不易触及卵巢和输卵管。

4. 三合诊

三合诊即腹部、阴道、直肠联合检查的手法。与双合诊不同的是将双合诊时放入阴道的两手指中撤出中指并缓缓插入肛门，其余检查步骤与双合诊时相同。常于双合诊检查对盆腔后部情况了解不够满意时选用。

5. 直肠 – 腹部诊

一手的食指伸入直肠，另一手在腹部配合检查，称直肠 – 腹部诊。多适用于未婚、阴道闭锁或因其他原因不宜行双合诊的患者。

# 二、产科体格检查

## （一）全身检查

全身检查应注意全身发育、营养状况，身长和体质量，步态，精神状况，有无全身水肿，各器官有无病灶，特别注意血压测量、心肺检查（心脏有无扩大、杂音、心力衰竭现象，肺部有无呼吸音变化或啰音）、乳房检查（乳房发育、乳头大小及是否凹陷，能否矫正），腹壁有无妊娠纹、静脉怒张，有无腹水，肝、脾是否肿大，四肢有无畸形、活动度有无限制，下肢有无静脉曲张或水肿，外阴部有无瘢痕、畸形、水肿或静脉曲张。全身检查对于发现有关疾病，判断妊娠能否允许继续，或孕期中需要特别注意的事项，及时矫治并发症，甚至对分娩处理方法的决定都有重要关系，不容忽视。值得特别提出的是体质测量与血压的测定。

## （二）胎儿检查

胎儿检查是探测胎儿在宫内的情况及其大小、产式、先露部与胎位。有以下几种检查方法：

1. 视诊

观察腹部（实为子宫）大小及形状，借以估计胎儿大小。

2. 触诊

触诊除查知胎儿的产式与胎位外，还可测知先露部是否入盆，鉴别异常情况，进一步了解胎儿大小。一般在妊娠 3 个月以后做腹部检查，6 个月以后可做 4 步诊查。

（1）第一步：检查子宫底在腹壁的高度及子宫底部为胎儿的哪一部分。

（2）第二步：主要鉴别胎背与胎肢的部位。检查者用两手掌分别向下移动至子宫两侧，左右手交替按触子宫。胎背平整，胎肢为不规则的隆凸且有移动性。

（3）第三步：检查者将右手拇指及其他四指展开，深探耻骨联合上方，触摸先露部，注意其大小及性状，以鉴别是胎头还是胎臀；并从其深陷程度判断衔接情况。

（4）第四步：检查者两手放在先露部两侧，沿骨盆入口方向向下缓缓探入，可查知先露部下降程度。

3. 听诊

自腹壁相当于胎儿背部听取胎心音最清晰，其心率为 120～160 次 /min。一般须至妊娠 5 个月才能听到胎心音，借以了解胎儿在子宫内的生活状况，并能作为判断胎位的参考。妊娠 24 周以前，一般于脐耻间听取胎心音；妊娠 24 周后听取胎心音的位置随胎位而变化。

4. 腹围与子宫底的测量

测量腹围与子宫底可估计胎儿的大小。腹围可用带尺环绕脐周围测量。子宫底高度为子宫底部距耻骨联合上缘的距离，可用骨盆测量计测量，也可用横指粗测子宫底距耻骨联合上缘（耻骨上）或脐（脐上或脐下）或剑突（剑突下）的距离（横指数）。

## （三）肛诊

孕期一般不做肛诊，仅在妊娠后期经腹部检查胎位不能明确时行之。

## （四）阴道检查

阴道检查常在妊娠早期进行。除了解子宫变化外，还要注意阴道、附件、盆腔及骨盆有无异常。妊娠 28 周后，腹部检查与肛诊不能明确胎位时，可于外阴消毒下进行阴道检查。

## （五）骨盆测量

骨盆测量可以大致估计骨产道是否能容许足月胎儿娩出。骨盆测量一般有外测量、内测量及 X 线测量 3 种。

1. 外测量

（1）髂棘间径：为两髂前上棘外缘间的距离，平均为 23cm。

（2）髂嵴间径：为两髂嵴外缘间最宽距离，平均为 26cm。

（3）大转子间径（粗隆间径）：为左右股骨大转子间的距离，平均为 30cm。

（4）骶耻外径：自第五腰椎棘突至耻骨联合上缘中点的距离，平均为 19cm。

（5）出口横径：为两坐骨结节前端内缘的距离，平均为 9cm，为唯一可直接测量到的真骨盆主要径线。

2. 内测量

内测量仅在外测量发现骨盆径线小于正常及先露部受阻时应用。内测量时，孕妇取仰卧位，两腿弯曲，孕妇的外阴部须先消毒。检查者戴无菌手套，涂滑润剂，伸食指与中指入阴道检查。

（1）骨盆入口前后径：为骶岬中心至耻骨联合上缘稍下处，平均值为 11cm。

（2）骶尾关节：触诊骶尾关节是否可动。如固定，即为病态。

（3）骨盆中段前后径：检查者以食、中二指自耻骨联合下缘触抵第四至五骶椎关节前面，平均距离为 10 ~ 11.5cm。

（4）坐骨棘间径：阴道诊时用手指向左右探测坐骨棘是否突出，估计其间之距离。此径线平均为 10 ~ 10.5cm。

（5）骨盆壁：通过阴道诊（也可肛诊），体会骨盆壁是否对称，有无向内倾突的情况（所谓内聚感）。

3. X 线测量

当骨盆外测量及内测量疑有异常，或需进一步了解胎儿与骨盆的关系时，可转有条件医院行 X 线骨盆测量。

# （六）实验室检查

1. 尿

主要检查尿蛋白、糖及其沉淀物的显微镜像，以便及时发现肾炎、妊娠中毒症或糖尿病。应在擦洗外阴后，接中段尿检查。必要时可行导尿术收集尿液。

2. 血常规

对于合并贫血者应做血常规检查，以便根据情况及早治疗。

3. 其他

如阴道分泌物异常，应结合临床检查，或取阴道分泌物做微生物检查（如滴虫、真菌），或做阴道细胞学检查，或在必要时做病理组织学检查等。

# 第三节　特殊检查

## 一、卵巢功能检查

### （一）宫颈黏液检查

子宫颈内膜腺体可分泌子宫颈黏液，在卵巢激素影响下，其量和性状有周期性变化，可帮助了解卵巢功能、有无排卵和诊断月经失调等。

检查方法：用阴道窥器扩张阴道，暴露子宫颈，擦净子宫颈外口的分泌物；然后将干燥长吸管伸入宫颈管 0.5~1cm 处夹取黏液，平铺于玻片上。排卵期黏液清澈透明，拉丝长度可达 10cm。黏液干燥后镜下观察结晶类型，在正常月经周期中，从月经周期第 7 天起，宫颈黏液涂片逐渐出现羊齿植物叶状结晶，从不典型结晶、较典型结晶到典型结晶，排卵后宫颈黏液结晶逐渐减少，呈现椭圆体，一般至月经周期第 22 天不再出现。

### （二）基础体温测定（BBT）

基础体温又叫静息体温，指机体经过 6~8h 的连续睡眠醒来后，未进行任何活动即测口腔体温 5min，将所测体温记录于基础体温单上，逐日进行，最后绘成曲线。一般连续测 3 个月经周期以上。临床常通过基础体温测定了解有无排卵、排卵日期、黄体功能和早孕等。在正常情况下，排卵后孕激素作用于体温调节中枢，使基础体温升高 0.3~0.5℃，至月经前 1~2 天下降。因此，有排卵者基础体温呈前半期低、后半期高的双相型；无排卵者基础体温呈始终处于较低水平的单相型。

### （三）阴道脱落细胞学检查

取材前 24h 内禁止性生活、阴道灌洗或上药。检查时应准备刮板或生理盐水湿棉签，用窥阴器扩张阴道后，在阴道上 1/3 段侧壁刮取分泌物少许涂片，然后固定、染色、镜检。阴道上皮细胞在卵巢激素周期性变化的影响下，在月经周期的不同阶段，细胞的大小、形态、染色和细胞核结构不同，阴道涂片检查可帮助了解卵巢的内分泌功能，主要可了解雌激素水平越高，阴道上皮细胞分化越成熟，表现为表层细胞增多，细胞核致密，细胞质嗜酸性染红色。因此，从阴道上皮脱落细胞的各层细胞所占比例、致密核细胞和嗜酸性细胞多少，可反映体内雌激素水平的高低。

## （四）子宫内膜检查

子宫内膜检查是刮取子宫内膜做病理检查，了解有无排卵和黄体功能的方法。不孕症患者，在月经来潮前或来潮12h内刮取子宫内膜进行病理检查，如有分泌期，说明有孕激素存在，有排卵；如为增生期内膜则为无排卵。对月经失调患者，如功能失调性子宫出血或闭经，可在出血期或者闭经期刮取子宫内膜，了解子宫内膜的变化及其对性激素的反应等。

# 二、防癌检查

常用防癌检查有以下方法：

## （一）宫颈刮片细胞学检查

检查是早期发现宫颈癌最简便易行而又可靠的初筛方法。取标本前24h内避免性生活、阴道冲洗及上药。所用的阴道窥器及刮板均应干燥、清洁，勿用润滑剂。如果白带多，用棉球轻轻拭去白带，再用木制刮板在宫颈鳞状上皮与柱状上皮的交界处，以宫颈外口为中心轻轻刮取一周，涂在玻片上，并用95%酒精固定15~30min，然后用巴氏或苏木精－伊红染色后显微镜下观察。注意取材时不要过分用力，以免引起损伤、出血而影响结果。绝经后的妇女，宫颈鳞－柱状上皮细胞交界处退缩到宫颈管内或可疑宫颈管癌变时，可用小脚形刮板伸入宫颈管内刮一周行涂片镜检。

常用巴氏5级分类方法进行细胞学诊断。分类方法如下：

Ⅰ级：正常，为正常的阴道细胞涂片。

Ⅱ级：良性变异细胞，常为炎性，细胞核增大，淡染或有双核，染色质稍多，胞浆稍有变形，有时可见核周晕及胞浆内空泡。

Ⅲ级：可疑癌，找到底层核异质细胞，难定良性、恶性。表现为细胞核增大，核形可不规则或有双核，染色加深出现核异质。核与胞浆的比例基本正常。

Ⅳ级：高度可疑癌，细胞有恶性改变，出现核大、深染、形状不规则、核染色质颗粒粗而分布不匀、胞浆少。但在涂片中癌细胞数量比较少，需要核实。

Ⅴ级：癌症，有典型的恶性细胞特征，且量多。

## （二）子宫颈活体组织检查

宫颈刮片发现可疑癌或有癌细胞时应行此项检查方能确诊。

取材方法：在肉眼观可疑癌变区、宫颈鳞状上皮与柱状上皮交界区域涂抹碘液后，在碘液不着色区用子宫颈活组织钳多处取材；若无明显病变，可在宫颈鳞状上皮与柱状上皮交界区域3、6、9、12点方位处取材。所取标本放入盛有10%甲醛溶液的标本瓶内固定送检。活检处用消毒敷料压迫止血，12~24h取出。

## （三）诊断性刮宫

诊断性刮宫简称诊刮。如需确诊子宫内膜癌或子宫颈管癌时，必须采用分段诊断性刮宫术，即先刮取子宫颈管组织，然后探宫腔深度后刮取子宫内膜组织。尤其注意宫底及宫角处的内膜组织，标本分别固定于 10% 甲醛溶液中送检，标明取材部位。

## （四）宫腔吸取标本

宫腔内有可疑恶性病变者，可从宫腔内吸取标本检查以明确诊断。宫腔内吸取的标本可能含有来自子宫腔、输卵管、卵巢、甚至盆腔的病变成分。

取材方法：阴道窥器撑开阴道，暴露子宫颈，常规消毒并用宫颈钳钳夹子宫颈，先用探针探测宫腔方向，再将金属或塑料吸管置入宫腔，上、下、左、右移动吸取标本，然后将吸出物置于玻片上，制成涂片并固定送检。

## （五）局部印片

用干净玻片直接贴按外阴或阴道壁的可疑肿瘤病灶处作成印片，固定、染色和镜检，可以早期发现恶性肿瘤。

# 三、输卵管通畅程度检查

常用的方法有输卵管通液或通气试验、子宫输卵管造影；有条件者可开展腹腔镜与输卵管通液联合检查、B 型超声监视下行子宫输卵管通液检查、宫腔镜下输卵管插管检查，新技术有输卵管镜的应用，借助介入放射学技术进行选择性输卵管造影等。

检查时的注意事项如下：

（1）检查前必须查明生殖道无活动性炎症，若有炎症者，需经治愈后相隔数月再行检查。有炎症病史者，用抗生素预防炎症发作及扩散。

（2）通畅性检查宜选择在月经干净后 3~7d 内进行。

（3）严格无菌操作，防止医源性感染。

（4）在通畅性检查时可使用镇静剂或解痉药以解除输卵管间质部与峡部受到刺激时发生痉挛。

（5）在通畅性检查中注意堵紧宫颈外口，防止漏气、溢液影响检查结果。

（6）检查的月经周期内禁止性生活与盆浴。

（7）在一个月经周期内只能作一项介入性检查。

## （一）输卵管通液术

输卵管通液术是检查输卵管是否通畅的方法，并具有一定的治疗作用。

1.适应证

(1) 不孕症疑有输卵管阻塞者。

(2) 输卵管黏膜轻度粘连者有疏通作用。

(3) 用于检查和评价输卵管再通术。

2.禁忌证

(1) 生殖器官急性炎症或慢性炎症急性发作。

(2) 月经期或有子宫出血者。

(3) 有严重心肺疾患者。

3.手术时间

(1) 检查输卵管是否通畅，于月经干净后 3～7d 内进行。

(2) 进行治疗时，于月经干净后 3～7d 开始，每 2～3d1 次，每月治疗 3～5 次，排卵期前停止治疗。

4.通液溶液

(1) 检查用：温生理盐水或 0.2% 甲硝唑溶液 20mL。

(2) 治疗用：温生理盐水或 0.2% 甲硝唑溶液 20mL 中加入庆大霉素 16 万 U、地塞米松 5mg，也可加入 α－糜蛋白酶 5mg（用前需做过敏试验）。

5.操作方法

患者取膀胱截石位，阴道检查后消毒铺巾，暴露宫颈，用宫颈钳钳夹子宫颈稍向外牵拉，将子宫输卵管通液导管置入子宫颈管中，使橡皮塞与子宫颈紧密衔接，再将溶液以 5mL/min 速度经导管缓缓注入子宫腔，压力应小于 33.25kPa（250mmHg）。如果无阻力，无液体溢出子宫颈，停止推注后又无液体回流到针筒，患者也无不适感，表示输卵管通畅。如果注入液体 4～5mL 即感推药有阻力，患者感到下腹酸痛不适，应暂停推注药物，待好转后可再加压注射，若能逐渐推进，表示输卵管粘连已被分离，若注入阻力仍大，下腹疼痛难以推进，液体回流到针筒量超过 10mL，提示输卵管不通。

通液法的优点是简单易行，易于普及，可对输卵管的通畅性进行初步鉴定，但不能明确何侧、何部位不通，不能明确粘连程度。

## （二）输卵管通气试验

输卵管通气试验是用带有圆锥形胶塞头的金属导管，插入宫颈管内堵塞子宫颈口，阴道内注入生理盐水浸没胶塞头，以检测通气时是否漏气。金属导管外连接装有压力表及调解器的二氧化碳贮气钢瓶，注入气体总量不超过 200mL。结果判定：当注入二氧化碳压力达 8.0～16.0kPa（60～120mmHg）间压力开始下降时，停止注气，观察压力变化，如自然下降至 30～50mmHg 不再下降时，提示输卵管不通；如压力继续下降且子宫颈口无漏气，提示输卵管通畅。注气的同时，可在两侧下腹部听诊，如听到气泡通过，提示该输卵管通畅。术毕起立后进入腹腔的气体聚积于横膈膜下引起肩酸不适，X 线腹部透视见到膈下游离气体，可进一步证明输卵管是通畅的。

此法简单易行，对输卵管轻度粘连起疏通作用。但可能产生气栓导致胸闷、气急、抽搐甚至昏迷等意外发生。

### （三）B 型超声监测下子宫输卵管双氧水造影

基本方法同子宫输卵管通液术：在 B 型超声监测下将 3% 双氧水 20mL 注入子宫腔。既可防治感染又可产生气泡，该法可观察宫腔内液体、气体充盈及经输卵管运行、气泡溢出情况以及子宫直肠陷凹有无积液。可提高输卵管通畅情况及阻塞部位的诊断准确性，并明确通畅或不通畅输卵管鉴别，也可观察到由阻塞到通畅的变化过程。

此法在超声扫描下通液，根据动态影像学能较准确地判定输卵管通畅情况，通液后的输卵管及盆腔状态，有助于诊断与治疗，对人体无创伤，宜推广使用。

### （四）子宫输卵管造影

子宫输卵管造影是以 40% 碘油或 76% 泛影葡胺 10mL 注入宫腔及输卵管，能判定堵塞部位，并能准确判断盆腔粘连情况和伞部形态，是目前国内外对输卵管通畅性检查最常用的方法。

### （五）宫腔镜下输卵管通液术

在宫腔镜直视下插管后注入亚甲蓝混合液，根据有无外溢液，有无阻力，B 型超声下盆底有无积液等来判断输卵管通畅与否，同时可了解子宫内膜情况。

### （六）腹腔镜下输卵管通液术

在硬膜外麻醉下，腹腔镜检查盆腔后经双腔管向宫腔内注入美蓝液，用腹腔镜直接观察子宫、输卵管、卵巢外形，与周围组织有无粘连，根据伞端有无液体渗出及流出液体的量与速度，来判断阻塞程度，且可行盆腔粘连松解术、异位病灶电凝术等。

### （七）其他

输卵管镜检查术、核素输卵管造影术等。

## 四、影像检查

### （一）平片检查

常用于诊断卵巢畸胎瘤及内生殖器结核，可了解盆腔内有无钙化和骨化现象，并可观察尾骨及两侧骶骨有无病变。

## （二）子宫输卵管造影

1. 适应证

（1）不孕症：一般先作通液术证实输卵管不通，再行造影，以确定阻塞部位。

（2）内生殖器结核。

（3）子宫内膜息肉、子宫黏膜下肌瘤、子宫及宫颈有无畸形或粘连等。

（4）宫内节育器异位。

2. 禁忌证

（1）生殖器官有急性或亚急性炎症。

（2）有严重心、肺疾病。

（3）经前期、月经期及刮宫术后6周内。

（4）碘过敏者。

3. 造影剂

造影剂有碘化油与碘水剂两种。40%碘化油（国产）最常用，密度大，显影清楚，刺激性小，一般一次用量为6~10mL。如碘化油过量进入静脉，有引起栓塞的危险。碘水剂为25%碘化钠、60%或76%泛影葡胺，能充分显示黏膜和腺体，但对腹膜有刺激作用，因碘水剂流动快、消失快，故摄片操作必须迅速，一般用量为10mL。

4. 术前准备

造影时间一般以在月经干净后3~7d为宜。术前必须做碘过敏试验并排尿，有便秘者造影前2h作清洁灌肠。

5. 操作方法

患者仰卧在X线机台上，取膀胱截石位，操作步骤与输卵管通液术大致相同。妇科检查后消毒外阴、阴道和宫颈。抽出造影剂10mL，先将碘化油推入导管排出管内空气，将金属导管或双腔导管插入宫颈内阻紧。在透视下缓慢推注碘化油约6mL，在输卵管完全显影后拍片一张，若不显影可肌内注射阿托品0.5mg，以解除输卵管痉挛，待10~20min后再摄片。如果推注时有明显阻力感或患者疼痛难受时，应停止推注，总注入量5~10mL。若怀疑宫腔内有息肉、黏膜下小肌瘤时，应每推入2mL拍片一张，至总量达6mL为止，加拍斜位片有助于诊断。如使用碘化油，24h后再次拍片，观察腹腔内有无游离的碘化油。如用碘水剂造影，在注射完毕立即摄片，10~20min即拍摄复查片。

6. 并发症及造影后处理

（1）静脉回流：月经刚过子宫内膜尚未完全修复，子宫腔或输卵管有结核性溃疡，也可能由于子宫内膜被器械损伤，内膜有炎症或推注压力过高、造影剂量过大等，碘化油可进入子宫壁静脉以及输卵管、卵巢或髂内静脉等，形成网状或枯树枝状的X线影像。患者在造影中及造影后咳嗽、胸痛、心悸、烦躁、休克、昏迷，甚至猝死。如发现上述影像，应立即停止推注，取出导管，使患者采取头低足高位，严密观察有无发生栓塞、过敏反应，因此术前应做好抗过敏、抢救休克的准备。

（2）感染：原有炎症引起急性发作，或无菌操作不严导致医源性感染。应注意防治感染，适当应用抗生素，最好应用一次性器械，以杜绝交叉感染。

（3）如果术后患者疼痛较重，应当在放射科休息观察，必要时留院观察及诊治，以免意外事故发生。

（4）造影后 2 周内禁止性交及盆浴。

## （三）超声检查

超声检查诊断较准确、迅速，一般对人体无损害。在妇产科常用于诊断早孕、葡萄胎、死胎，了解胎儿在宫内生长发育情况，进行胎盘定位，对盆腔肿物进行诊断，探查有无宫内节育器等。

# 五、腔镜检查

近年来逐渐广泛应用各种腔镜新技术进行辅助检查，提高了对疾病的早期诊断率，在治疗上也有一定价值，主要有以下几种：

## （一）子宫腔镜检查

子宫腔镜检查是用于子宫腔内检查和治疗的内镜。选择月经干净后 3d 到排卵前期进行，术前应行阴道冲洗或擦洗。

1. 适应证

（1）子宫不规则出血。

（2）妇科检查不能确诊的子宫肌瘤。

（3）不孕症患者疑有子宫腔内病变，排除染色体异常者。

（4）宫内节育器的异常情况。

（5）疑有子宫内膜病变。

（6）子宫内膜粘连。

（7）子宫畸形。

（8）胎盘组织残留。

（9）计划生育。

2. 禁忌证

（1）体温大于等于 37.5℃时，暂停检查。

（2）盆腔感染。

（3）严重心肺疾病或血液病。

（4）妊娠期。

（5）大量子宫出血。

（6）宫颈严重狭窄者。

（7）近期有子宫穿孔史。

（8）宫颈浸润癌。

3. 宫腔镜检查的操作步骤

（1）被检查者排空膀胱，取膀胱截石位，消毒外阴、阴道、宫颈，常规铺无菌巾。若只进行诊断一般采用局麻，在宫颈两侧穹隆各注射 1% 普鲁卡因 10mL，行阻滞麻醉；如果进行治疗采用全麻或硬膜外麻醉。宫颈钳夹持宫颈前唇后，探查宫腔大小，扩张宫颈到大于镜体外鞘直径半号。

（2）患者取头低臀高位，按不同介质所需的压力及速度注入少许膨宫液，如 5% 葡萄糖注射液。

（3）再小心缓慢置入宫腔镜，转动镜体，并按顺序做全面观察。先检查宫底和输卵管开口，再查宫腔四壁，最后检查宫颈管。

（4）可疑处取活组织送病理检查。

（5）需要治疗者，术前宫颈管放置海藻棒，可用宫腔电切镜切除子宫内膜、子宫内膜息肉、子宫黏膜下肌瘤、子宫纵隔以及分离宫腔粘连等。

## （二）腹腔镜检查

腹腔镜检查是将腹腔镜自腹壁插入盆、腹腔内观察病变的形态、部位，必要时取组织行病理检查以确诊。适用于临床检查不能确诊者，如内生殖器发育异常、肿瘤、炎症、异位妊娠、多囊卵巢综合征、子宫内膜异位症、不明原因的腹痛等，也可进行各种手术，如输卵管绝育术等。

## （三）阴道镜检查

阴道镜检查是利用阴道镜将子宫颈的阴道部黏膜放大 10～40 倍，借以发现肉眼所看不到的子宫颈表层较微小的病变及可疑癌变处，能准确地选择可疑部位取材行活组织检查，提高早期宫颈癌的确诊率。

## （四）羊膜镜检查

羊膜镜检查是透过羊膜观察妊娠晚期的羊水情况，判断胎儿安危及成熟情况，以达到监护胎儿目的的产科检查手段。

# 第四节　妊娠诊断

为便于掌握妊娠不同时期的特点，临床将妊娠全过程共 40 周分为 3 个时期：妊娠 12 周末以前，称早期妊娠；第 13 ～ 27 周末，称中期妊娠；第 28 周及其后，称晚期妊娠。

## 一、早期妊娠的诊断

### （一）病史与症状

**1. 停经**

生育年龄已婚妇女，平时月经周期规则，一旦月经过期 10 日或以上，应疑为妊娠。若停经已达 8 周，妊娠的可能性更大。哺乳期妇女月经虽未恢复，仍可能再次妊娠。

**2. 早孕反应**

约半数妇女于停经 6 周左右出现畏寒、头晕、乏力、嗜睡、流涎、食欲不振、喜食酸物或厌恶油腻、恶心、晨起呕吐等症状，称早孕反应。恶心、晨起呕吐与体内 HCG 增多、胃酸分泌减少以及胃排空时间延长可能有关。早孕反应多于妊娠 12 周左右自行消失。

**3. 尿频**

于妊娠早期出现尿频，系增大的前倾子宫在盆腔内压迫膀胱所致。约在妊娠 12 周以后，当宫体进入腹腔不再压迫膀胱时，尿频症状自然消失。

### （二）检查与体征

**1. 乳房的变化**

自妊娠 8 周起，受增多的雌激素及孕激素影响，乳腺腺泡及乳腺小叶增生发育，使乳房逐渐增大。孕妇自觉乳房轻度胀痛及乳头疼痛。哺乳期妇女一旦受孕，乳汁分泌明显减少。检查见乳头及其周围皮肤（乳晕）着色加深，乳晕周围有蒙氏结节显现。

**2. 生殖器官的变化**

于妊娠 6 ～ 8 周行阴道窥器检查，可见阴道壁及宫颈充血，呈紫蓝色。双合诊检查发现宫颈变软，子宫峡部极软，感觉宫颈与宫体似不相连，称黑加征。随妊娠进展，宫体增大变软，最初是子宫前后径变宽略饱满，于妊娠 5 ～ 6 周宫体呈球形，至妊娠 8 周宫体约为非孕宫体的 2 倍，妊娠 12 周时约为非孕宫体的 3 倍。当宫底超出骨盆腔时，可在耻骨联合上方触及。

## （三）辅助检查

1. 超声检查

（1）B 型超声显像法是检查早期妊娠快速准确的方法。在增大的子宫轮廓中，见到来自羊膜囊的圆形光环（妊娠环妊娠环内为液性暗区（羊水）。最早在妊娠 5 周时见到妊娠环。若在妊娠环内见到有节律的胎心搏动和胎动，可确诊为早期妊娠、活胎。

（2）超声多普勒法在增大的子宫区内，用超声多普勒仪能听到有节律、单一高调的胎心音，胎心率多在 150 ~ 160 次 /min，可确诊为早期妊娠且为活胎，最早出现在妊娠 7 周时。此外，还可听到脐带血流音。

2. 妊娠试验

孕妇尿液含有 HCG，用免疫学方法（临床多用试纸法）检测，若为阳性，在白色显示区上下呈现两条红色线，表明受检者尿中含 HCG，可协助诊断早期妊娠。

3. 黄体酮试验

利用孕激素在体内突然撤退能引起子宫出血的原理，对月经过期可疑早孕妇女，每日肌内注射黄体酮注射液 20mg，连用 3d，停药后 2 ~ 7d 内出现阴道流血，提示体内有一定量雌激素，注射孕激素后子宫内膜由增生期转为分泌期，停药后孕激素水平下降致使子宫内膜剥脱，可以排除妊娠。若停药后超过 7d 仍未出现阴道流血，则早期妊娠的可能性很大。

4. 宫颈黏液检查

宫颈黏液量少质稠，涂片干燥后光镜下见到排列成行的椭圆体，不见羊齿植物叶状结晶，则早期妊娠的可能性大。

5. 基础体温测定

双相型体温的妇女，高温相持续 18d 不见下降，早期妊娠的可能性大。高温相持续 3 周以上，早孕的可能性更大。基础体温曲线能反映黄体功能，但不能反映胚胎情况。

对临床表现不典型者，应注意与卵巢囊肿、囊性变的子宫肌瘤以及膀胱尿潴留相鉴别。注意不应将妊娠试验阳性作为唯一的诊断依据，因有时也会出现假阳性，尽管免疫学方法（试纸法）的敏感度极高，也应结合病史、体征以及 B 型超声结果，以免误诊。

# 二、中、晚期妊娠的诊断

妊娠中期以后，子宫明显增大，能扪到胎体，感到胎动，听到胎心音，容易确诊。

## （一）病史与症状

患者有早期妊娠的经过，并逐渐感到腹部增大和自觉胎动。

## （二）检查与体征

### 1. 子宫增大

子宫随妊娠进展逐渐增大。检查腹部时，根据手测宫底高度及尺测耻上子宫长度，可以判断妊娠周数。宫底高度因孕妇的脐耻间距离、胎儿发育情况、羊水量、单胎或多胎等而有差异。

### 2. 胎动

胎儿在子宫内冲击子宫壁的活动称胎动。胎动是胎儿情况良好的表现。妊娠 12 周后可用听诊器经孕妇腹壁听及胎动，孕妇于妊娠 18 ~ 20 周开始自觉胎动。胎动每小时 3 ~ 5 次。妊娠周数越多，胎动越活跃，但至妊娠末期胎动渐减少。检查腹部时可扪到胎动，也可用听诊器听到胎动音。

### 3. 胎儿心音

胎儿心音于妊娠 18 ~ 20 周用听诊器经孕妇腹壁能听到胎儿心音。胎儿心音呈双音，第一音和第二音很接近，似钟表"滴答"声，速度较快，每分钟 120 ~ 160 次。于妊娠 24 周以前，胎儿心音多在脐下正中或稍偏左、右听到。于妊娠 24 周以后，胎儿心音多在胎背所在侧听得最清楚。听到胎儿心音即可确诊妊娠且为活胎。

### 4. 胎体

妊娠周数越多，胎体触得越清楚。于妊娠 20 周以后，经腹壁可触到子宫内的胎体。于妊娠 24 周以后，触诊时已能区分胎头、胎背、胎臀和胎儿肢体。

## （三）辅助检查

### 1. 超声检查

超声检查对腹部检查不能确定胎产式、胎先露、胎方位或胎心未听清者有意义。B 型超声显像法不仅能显示胎儿数目、胎产式、胎先露、胎方位、有无胎心搏动以及胎盘位置，且能测量胎头双顶径等多条径线，并可观察有无胎儿体表畸形。超声多普勒法能探测出胎心音、胎动音、脐带血流音及胎盘血流音。

### 2. 胎儿心电图

目前国内常用间接法检测胎儿心电图，通常于妊娠 12 周以后即能显示较规律的图形，于妊娠 20 周后的成功率更高，本法优点为非侵入性，可以反复使用。

# 三、胎产式、胎先露、胎方位

于妊娠 28 周以前，由于羊水较多、胎体较小，胎儿在子宫内的活动范围大，胎儿的位置和姿势容易改变。于妊娠 32 周以后，由于胎儿生长迅速、羊水相对减少，胎儿与子宫壁贴近，胎儿的位置和姿势相对恒定。胎儿在子宫内的姿势（简称胎势）为：胎头俯屈，头部贴近胸壁，脊柱略前弯，四肢屈曲交叉于胸腹前，其体积及体表面积均明显缩小，整个胎体成为头端小、臀端大的椭圆形，以适应妊娠晚期椭圆形宫腔的形状。

由于胎儿在子宫内的位置不同，有不同的胎产式、胎先露及胎方位。胎儿位置与母体骨盆的关系，对分娩经过影响极大，故在妊娠后期直至临产前，尽早确定胎儿在子宫内的位置非常必要，以便及时将异常胎位纠正为正常胎位。

### （一）胎产式

胎体纵轴与母体纵轴的关系称胎产式。两纵轴平行者称纵产式，占妊娠足月分娩总数的 99.75%；两纵轴垂直者称横产式，仅占妊娠足月分娩总数的 0.25%。两纵轴交叉呈角度者称斜产式，属暂时的，在分娩过程中多数转为纵产式，偶尔转成横产式。

### （二）胎先露

最先进入骨盆上口的胎儿部分称胎先露。纵产式有头先露及臀先露，横产式为肩先露。头先露因胎头屈伸程度不同又分为枕先露、前囟先露、额先露及面先露。臀先露因入盆的先露部分不同，又分为混合臀先露、单臀先露、单足先露和双足先露。偶见头先露或臀先露与胎手或胎足同时入盆，称复合先露。

### （三）胎方位

胎儿先露部的指示点与母体骨盆的关系称胎方位。枕先露以枕骨、面先露以额骨、臀先露以骶骨、肩先露以肩胛骨为指示点。根据指示点与母体骨盆左、右、前、后、横的关系而有不同的胎位。举例：枕先露时，胎头枕骨位于母体骨盆的左前方，应为枕左前位，余类推。

# 第五节　中医妇科四诊

中医妇科疾病的诊断，基本上以中医诊断学的内容为基础，从整体观念出发，运用辨证的理论与方法，以识别病证，推断病情，给防治疾病提供可靠的诊断依据。但由于妇女在生理和病因病机上有特殊之处，故在诊视上与男性有所不同，兹扼要阐述如下：

## 一、问诊

问诊是有目的地向患者或家属询问病情，在妇科疾病的诊断上占有重要地位。要确诊一个疾病，对疾病的发生、发展、患者的症候、治疗经过、过去病史、生活情况等，必须细致地询问才能了解疾病全部情况。妇科问诊的专科性强，涉及面广，对不同患者问诊的内容又各有侧重；又因患者往往不便主动陈述妇科病情，因此必须有目的、有重点地进行询问，才能获悉可靠病情。

妇科的问诊内容主要包括问年龄、问现病史、问月经、问带下、问婚产史、问既往史、问家族史、问个人史等，兹分述如下。

## （一）问年龄

如年逾 18 周岁，月经尚未初潮，则属原发性闭经，与先天肾气不盛，天癸未至，生殖器官发育不全有关，应及早诊治。而青春发育期，往往由于肾气尚未充实，易引起月经失调，出现经期延长或缩短，经量过少或过多或崩漏等。中年妇女为孕产哺乳期，阴血易耗，阳气易伤，若操劳过甚或七情过度，肝失和调，易致经、带、胎、产诸疾。绝经期妇女肾气渐衰，天癸竭，冲任虚少，易致阴阳失调，往往出现月经紊乱等绝经期诸症。此时宜健脾和胃，以后天脾胃水谷之精滋养先天之肾精，以治病求本。妇科肿瘤亦往往多发生于 40 岁以后的妇女，所以对妇女年龄的询问，在妇科诊断上具有一定的参考意义。

## （二）问现病史

主要问发病的时间、诱因、经过、症状及曾作过哪些检查，有否明确诊断，何法、何药治疗，疗效怎样等。

## （三）问月经

包括月经初潮年龄，月经周期、经期、经量、经色、经质等有无异常；行经期及行经前后有无头痛、腰腹疼痛、乳房胀痛、情志异常、经前泄泻、水肿、感冒等。月经有何变化，末次月经时间等，均应详问，以助辨证。

如月经先期，量多色深红，质稠浓或有血块者，多属于血热，为热邪煎熬津血，迫血妄行所致。

若月经先期，量多，色淡，质稀，多属气虚，为脾阳不振，气虚失摄所致；月经后期，量少，经色黯滞或夹有小血块，并伴有小腹冷痛者，多属于血寒，为阳虚寒盛，血为寒凝所致；月经后期，量少，色淡，质稀，多属血虚，为精血化源不足，血海空虚所致；月经先后无定期，量或多或少，色紫暗夹有小血块，腹胀不适，多属肝郁血滞，为气血运行不畅，疏泄失调所致；经色紫红，量多或淋沥不断，血块甚多而腹刺痛，血块排出后腹痛缓减者，多属血瘀，为瘀阻血脉，气滞不通所致。经期或经前小腹疼痛拒按者，多属实证；若经后小腹隐痛喜按者，多属虚证；经行小腹冷痛，得热则减，多属寒证；经前小腹胀痛，痛甚于胀者，多属血瘀；经前或经期胀甚于痛者，多属气滞。

育龄期的妇女，月经一向正常，若突然停经不来，应除外妊娠。

## （四）问带下

在正常情况下，妇女可有少量白带分泌，若带下量多，淋漓不断，或色质有改变，或有臭味，即为带下病。若带下量明显增多，色白而清稀者，多属虚证、寒证；色黄或赤而黏稠者，多属热证、实证；带下量多，色白，质清稀，无臭味者为白带，属寒湿，是脾虚不运，寒湿下注所致；若带下色黄量多、质黏稠、味臭秽者，称黄带，属湿热，是由湿郁化热，湿热下注所致；若带下色红黏稠或赤白相间，微有臭味者，称为赤带，多为情志不畅，肝郁化热损伤胞络所致；若带下量多清稀如水，多属肾阳虚衰；若杂见五色，如脓如血者，多为热毒或湿毒，应注意是否为恶性肿瘤，宜进一步详细检查，以防延误病情。老年妇女，自觉阴道干涩痒痛或灼热者，乃肝肾阴亏，内有虚热所致。

## （五）问婚产史

对已婚妇女，应了解其结婚年龄（含再婚）、配偶年龄、妊娠次数及妊娠情况；分娩次数及分娩时情况（含顺产、早产、难产、剖宫产、产时出血多少等）；有无自然流产（含次数）、人工流产（含次数及中期引产）；末次分娩或末次流产的日期，有无难产史、手术史等。若婚后夫妇同居两年以上无避孕而不孕者，应对男女双方进行有关检查，以查明原因。对产后者应问其恶露的情况，若恶露量多色淡质稀，兼见面色萎黄、神疲乏力者，为气虚下陷不能升举所致；恶露量多，色深红质稠，兼见面色赤、口渴、便秘、尿赤者，为血热妄行所致；恶露紫暗有块，兼见小腹刺痛拒按、舌暗青或有斑者，为瘀血内停所致。对产后者还应问及是否哺乳婴儿和乳汁分泌情况。

## （六）问既往史

应了解过去病史与妇科现病有关的病证。

## （七）问家族史

了解父母亲及兄弟姐妹情况，有无传染病、遗传病或肿瘤等；是否患过结核病、糖尿病、梅毒、原发性高血压、精神病等，直系亲属如已死亡，应问明其死亡原因。

## （八）个人史

包括工作种类、工作强度、生活（含性生活）、饮食、卫生习惯、个人嗜好及居住环境等。

# 二、望诊

望诊，主要观察患者的神、色、形、态以及分泌物、排泄物色质的异常变化等，以推断体内的变化情况。望诊在妇科中占有重要地位，所谓"望而知之谓之神"。

## （一）望神

神是指患者的神情、神色、神志，是机体生命活动的体现。神一刻也不能离开人体而独立存在，有形才有神，形健则神旺，形衰则神惫。神在临床上的表现是：神志清楚，语言清晰，目光明亮，精彩内含，面色荣润含蓄，表情丰富自然，反应灵敏，动作灵活，体态自如，呼吸平稳，肌肉不削，这称之为"有神"，亦称"得神"，工若神志昏迷，或言语失伦，或循衣摸床、撮空理线，目暗睛迷，瞳神呆滞，面色晦暗，表情淡漠呆板，反应迟钝，动作失灵，强迫体位，呼吸异常，大肉已脱，称之为"失神"。

## （二）望面色

望面色是医者观察患者面部颜色与光泽的一种诊法。面部色泽的变化，可以反映脏腑气血的盛衰。色泽荣润为气血旺盛之象；色泽枯槁为气血衰弱之候。若面色㿠白而体胖虚浮，多为气虚挟痰；若面色萎黄或身体消瘦，爪甲色淡，为营血不充，化源不足之候；面色浮红而颧赤者，为阴虚火旺之征；面色青紫，多为瘀血停滞；若面色晦暗，颊部、额部有黯黑斑或兼眼眶黯黑者多为肾气虚衰之象。

## （三）望唇舌

脾开窍于口，其华在唇，舌为心之苗，望唇舌可测知心脾的病变。

1. 望唇色

唇色红绛为血热；唇色鲜红为阴虚火旺；唇色淡红或淡白，多为脾虚血亏；唇色淡黯青紫，为阳虚有寒，寒凝血瘀，唇口有溃疡，每于月经前后出现者，多为阴虚内热。

2. 望舌

望舌包括望舌质、望舌苔两部分。

（1）望舌质：舌质包括舌色、舌形、舌的动态等几个方面。舌以荣润红活为善；以干枯无华、板硬、肿胀、瘦瘪、震颤等为恶。①舌色：舌色深红为血热；淡白为血虚；舌质淡白不荣、胖嫩或边有齿印者，多为气血两虚及脾阳虚损；舌尖红赤者，多为心火偏旺；若舌质紫黯或瘀点瘀斑，多为瘀血阻滞；舌质淡而瘦薄者，多属血虚。②舌形：舌形是指舌体的形状。舌体较正常胖大湿润，或边有齿印者，多属脾虚或脾虚夹湿；舌体瘦薄，多属津亏血少；瘦薄而色淡者，多属气血俱虚；瘦薄而色红干燥或有裂纹者，多为阴虚火旺，阴津耗损。③舌态：舌态是舌体的动态，包括软、硬、颤、纵、缩、吐弄等。在妇科患者中以强硬、痿软、颤动等舌为多见。强硬舌，多见于产后感染高热者；痿软舌，主要是气血俱虚，热灼津伤，阴亏已极，多见于产后月经过多、崩漏等患者；颤动舌，多见于年老体虚之妇女。

（2）望舌苔：苔之颜色可察病变之寒热，苔之厚薄可察邪气之盛衰，苔之润燥可察津液之存亡，但需结合舌质来综合分析。妇科病的病因以寒邪、热邪、湿邪为多，故舌苔多以白、黄、灰为常见。白苔属寒属湿，黄苔属热，灰苔多属湿。舌苔薄者病邪较轻，苔厚者病邪较重，苔干燥者为伤津，苔润者为津液未伤或有寒湿。苔薄白而燥，为病将伤津；白厚而燥者，为湿郁化热，津液已伤；淡白润而厚为内有寒湿。苔薄微黄，邪热尚轻；苔厚深黄，内热炽盛；黄厚而腻，为湿热壅盛；黄厚而干，为热盛伤津。苔灰黑润滑，为阳虚有寒，苔黑干燥，为火炽津枯之象。

## （四）望形态

形态包括体形和姿态。体形指躯体胖瘦强弱；姿态指患者表现的姿势和态度。在生理情况下，依年龄不同而出现相应的姿态。女子在 14 岁左右，身体逐渐发育成熟，胸廓、肩部和臀部丰满，乳房隆起，有腋毛和阴毛生长，表现出女性特有的体态，并有月经来潮，这是青春期开始的标志。若年逾 18 岁而身体矮小，肌肉瘦削，乳房平坦，形同幼女，月经不潮，为肾气未充，性特征发育不良的表现。皮肤粗糙、腋毛、阴毛特别茂盛者，或口唇周围有须毛，呈男性化者，为肝肾功能不协调而痰湿内盛，往往为多囊性卵巢之外候，可见于月经失调、闭经、不孕等患者。

在月经初潮之后，乳房逐渐丰满；妊娠之后则乳房膨大，乳晕扩大而色黯黑。若受孕之初乳房胀大，后来乳房反见缩小，多为胎萎不长或胎死腹中之候。产后乳房胀满并有乳汁分泌，胀硬红肿热痛，乳汁浓稠而黄，为乳痈之象。若乳房松软，乳汁清稀，多为气血虚弱，身体不健。若未产而乳汁自出，称为乳泣，原因有气虚或郁热，应分别辨证施治。若非因妊娠产育而有乳汁溢出，或压迫时可挤出乳汁，同时月经停止，为溢乳性闭经，多为脾肾亏损，肝气逆乱，肝木乘脾，胃气不固，肝气失于下泄之故。

正常成年女性，外阴丰满，阴毛柔润，疏密分布正常。若阴器形态异常，古有螺（阴道如螺旋形）、纹（阴道异常狭窄如纹）、鼓（阴道内处女膜厚如鼓皮，不易穿破）、角（阴蒂特大又名角花）、脉（始终无月经来潮），为五不女之称，为先天性畸形，足以防碍性生活。如外阴肌肤枯槁或苍白粗糙，为肾气虚衰；外阴红肿热痛，或溃烂成疡，为热毒生疮；外阴红肿湿润作痒者，为湿热下注，阴中有物突出者，属阴挺，乃子宫脱垂或阴道前后脱出之故。

## （五）望月经

参照问诊，望月经量之多少，色之深浅、质之稀稠及血块之有无、多少、色泽等。

## （六）望带下

参照问诊，如带下增多，应注意了解其量、色、质的情况，如带下色白或黄，或挟血，或如米汤，或如豆渣，或如脓，质清稀或稠等。

## （七）望恶露

恶露是产后排出的血性分泌物，初期为黯红色，1周后渐变淡红，一般2~3周便干净。对产后妇女应注意观察其恶露的量、色、质变化，有无组织物排出。恶露色暗红或紫，质稠，气腥臭者，多属血热；色淡红，量多，质清稀，无臭气，多属气虚；色紫黯有块，多属血瘀。

# 三、闻诊

闻诊是医者凭听觉和嗅觉以发现患者病象的一种方法，包括听声音、听胎心音和嗅气味3个方面。

## （一）听声音

语声低微，多属气虚；时常叹息，多属肝郁；声高气粗或狂言乱语，多属实证或热证；嗳气频作，伴有脘腹不适者，多属中气郁滞；月经后期，呕恶或干呕频作者，应考虑是否为早孕反应。

## （二）听胎心音

妊娠20周后，胎儿发育正常者，可从孕妇腹壁相应部位听到胎儿的心音。听胎心音主要注意听胎心率、胎心音的强弱、胎心音是否消失等。

## （三）嗅气味

注意有无口臭、二便、经、带有无特殊气味。经、带或恶露臭秽者，多属有热；腥臭者，多属寒湿；腐臭难闻者，多为湿热蕴结成毒，同时注意是否患有恶性肿瘤。

# 四、切诊

切诊包括切脉、按肌肤和按腹部3部分。

## （一）切脉

妇人之脉，一般比男子较为柔弱，但尺脉一般较盛，虽稍柔弱，但至数均匀乃属正常。妇科病以虚证为多，故妇科患者的脉象亦以沉细弱为常见。妇人肝郁亦多，往往显现弦脉。

1. 月经脉

月经将至或正值经期或经将净时，脉多见滑象，但脉至正常，脉律匀和，周身无不适症状者为月经常脉。若脉略滑数而洪大有力者，乃冲任伏热，多见于月经先期、月经过多；若脉沉迟而细者，则为阳虚内寒，血海不足，可见月经后期、月经过少或闭经；若脉细而数，乃虚热伤津、阴亏血少之候，多见于血虚经闭；崩中之脉，多虚大弦数，暴崩不止者，脉多虚大而花；久漏不愈，脉当细弱，若脉反见浮、洪、数、急者为逆，多属重症。

2. 带下脉

脉见弦滑略数，而带下量多，色白或黄，多为湿热下注；若脉缓滑，白带黏稠如涕量多，多为脾虚湿困；脉沉迟，白带清冷而质稀者，或脉细数无力，带下量多，色白，质稀者，多为肾阳虚衰之候。

3. 妊娠脉

脉多滑利，尺脉按之不绝，是因妊娠之后，月经停止，阴血下聚以养胎元，血流量增加之故。尺脉主肾，胞络系于肾，孕后胞宫充盈，血气旺盛，故尺脉呈现按之不绝以应之。现代医学认为妊娠之后，孕妇的血流量可增加30%，所以孕妇脉呈滑脉之象。唯体质虚弱之孕妇，则可见细滑之脉。妊娠后若见腹痛则脉多沉涩；阴道下血者可见滑脉；呕吐甚，可见虚数脉；若脉见沉细短涩，则胎元多不实。切脉固可以作为妊娠诊断之一，但必须结合临床见症及有关检查才能确诊。

4. 临产脉

临产前，常见尺脉滑利而急数，如切绳转珠，为临产离经脉，此乃将产之候。孕妇双手中指两旁脉从中节渐达于末端搏动应手者，即为临产之脉，切此脉诊断临产，有一定实用价值。

5. 产后脉

产后脉虚缓和平，但在新产一两日内，脉常见浮滑或滑数。产后发热属实者，脉见洪大滑数有力或浮数；若产后出血不止，脉见微涩或虚数。

## （二）按肌肤

按肌肤可察肌表的寒温、润燥、肿胀等情况。手足欠温，多为寒湿凝滞或脾肾阳气不振；手足心热，多为阴虚火旺；头面四肢水肿，按之凹陷不起者为水肿；按之没指，随按随起者则为气胀。

## （三）按腹部

按腹部主要了解腹壁之软硬、温凉、疼痛、胀满、包块之有无及其大小和部位等。如痛经患者，扪其腹柔软，按之痛减，且喜按喜温者，多属虚寒；按之痛甚而拒手者，多属气滞血瘀。扪小腹有块，按之坚硬，推之不移或按之痛甚者，多属血瘀，为癥；按之不坚如囊裹水样，推之可移，多属气滞痰凝，为瘕；腹部扪之不温或凉者，为阳气不足而有内寒；扪之灼热或痛者，多属内有邪热。

妊娠之后，可扪按下腹部以了解子宫大小与孕月是否相符及胎位是否正常。一般妊娠3个月后可在耻骨上扪及子宫底部；妊娠5~6个月，宫底与脐平；妊娠7个月宫底在脐上三指；9个月宫底在剑突下二横指。若妊娠后腹形明显大于正常，皮肤光亮，扪之胀满者或喘促者，可能是胎水肿满；若腹形明显小于正常，但经查胎儿尚存活者，可能属胎萎不长；若胎心音及胎动消失，应进一步检查是否为胎死腹中，及时作出处理。

# 第六节　中医妇科辨证要点

妇科疾病的辨证，除根据经、带、胎、产、杂等临床表现的特征作为主要依据外，还应结合全身症候进行辨证施治，现将八纲辨证、脏腑辨证、气血辨证、三焦辨证、卫气营血辨证、冲任督脉辨证要点分述如下。

## 一、八纲辨证

八纲即阴、阳、表、里、寒、热、虚、实八类症候。八纲辨证是根据四诊收集的资料，进行分析综合，以概括病变的大体类别、部位、性质以及邪正盛衰等方面的情况，从而归纳为阴证、阳证、表证、里证、寒证、热证、虚证、实证八类基本症候，而阴阳是八纲辨证的总纲。妇科症候的八纲属性将在妇科病证的辨病与辨证中结合论述，此处不再赘述。

## 二、脏腑辨证

### （一）肾虚

1. 肾气虚

（1）妇产科病证特点：可见月经先后无定期，量多或少，闭经，绝经前后诸证，带下清稀；妊娠后胎漏、胎动不安、滑胎、小产、产后恶露不绝、阴挺下脱、不孕等。

（2）全身症状：精神不振，头晕耳鸣，腰膝酸软；遗尿，小便频数或失禁，夜尿多；面色苍白，目下如卧蚕；性欲低下。舌质淡、苔薄白，脉沉弱或沉细。

2. 肾阴虚

（1）妇产科病证特点：可见月经先期，量少色红，崩漏，闭经；绝经前后诸症、妊娠心烦、胎动不安、胎萎不长、不孕等。

（2）全身症状：形体消瘦，头晕耳鸣，头重足轻感；颧红咽干，五心烦热，失眠多梦，潮热盗汗；小便短赤，大便干结；足跟痛。舌红稍干或有裂纹，少苔或无苔或花剥苔，脉细数无力。

3. 肾阳虚

（1）妇产科病证特点：可见崩漏，经行泄泻，经行水肿，月经过多；带下清稀；妊娠水肿，胎动不安，堕胎小产、宫寒不孕等。

（2）全身症状：面色㿠白或黧黑，精神不振；畏寒怕冷，四肢欠温，小腹凉感，腰膝酸冷；小便频数，清长，夜尿多；性欲低下；五更泄泻。舌淡嫩、苔薄白而润，脉迟而弱，尺脉尤甚。

## （二）肝失和调

1. 肝郁气滞

（1）妇产科病证特点：月经先后无定期，量或多或少，或淋沥不断，或经期延长，或闭经，经色黯有块，痛经，经前乳房胀痛；不孕、缺乳等。

（2）全身症状：胸胁胀痛，纳差腹满，嗳气善太息，精神抑郁。舌质黯红、苔薄白，脉弦。

2. 肝郁化热

（1）妇产科病证特点：月经先期，量多，崩漏，经行吐衄，经行头痛，经行腹痛，带下黄赤，乳汁自出。

（2）全身症状：头晕头胀头痛，目眩耳鸣，口苦咽干，心烦易怒，或目赤肿痛，舌边红，苔薄黄，脉弦数。

3. 肝经湿热

（1）妇产科病证特点：带下色白或黄白相间，量多质稠，秽浊而臭，外阴瘙痒难忍。

（2）全身症状：胁肋部胀痛灼热，胸闷纳呆，腹胀欲呕，心烦口苦，大便不调，小便短赤。舌红、苔黄腻，脉滑数或弦数有力。

4. 肝阳上亢

（1）妇产科病证特点，绝经前后诸证，妊娠眩晕、先兆子痫等。

（2）全身症状：头晕头痛头胀，面红目赤，视物昏花，耳鸣耳聋，失眠多梦，肢麻震颤，烦满欲呕。舌红，苔薄黄或少苔，脉弦细。

5. 肝风内动

（1）妇产科病证特点：妊娠痫证、产后痉证等。

（2）全身症状：头晕头痛，语言不利。颈项强直，昏不知人，痉厥。舌红或绛，无苔或苔花剥，脉弦细或细数。

## （三）脾虚

1. 脾虚血少

（1）妇产科病证特点：月经后期、量少稀发、闭经、产后缺乳、不孕等。

（2）全身症状：面色萎黄，头晕心悸，神疲肢倦，少气懒言，纳谷不香，肢体消瘦。舌淡、苔白，脉缓弱。

2. 脾虚湿盛

（1）妇产科病证特点：经行泄泻、经行水肿、闭经、带下黄白、妊娠肿胀、不孕等。

（2）全身症状：形体虚胖，头晕头胀，头沉重感，胸胁痞闷，口淡或口腻，多唾沫，大便稀溏。舌苔薄白或微黄腻，脉滑或缓滑。

3. 脾失统摄

（1）妇产科病证特点：月经先期，量多、崩漏、乳汁自出等。

（2）全身症状：面色苍白，少气懒言，小腹坠胀。舌淡胖有齿印，苔薄白，脉缓弱。

4. 脾虚下陷

（1）妇产科病证特点：崩中漏下、阴挺下脱等。

（2）全身症状：面色无华，短气懒言，周身乏力，腰酸腹坠。舌淡，苔薄白，脉沉弱。

# 三、气血辨证

## （一）气虚

（1）妇产科病证特点：月经先期、量多、色淡质稀、崩漏、恶露不绝、乳汁自出、阴挺下脱等。

（2）全身症状：面色㿠白，精神倦怠，少气懒言，心悸自汗，头晕目眩。舌胖嫩、苔薄白，脉缓弱。

## （二）气郁（气滞）

（1）妇产科病证特点：月经后期或先后无定期，痛经、经行乳胀或情志异常、子肿、癥痕、缺乳等。

（2）全身症状：胸胁下腹胀痛，痛无定处，甚则气聚成块，但推之可移，按之可散，游走不定。舌淡红或稍黯，苔薄，脉弦。

## （三）气逆

（1）妇产科病证特点：经行吐衄，经行情志异常，躁动不安；子晕、子痫、子嗽、子悬、妊娠恶阻等。

（2）全身症状：咳嗽喘息，呃逆嗳气，恶心欲呕，头痛头晕，昏厥，呕血。舌质暗，苔薄，脉弦。

## （四）气陷

（1）妇产科病证特点：阴挺下脱，小腹及阴部空坠，滑胎，胎漏下血，产后恶露不绝。

（2）全身症状：心悸失眠，神疲肢倦，纳少便溏，两足水肿，头晕目眩，自汗盗汗。舌胖，苔薄白，脉缓细。

## （五）血虚

（1）妇产科病证特点：月经后期，量少、色淡、质稀；经后腹部隐痛、闭经、胎动不安、胎萎不长、缺乳等。

（2）全身症状：面色无华或萎黄，唇色淡白，爪甲苍白，肌肤不荣，头晕目眩，心悸失眠，四肢麻木。舌淡、苔薄白或少苔，脉沉细。

## （六）血瘀

（1）妇产科病证特点：痛经、闭经、崩漏，异位妊娠，癥瘕，产后腹痛，恶露不绝，月经或恶露色暗有块，血块排出后痛减。

（2）全身症状：下腹疼痛，痛有定处，状如针刺，甚者积结成块，按之痛甚，推之不移，病久则肌肤甲错。舌紫暗或边有瘀点或瘀斑，脉沉弦或沉涩。

## （七）血寒

（1）妇产科病证特点：①实寒证：月经后期、量少、色黯有块、经行腹痛、得热痛减等。②虚寒证：月经后期、量少、色淡或如黑豆汁、带下清冷、不孕等。

（2）全身症状：①实寒证：面色青白或青紫，畏寒肢冷。苔薄白，脉沉紧。②虚寒证：面色少华，腰酸背痛，腹凉背冷，小便清长，大便稀溏。舌淡，薄白，脉沉迟无力。

## （八）血热

（1）妇产科病证特点：①实热证：经行先期、量多、质稠色深红、阴中灼热感、经行吐衄、崩漏、胎动不安、恶露不绝等。②虚热证：月经先期量少、色鲜红，或漏下不止、胎动不安等。

（2）全身症状：①实热证：面红唇赤，口渴喜饮，心中烦热，小便短赤，大便干结。舌红或绛紫，苔黄干燥，脉滑数或洪大。②虚热证：两颊潮红，低热不退，或午后潮热，五心烦热，咽干，渴而不多饮，盗汗少寐。舌红欠润，少苔或无苔，脉细无力。

# 四、三焦辨证

三焦辨证即以上、中、下三焦概括疾病的部位及传变。妇产科病位在下焦，故只作下焦病变的分析。

## （一）下焦湿热

（1）妇产科病证特点：痛经，崩漏，带下量多，色黄，或如脓，或挟血，有嗅味，阴痒，阴吹，尿浊，尿痛，妊娠小便淋痛，产后发热，恶露不绝。

（2）全身症状：小腹胀痛，或大便溏泄。舌红苔黄腻，脉濡数。

## （二）下焦虚寒

病证同肾阳虚或血寒证属虚者。

# 五、卫气营血辨证

卫气营血辨证是温热病的一种辨证方法，它以卫、气、营、血4类不同的症候概括温热病发病过程中深浅各异的4个阶段。

妇产科疾病中，卫气营血辨证多用于产后感染发热。证见恶寒发热，舌边尖红，苔薄白，脉浮者，病在卫分。壮热烦渴，汗多，恶露臭秽，便结腹痛，苔黄，脉洪大者，病在气分。高热不退，身热夜甚，谵语，舌红绛，苔黄或黄腻，脉细数者，病人营分。身热灼手，躁扰不安，神昏谵语，皮下出血，或高热而肢冷，面色苍白，舌质深绛或紫，脉细数，病人血分。

从以上辨证方法所归纳的4类病证可以看出，病变程度不同的病证其病机各异。如经、带、胎、产、乳各类病种中都有气虚者，经病气虚表现为"气不摄血"的病机；带下病气虚表现为"气不运湿"的病机；产后病气虚则有"气化不足""气不摄乳"的病机；杂病中的阴挺下脱则为"气虚下陷"所致。可见同属气虚，各病的机制又有不同，因而症候各异，所以说，临床辨证是一个复杂的思维过程。临床时须联系生理病理及各病种的病因病机，灵活运用各类辨证方法进行辨证，才能确切无误。

# 六、冲任督带脉辨证

妇产科临床辨证，有时为了突出妇产科特点而强调冲任督带脉辨证，其分型有冲任不足；冲任失调；冲任阻滞；任脉不固，带脉失约；督脉不健等。

## （一）冲任不足

（1）妇产科病证特点：月经后期、月经量少、闭经、滑胎、缺乳、不孕等。

（2）全身症状：表现为肝肾不足或气血虚弱之象。

## （二）冲任不固

（1）妇产科病证特点：崩漏、月经过多、月经先期、经期延长、经间期出血、带下病、胎漏、堕胎、小产、滑胎、阴挺等。

（2）全身症状：表现为肾虚或气血虚弱或因虚不能固摄之证。

## （三）冲任失调

（1）妇产科病证特点：月经先后无定期，崩漏，或其他月经不调病证、不孕等。

（2）全身症状：表现为肾气虚，或脾虚，或肝郁之证。

## （四）冲任阻滞

（1）妇产科病证特点：月经过少，月经后期，痛经、闭经、崩漏、妊娠腹痛、产后腹痛等。

（2）全身症状：表现为肝郁气滞血瘀之证。

## （五）任脉不固，带脉失约

（1）妇产科病证特点：滑胎、带下病、阴挺等。
（2）全身症状：表现为肾气虚弱之象。

## （六）督脉不健

（1）妇产科病证特点：不孕、产后腰痛等。
（2）全身症状：表现为肾阳不足之候。

# 第八章　妇产科常见疾病 B 超诊断

超声检查是妇产科最常应用的影像学检查方法。采用实时灰阶超声或彩色超声诊断仪，可用线阵、扇扫或凸阵探头及阴道探头，经腹部或者经阴道进行扫描探查。经腹超声探头频率为 3~5Hz，以凸阵探头显示效果最佳，检查时膀胱需要适度充盈，以推开肠管，使子宫附件能清楚显示；经阴道探头频率为 5~7Hz，检查前无须特殊准备。

# 第一节　妊娠子宫的检测方法

产科超声是超声诊断中应用较广，研究较深的领域。由于其具有安全无损、检查费用低廉、检查操作简便等长处，已成为今日产科首选的、可信的、必不可少的一种诊断方法。

正常妊娠子宫既有异于未孕子宫，也不同于异常妊娠。因为只有掌握了正常所见，才能发现异常，是产科超声诊断的基础。

## 一、实时灰阶超声显像法

实时灰阶超声显像法是产科超声应用最广的一种检查方法。

它可辨识胎儿各部及妊娠物的声像大小与形态，系列对其进行生物学测量可了解其生长与发育。胎儿是有生命的，实时超声可动态观察胎儿活动，评定胎儿神经、循环、消化、泌尿等系统生理活动与其行为状态。这些重要且丰富的宫内信息，不但是产科超声的诊断基础，而且也是产科诊疗十分需要的。

产科超声的扫查径路，一般采用经腹壁法与腔内探查（经阴道法及经直肠法）。前者应用最广，后者则多在早孕中应用，近年来也渐普及。

### （一）经腹壁法

1. 检查前准备——适度充盈膀胱

早孕时盆腔内尚未明显增大的妊娠子宫前方均为含气的肠腔。必须充盈膀胱推开肠腔，避免显像干扰。在超声检查前 2~3h，嘱孕妇饮水 500~800mL。20~30min 后，膀胱内即可见到输尿管有尿液喷出。待患者有迫切尿意时，就可超声检查。应避免临到检查前匆忙饮水，易致肠内含液，造成很多假象，且膀胱充盈常不理想会延误检查时间。

所谓适度充盈，一般以充盈的膀胱底部刚超越子宫底时为标准。如充盈欠缺，则盆腔结构显示不良；如充盈过度，子宫可被压挤，以致孕囊等变形，甚或不能显示，附件盆块也可被推移出盆腔。

2. 检查方法

患者仰卧，暴露耻骨联合以上的腹部。涂布耦合剂后，在腹壁上进行检查。中、晚期妊娠时应先了解胎儿的胎位、先露与产式，然后根据具体情况，选择各种切面检查，显示妊娠子宫与胎儿等各解剖结构。

## （二）经阴道法（TVS）

TVS 由于探头靠近子宫、卵巢等盆内结构，可应用较高频率的探头。这不但可使分辨率提高而图像质量得到明显改进，而且对子宫与卵巢的血流多普勒信号的辨认与定位能力也均可提高，能获得较 TAS 更多的诊断有用信息。如进行介入超声，因盆内较大的血管、神经均处于较高的位置，故不易被损伤。

TVS 不足之处是其显示野较小，显示深度通常为 8～10cm，故对大的子宫或超出盆腔大的结构就难窥全貌。为了弥补这个缺点，必要时可 TVS 与 TAS 结合应用，互补长短。

早期妊娠是 TVS 的指征，但如 TAS 已明确正常妊娠，除非检查效果不满意，不需再做 TVS。同样，中晚期妊娠时子宫很大，做了 TAS 后，无特殊情况，更不需也不宜再做 TVS。绝无必要两者常规并用，因这只能徒增孕妇的不便与经济负担。

1. 检查前准备

TVS 不需检查前憋尿，这不但可缩短检查时间，且能避免大量憋尿之苦，几乎所有孕妇均能适应和乐意接受。膀胱内应留有少量尿液，检查时有定位作用。尿液过多可压迫子宫及其内部而影响显像效果。

2. 检查方法

孕妇取截石位，臀部垫高。医生在 TVS 检查前，常先做妇科内诊，了解子宫及附件位置等情况。然后在探头的晶体部涂布耦合剂后再外套一橡皮套，套外再涂布耦合剂或液体石蜡。将探头缓缓插入阴道。探头可直接置于子宫颈或阴道穹隆的不同部位，利用旋转、倾斜、抽送等几种基本手法，对盆内结构作矢状、近冠状、横断等各种切面检查。掌握探头在阴道内的位置、探查方向与图像方位间的位置关系，对检查操作与声像解释特别重要。

## （三）经直肠法（TRS）

TRS 显像效果次于 TVS。如 TAS 效果不满意，对自称未婚妇女或无阴道探头时可以做 TRS。

# 二、多普勒超声检查法

胎儿宫内正常生长、承受分娩时压力及产后新生儿的健康发育，均大部取决于母体与胎儿间循环的完整良好。产科多普勒超声检查可无创伤性地在生理情况下评定母体与胎儿等血液循环。它开始应用于 20 世纪 60 年代，但进展很快，目前临床应用已很普遍。

## （一）检查方法

1. 彩色多普勒超声检查法

根据检查目的与被检血管的具体情况，可在二维图像上选择"彩色显示框"的位置与大小后，彩色显示血流，并评定其有无异常。产科中 CDS 扫查途径有二：经腹壁扫查者称经腹壁彩色多普勒法（TACD）；而经阴道扫查者则称经阴道彩色多普勒法（TVCD）。以后者检查效果最佳。

2. 脉冲多普勒超声检查法（PW）

目前 PW 超声检查多在实时二维或 CDS 的基础上进行。根据检查目的，在血管影像（彩色或灰阶）的引导下，定位 PW 的"采样容积"，并选择其大小。在矫正声束角度后，显示血流频谱进行测量。这样，特别是 CDS，可使 PW 检查更方便、容易和正确。

妊娠中多普勒超声检查主要是用来评定子宫 – 胎盘 – 胎儿间循环，对妊娠进行监护。

# 三、三维超声显像法

三维成像目前仅是二维成像法的有用辅助诊断方法。正常妊娠子宫通常无应用三维成像法之必要。多因在超声检查中疑有胎儿颜面、肢体等畸形时，进一步用本法明确诊断或发现其他畸形。早期妊娠多应用 TVS，中期与晚期妊娠则应用 TAS。

仪器调节、检查前准备等均类同二维成像法，可按扫查径路加以调节。一般先根据二维图像，按检查目的设定扫查位置、纵轴、范围、速度等。嘱孕妇平卧不动，屏住呼吸，并在胎儿静止且无呼吸样运动时，以三维探头（容积探头）进行扫查。因三维成像扫查需时较长，在扫查过程中，探头应尽力固定保持不动，避免影响显像效果。

目前虽已有实时三维成像法问世，但限于探头尺寸大小，而妊娠子宫又相对较大，故一次扫查难窥全貌。图像重建速度虽然已加快，但检查仍较费时。若能一次扫查就能包罗万象，获得妊娠子宫全部图像信息，不必先借助二维图像定位，这样可大大缩短孕妇检查时间和提高诊断质量。

# 第二节 正常妊娠子宫的超声所见

正常妊娠子宫之所以做超声检查，其目的主要不外乎两个：①确诊或否定妊娠。②了解妊娠有无异常。

临床将妊娠全过程40周分为3个时期：①早期妊娠：末次月经起至妊娠12周末。②中期妊娠：第13～27周末。③晚期妊娠：第28周以后直至分娩。

现有的超声检查方法，不论是实时B型超声显像法、彩色多普勒血流成像，还是三维、四维超声，都在观察妊娠的生理或病理过程中发挥了重要作用。而介入性超声在产科的应用，不仅可以用于诊断，而且可以用于治疗。超声检查已经成为产前检查的一个重要手段，也是其他检查方法所不可替代的。

## 一、检查方法

### （一）检查途径

常用经腹壁检查法，可在必要时选用经阴道法、经直肠法做腔内超声检查或经会阴超声检查。

### （二）检查前准备

1. 经腹壁检查

（1）早期妊娠：需在检查前1～2h饮水1000mL左右使膀胱适度充盈，急诊时可直接给予膀胱充液。

（2）中、晚期妊娠：一般不需特别准备。当有阴道流血、流水时，需使膀胱适度充盈，以观察子宫颈长度、子宫颈内口扩张情况及子宫颈内口与胎盘下缘之间的关系等。

2. 腔内超声需排空膀胱

3. 经会阴超声膀胱内可保留少量尿液以助观察

## 二、正常早期妊娠

### （一）早期妊娠超声表现

1. 子宫增大

正常生育年龄妇女非孕子宫的纵径、横径及前后径之和为14～18cm，妊娠后子宫增大，早期阶段以前后径增加明显，子宫饱满或呈球形，三径之和大于 18cm。

2. 宫腔内胚囊和胚胎的显示

孕 4 周末，孕卵完成着床后，在子宫底或宫体的蜕膜间出现一个极小的光环，即为孕囊。位置偏离宫腔线在一侧蜕膜层内，即所谓的"偏心圆"征。其囊壁为滋养层，其间为胚外体腔，是一个无回声的圆。正常妊娠囊壁均匀并有一定厚度，一般 2～3mm，其回声强度一致，轮廓完整。孕囊壁与其外周包绕的蜕膜共同组成具有特征性的"双环征"图像。

3. 妊娠黄体的显示

妊娠后可发现一侧卵巢增大，内含 2～3cm 直径的低回声区，为妊娠黄体。有时妊娠黄体可达 3～4cm 或更大。孕 3～4 个月后渐消退。

4. 确定胎龄

（1）孕囊的计算

孕 6～8 周前，孕囊可作为确定胎龄的依据，孕囊大小与孕龄的回归方程如下：

孕囊（cm）=0.72× 孕周 –2.543× 平均直径 Hellman

孕囊（cm）=0.747× 孕周 –2.89× 平均直径 Reihold

简易公式：孕龄（d）=（孕囊长 + 宽 + 厚）mm/3+30

（2）胚胎长径的计测

孕 8 周后，胚胎组织开始显示，此时称胚芽（FB）。这时的胚胎活动度小，容易取得良好图像，但需显示最大长轴进行计测，并注意卵黄囊不应混入其内。随着胎儿的生长，孕 11 周后胎儿头臀及四肢可清晰显示，此时在胎儿取伸展姿势时测量其头臀长度（CRL）。如胎儿取屈曲状态时，可以胎儿颈部一点作为支点，测量其至颅顶及臀部的两段距离再相加，称为 CRL。

FB 或 CRL 与孕龄的回归方程为：孕龄（d）=51.008+6×FB（或 CRL）mm

Neon 简易公式：孕龄（周）=FB（或 CRL）cm+6.5

## （二）早孕时不同孕周胚胎发育过程中超声检查所见

1. 卵黄囊

于孕 5 周末出现位于胚胎头端前方，呈小圆形或括弧状，直径 3～5mm，至孕 11 周时消失。孕 5～11 周超声检查显示正常卵黄囊提示胚胎发育正常。

2. 胚胎与胎心

孕 6 周时孕囊内可显示一致密光团，分不清楚任何结构，长 4～6mm，孕 7 周后胚芽中出现一小管状暗区，呈节律性搏动，此时称原始心血管搏动，至孕 8 周后才称为胎心。孕 11 周后可以辨认出胎儿头端及躯干和小四肢。

3. 羊膜腔和羊水

在孕 10～11 周时，使用分辨力好的实时超声仪，仔细观察能显示羊膜囊的部分羊膜，羊膜十分菲薄，其构成腔隙即为羊膜腔，内含无回声区为羊水。羊膜与绒毛膜的间隙渐缩小，而羊膜腔则渐增大，12周后两层融合，最迟至16周末，羊膜腔充满宫腔完全替代胚囊。

4. 胎头

孕11周起，超声检查可以显示胎头。此时胎头回声不很强，随着胎龄增长，颅骨逐渐钙化而显示为强回声，近圆形或椭圆形光环。

5. 胎盘和脐带

胎盘为叶状绒毛膜发展而来，最早显示时间孕9~10周，孕11~13周时能清晰辨认。胎盘常附着于宫底或宫体部。发现胎盘后常能同时显示脐带，为连接胚胎与胎盘之间的条索状组织，内含脐血管，不同切面呈长管状或等号状。早孕阶段和胎儿连接段可呈原肠中段疝，随着腹壁闭合，此胚胎发育过程中的过渡性结构逐渐消失。

# 三、正常中晚期妊娠

## （一）胎儿超声表现

1. 胎儿头部

（1）头颅：妊娠12周后，胎儿颅骨显示为清晰而明亮的椭圆形光环，内部脑实质显示为低回声。妊娠15周后可看到脑中线及侧脑室室管膜呈线状，脑实质回声逐渐增高呈中低回声。随孕期增加，可逐渐分辨出丘脑、第三脑室、脑动脉等颅内结构。

a. 丘脑平面：为测量胎头双顶径、头围及侧脑室后角宽度的重要超声平面。因双顶径受胎儿头形的影响，因此测量头围能更准确地反映胎儿大小。测量侧脑室宽度对诊断脑积水有意义。

b. 胎头双顶径测量方法：取丘脑水平枕额切面，测量一侧颅板外缘至对侧颅板外缘之间、并与脑中线相垂直的最大距离。双顶径在妊娠28周前平均每周增长3mm，29~36周平均每周增长2.5mm，27~40周平均每周增长5mm。一般在妊娠13周时，双顶径约26mm，24周约64mm，40周约95mm。

c. 头围测量方法：测量平面同双顶径测量平面，沿颅骨外缘测量其周径即为头围。

d. 侧脑室测量方法：测量平面同双顶径测量平面，沿室管膜内缘测量侧脑室后角的最大宽度。

（2）面部：主要观察双侧鼻孔、口唇及眼眶，矢状切面可见到胎儿鼻骨呈短棒状强回声。

（3）颈项透明层与颈项软组织：早孕期，胎儿淋巴系统发育尚未完善，胎儿颈后部皮下组织内有液体积聚，超声显示为无回声区，称"颈项透明层"。孕11~14周、胚芽长45~84mm时可测量颈项透明层厚度。

孕 14 周以后，胎儿淋巴系统发育完善，颈项部积聚的液体被迅速引流，超声不再显示"透明层"。随着胎儿增长，皮肤增厚及皮下脂肪积累，孕 18～24 周可测量"颈项软组织厚度"。测量方法：取小脑横切面，要求显示透明隔腔、双侧小脑半球横切面及其后方的后颅窝池，显示完整的头颅光环，沿脑中线方向测量枕部颅骨板外缘距皮肤外缘的厚度。

2. 胎儿胸部

（1）胎儿心脏：常规产科超声要求观察心脏在胸腔内的位置、大小（心胸比例）及四腔心切面。专门的胎儿超声心动图要求运用二维超声、彩色多普勒超声及 M 型超声，全面观察及测量胎儿心脏结构和大小、瓣膜运动、血流方向与速度、心率和心律，诊断心血管畸形及心律失常。

（2）胎肺：四腔心切面在心脏两侧，呈中等偏高回声，右肺略大于左肺。右侧纵切面，右肺呈锥形。左侧纵切面，左肺位于心脏后方。

3. 胎儿腹部：孕 16 周以后，逐渐显示消化器官（胃、小肠、结肠、肝、脾、胰、胆囊），泌尿器官（肾、膀胱）以及肾上腺等。

肝脏位于右侧上腹部，呈等回声，内部光点致密细小，其内部脉管呈条状无回声。孕 16 周时胃肠功能已基本建立，胎儿可吞咽并吸收羊水，并将不被吸收之物排至降结肠。于胎儿左上腹部可探及无回声之胃泡，且随时间而有大小变化。

（1）腹围平面：为腹部主要测量平面。在与脊柱相垂直的横切面、脐静脉在肝内向右拐的水平面，可见腰椎及胃泡，测量此平面沿腹壁外缘的周径为腹围。

肠管呈回声较高不规则结构，动态观察有蠕动波，肠腔有液体时显示管腔，晚期妊娠有胎粪积骤呈高回声。中期妊娠时，肠管回声多较肝脏回声低或相近，若肠管回声高于肝脏并与骨骼回声相似，称为"肠管强回声"，与染色体异常、宫内感染、胎粪性肠梗阻及胎儿宫内生长发育受限等有关。

胎儿时期脾、胰显示不清晰。

（2）胎儿性别的观察：当伴有性遗传疾病趋向或双胎时鉴别双胎类型需了解胎儿性别时，超声检查在孕 20 周后辨认性别较可靠，有以下 3 种方法：

a. 外生殖器的显示：胎儿两大腿间显示外生殖器，男性胎儿在会阴部可显示突出的袋状中等回声区并有回声较强的阴茎突出于前方，呈"水漏状"，晚期妊娠睾丸下降后，阴囊呈两个"蚕茧状"回声。女性胎儿会阴回声呈两条有一定宽度的强回声，中间有窄细低回声贯通，呈"叶片状"。以外生殖器显示判断胎儿性别，其准确率可达 95% 以上。

b. 坐骨生殖三角显示法：取胎儿臀部矢状切面，显示两侧坐骨棘及外生殖器顶端，将此三点假想三角形即为坐骨生殖三角，有明显性别差异。女性胎儿呈等边三角形，男性胎儿呈楔形或等腰三角形。此方法可在小于 20 孕周时应用，但正确率仅 60%～70%。

c. 内生殖器显示法：在胎儿臀部沿纵轴扫查，显示胎儿直肠与膀胱，观察直肠前壁与膀胱后壁间距离，男性胎儿直肠前壁与膀胱后壁总厚度在 5～10mm 以内，而女性胎儿则大于 10mm，因中间有子宫。此法适用于近足月时胎儿较大而羊水相对偏少时其正确率可达 90% 以上。

4. 胎儿骨骼

妊娠 16 周后，胎儿骨骼已清晰显示。

脊柱在旁正中纵切面呈两排整齐的串珠样强回声（分别为椎体和一侧的椎弓），并显示生理弯曲，其间为椎管。横切面脊柱的椎体和两侧的椎弓呈品字形强回声，中央为椎管。冠状切面呈两排整齐的串珠样强回声（分别为两侧的椎弓）。

肋骨呈"月牙"状强回声，由脊柱向两侧发出，横切面为圆形强回声，其后方有似"篱笆样"声影。

四肢的长骨呈条状强回声，股骨长度和肱骨长度是主要测量径线。妊娠 20 周其股骨长约 31mm，每周平均生长不到 2mm。

测量方法：测量整个长骨骨干的长度，不包括两侧骨骺。

5. 胎儿常见生理活动

（1）胎动：即胎儿的运动。孕 7 ~ 8 周时可见胚芽有阵发性移动，10 周后胎动明显且增多。通常胎动每小时 3 ~ 5 次。实时超声显像为观察胎动最佳方法。

（2）胎儿呼吸样运动：为胎儿阵发性的胸廓或腹壁运动，类似呼吸，是胎儿宫内健康良好的标志。妊娠 14 周后胎儿即有呼吸样运动，16 周后明显直至分娩。胎儿的呼吸样运动与很多因素有关，正常胎儿呼吸运动 24h 内有出现期和停止期。胎儿呼吸运动常见有两种类型，快速有规律的平静呼吸运动和喘息样呼吸运动。胎儿宫内缺氧时，呼吸样运动频繁。

（3）胎心率：胚胎发育第 2 周开始发生心血管系统，胚胎 3 周形成原始心管，胚胎第 4 周心脏开始跳动，第 5 周时已初具心脏外形，并演化成左右心房和心室。孕 6 ~ 7 周时可探及有节律的原始心管搏动，正常 120 ~ 180 次 /min，妊娠 16 周时降至 140 次 /min 左右。

（4）吞咽：妊娠 16 周后，可观察到胎儿吞咽羊水时口唇的开闭动作。

（5）排尿。

（6）吸吮。

## （二）胎盘

根据胎盘绒毛膜板、基底膜及实质回声进行胎盘超声分级，通常分为以下 4 级，但其临床价值有待探讨。

0 级：绒毛膜板光滑整齐呈线状，胎盘实质呈均匀致密中等强度点状回声。此级多见于早期妊娠。

Ⅰ 级：绒毛膜板线状回声完整，但有轻微隆起呈波浪状。胎盘实质中出现散在、长 1 ~ 4mm 的强回声，其长轴平行于基底膜。多见于妊娠 13 ~ 28 周。

Ⅱ 级：绒毛膜板发展成括弧形，有明显切迹伸入胎盘实质内，回声增强线状或逗点样，但未达基底板。胎盘实质内有更多的强回声斑，出现与基底膜长轴平行的线样排列之强回声。多见于妊娠 28～35 周。

Ⅲ级：绒毛膜板之间隔凹陷带深达基板，将胎盘实质分隔，小叶间由纤维素及钙质沉积，呈现强斑点的环圈，其中心可有不规则液性暗区，为血池。近绒毛膜板处可有不规则、浓密的强光斑，后方可有声影。多见于妊娠 35 周以后。

## （三）脐带

超声可见羊水中悬浮的脐带及其起止点。纵切面脐带呈多条断续的管状结构，横切面内见二小（2 根脐动脉）、一大（1 根脐静脉）共三个类圆形暗区。脐动脉与脐静脉在带内扭曲盘绕，彩色多普勒显示为红蓝扭曲的带状回声。脐带搏动与胎心一致。

## （四）羊水

羊水存在于羊膜腔内，环绕胎体周围，呈无回声区。孕 35 周后，羊水内显示存在颗粒状回声或细短光带，是胎体脱落的胎脂和毛，可提示胎儿已成熟，正常妊娠时，羊水量范围为 500～2000mL，羊水量能反映胎儿在宫内状态。羊水过多及过少均不利于胎儿发育或提示胎儿有畸形。因此羊水量的测量十分重要。

1. 羊水池深度测量法（AFV）

中期妊娠至孕 35 周前常用此方法。孕妇取仰卧位，在羊膜腔内胎体周围寻找最大羊水池平面，一般在胎儿肢体部位是羊水较多部位。显示羊水最大平面时注意超声探头与地平线应垂直。测量其深度。正常范围为 30～80mm。

2. 羊水指数测量（AFI）

孕 35 周或胎盘已成熟后，应测量 AFI 估计羊水量。当怀疑有羊水过多或过少时，最好测 AFI 更能说明问题。孕妇亦取仰卧位，以孕妇脐孔为中心，用腹白线和脐平线将子宫腔分成 4 个象限。于每一象限内寻找最大平面，同样要注意探头始终与地平线垂直。测量每一象限的羊水深度，羊水指数是将 4 个象限所测羊水深度相加之和，其正常范围为50～250mm。

## （五）胎姿势、胎产式、胎先露与胎方位

1. 胎姿势

胎儿在子宫内的姿势。正常为胎儿向前弯曲、胎头俯屈、四肢交叉于胸腹前。

2. 胎产式

胎体纵轴与母体纵轴的关系。胎体纵轴与母体纵轴平行为纵产式，胎头在下方为头位，胎头在上方为臀位。胎体纵轴与母体纵轴垂直为横产式，即横位。

3. 胎先露

最先进入骨盆入口的胎儿部分。纵产式为头或臀，横产式为肩。

4. 胎方位

胎儿先露部的指示点与母体骨盆关系，常称胎位。超声可观察胎儿姿势、胎产式和胎先露，并通过观察胎头或脊柱、肩胛等在宫腔内的方位确定具体胎位。

# 第三节　异常妊娠超声所见

## 一、流产

妊娠不满 28 周自行终止者，称为自然流产。

## （一）先兆流产

### 1. 临床症状

停经后少量阴道流血，轻微下腹痛及下坠感，尿或血妊娠试验阳性。

### 2. 超声图像

宫内可见妊娠囊结构，囊内见胚胎或胎儿，大小与停经孕周相符，有胎心搏动。部分病例孕囊周围绒毛膜从宫壁剥离积血，表现为孕囊与子宫壁之间见云雾状暗区。如胎盘附着面受累轻微，经保守治疗，积血可逐渐吸收，妊娠继续；如剥离范围继续增大，胚胎停止发育，转变为难免流产。研究显示，从妊娠 6 周起到 12 周，孕妇子宫动脉、孕囊周围绒毛血管及卵巢黄体血管的血流阻力指数进行性下降，但其对妊娠结局的预测仍存在争议。

## （二）难免流产

### 1. 临床症状

流产已不可避免，阴道流血量增多或出现阴道流水，腹痛加剧。宫颈口已开，孕囊下移。

### 2. 超声图像

孕囊变形，下移至子宫下段或宫颈管内，甚至排出至宫颈外口或阴道内。有时孕囊位于宫腔，变形不明显，但间隔 5~7d 后随访孕囊无明显增大，或孕囊内无胚胎，或胚芽无胎心搏动，都提示胚胎停止发育。可见绒毛膜剥离征象，宫腔积血声像。彩超显示妊娠囊内无胎心搏动信号，若孕囊未剥离，则仍可记录到低阻力的滋养层血流。若孕囊下移至宫颈管内，应观察孕囊周围血供情况与宫颈妊娠相鉴别，后者宫颈肌层有局灶性扩张的血管。

## （三）不全流产

### 1. 临床症状

妊娠囊已排出，但残留部分绒毛和蜕膜组织。阴道出血较多，宫颈口可见活动性出血或组织物堵塞，子宫小于相应孕周。可发生于自然流产过程中，也可发生于人工流产或药物流产后，可统称为宫内妊娠组织物残留。

### 2. 超声图像

子宫小于相应孕周，宫腔线显示不清晰或中断，胎盘绒毛组织残留表现为不规则低回声黏附于子宫壁上，彩超显示残留组织物附着处宫壁肌层有局灶性血流信号，可记录到低阻力的类滋养层周围血流频谱，血流阻力指数常小于0.4。而宫腔内积血或血块则表现为不规则斑状、团状高回声，或云雾状低回声，与宫壁有分界，内膜基底线清晰，周围无明显彩色血流信号。

## （四）完全流产

### 1. 临床症状

妊娠组织物已完全排出，阴道流血减少，宫颈口闭合，子宫恢复正常大小。

### 2. 超声图像

子宫大小接近正常，宫腔内膜已呈线状，宫腔内可有少许积血声像。

## （五）过期流产

### 1. 临床症状

过期流产定义为胚胎或胎儿已死亡达2个月仍未排出而长时间存在子宫腔内。可有先兆流产症状，如少量阴道流血。子宫颈口关闭，子宫小于相应孕周。

### 2. 超声图像

子宫小于相应孕周，宫腔内可见孕囊变形，囊内无胚胎，残存的胚胎呈一高回声团，位于囊内一侧，有时妊娠囊不清晰，仅残存胎盘绒毛，并宫腔积液。部分胎盘可发生水肿变性，呈大小不等的蜂窝状液性暗区，可根据血、尿HCG水平与葡萄胎鉴别。

彩超显示妊娠囊内无胎心搏动信号，仍可记录到低阻力的滋养层血流频谱。

# 二、异位妊娠

受精卵种植在子宫体部宫腔以外部位的妊娠称异位妊娠，也称"宫外孕"，是妇产科常见急腹症，其发生率呈逐年上升趋势。异位妊娠包括输卵管妊娠、卵巢妊娠、腹腔妊娠、宫颈妊娠及残角子宫妊娠等，以输卵管妊娠最常见。

## （一）异位妊娠的临床症状及超声图像

异位妊娠的主要临床表现有停经、阴道流血、腹痛三大症状。根据妊娠囊种植部位和转归的不同，临床表现迥异。未破裂的异位妊娠无明显腹痛；流产型有腹痛但不剧烈；破裂型腹痛较剧烈，伴贫血；陈旧性异位妊娠不规则阴道流血时间较长，曾有剧烈腹痛，后呈持续性隐痛，不典型停经史常被诊断为月经不调、子宫出血等。

不同部位异位妊娠的共同声像为子宫稍大，宫内无妊娠囊声像，大多数子宫内膜明显增厚，有时可见子宫内膜分离征，形成假孕囊，应与宫内妊娠鉴别。输卵管妊娠根据妊娠的转归分为4种类型，另外还有一些输卵管以外部位的异位妊娠也各有特征性表现。

1. 未破裂型

附件区可见类妊娠囊的环状高回声结构，内为小液性暗区，又称 Donut 征。停经 6 周以上未破裂型异位妊娠的胚胎多存活，经阴道扫查常可见到卵黄囊和胚胎，根据胚胎的大小可以判断孕周。彩超显示小囊内有胎心搏动的血流信号，在类妊娠囊的周围可记录到类滋养层周围血流频谱。此期盆腔和腹腔多无液性暗区。

2. 流产型

一侧子宫旁、卵巢外见边界不清晰的不规则小肿块，肿块内部呈不均质高回声和液性暗区，有时仍可见 Donut 征，盆腔内见少许液性暗区。彩超表现同未破裂型。

3. 破裂型

子宫旁肿块较大，无明显边界，内部回声杂乱，难辨妊娠结构；盆、腹腔内大量液性暗区。彩超表现为不规则肿块内散在点状血流信号，有时可记录到类滋养层周围血流频谱。

4. 陈旧型

子宫旁见边界不清晰的不规则实性肿块，肿块内部呈不均质中等或高回声，可有少量盆腔积液。彩超显示包块内血流信号不丰富，仔细扫查可在肿块边缘部分显示 1~2 条血管，可以记录到怪异型血流频谱，是由于妊娠滋养细胞侵蚀局部血管形成小的假性动脉瘤所致，其表现具多样性，但以舒张期反向血流为主。

5. 几种特殊部位异位妊娠

（1）输卵管间质部妊娠：输卵管间质部肌层较厚，妊娠可维持 3~5 个月才发生破裂。由于此区域血管丰富且孕周较大，一旦破裂，出血量多，病情较凶险。超声可见子宫增大，宫底一侧可见与之相连的突出物，内见胚囊，囊内可见胚芽或胎儿，并可见胎心搏动，胚囊周围有薄层肌肉围绕，但其外上方肌层不完整或消失。输卵管间质部妊娠与宫角妊娠的鉴别在于后者胚囊周围见完整的肌层。

（2）宫角妊娠：严格来说宫角妊娠只是一个临时诊断，其临床转归有两种，如果大部分绒毛种植于宫腔内膜，妊娠过程中随着孕囊的增大，妊娠囊突入宫腔，成为正常妊娠；若绒毛种植面位于输卵管开口处，孕囊向输卵管间质部方向生长，则成为异位妊娠。超声检查发现孕囊位于一侧宫腔角部，孕囊周围有完整肌层包绕。但此时超声检查很难预测其转归，必须动态观察 2~4 周，当妊娠囊完全突入宫腔后方可排除输卵管间质部妊娠。

（3）宫颈妊娠：宫颈膨大，与子宫体相连呈葫芦状，宫颈管内见回声杂乱区或孕囊，宫颈内口关闭。彩超显示宫颈肌层血管扩张，血流异常丰富，可见滋养层周围血流频谱，借此与宫腔内妊娠难免流产孕囊脱落至宫颈管鉴别，若胚胎存活可排除宫腔内妊娠难免流产。

（4）剖宫产术后子宫瘢痕处妊娠：是一种特殊类型的宫内异位妊娠，胚胎着床于剖宫产切口的子宫瘢痕处。因此处无正常肌层和内膜，绒毛直接侵蚀局部血管，行宫腔操作时极易造成子宫大出血，危及生命。超声可见子宫呈两端小、中间大的纺锤形，中间膨大部分为子宫峡部，内可见孕囊或杂乱回声，前壁下段肌层菲薄。宫颈结构清晰，宫颈内口、外口均闭合。彩超表现为局部肌层血流信号异常丰富，可记录到滋养层周围血流频谱，胚胎存活时可见胎心搏动的闪烁血流信号。

（5）残角子宫妊娠：残角子宫为先天性子宫发育畸形，残角子宫妊娠指受精卵种植于残角子宫腔内。超声可见子宫稍增大，其一侧见一圆形肿块，内有孕囊及胚胎，孕囊外有肌层环绕。孕囊与正常宫腔内膜及宫颈管均不相连。当妊娠囊增大，正常子宫腔显示不清晰时，超声检查常常漏诊。残角子宫妊娠偶可维持至晚期妊娠而获得活婴，但应住院密切观察。

（6）卵巢妊娠：较少见。卵巢妊娠未破裂时，超声可见一侧卵巢增大，形态不规则，内见一小高回声环及其内液性暗区，彩超显示周围环状彩色血流，记录到滋养层周围血流频谱。卵巢周围无其他肿块。

破裂后形成回声杂乱、边界不清晰的包块，与输卵管妊娠破裂难以鉴别。

（7）腹腔妊娠：较罕见。

## （二）异位妊娠的超声诊断思路

### 1.异位妊娠的排除超声检查

发现宫腔内有胚囊时，由于宫内、宫外同时妊娠的概率极小，因此对绝大多数患者可以排除异位妊娠。但对于应用辅助生育技术的妇女，要警惕宫内、宫外同时妊娠。经阴道超声检查，月经规则周期在 28~30d 的妇女停经 5 周即可发现宫内孕囊及卵黄囊。宫内孕囊应与假孕囊鉴别。假孕囊由蜕膜化的内膜围绕潴留的黏液或血液而成，形态不规则，常位于宫腔中央；孕囊较小时位在一侧内膜层中，宫腔线在其外侧，呈所谓的"偏心圆"征。其次孕囊周围见双环征，囊内可见卵黄囊。

### 2.异位妊娠的直接证据

怀疑异位妊娠者，超声检查未发现宫腔内妊娠囊，在清晰显示双侧卵巢正常声像后，若在一侧卵巢旁探及不均质回声肿块，回声常较子宫肌层及卵巢回声强，肿块内部同时显示胚囊，胚囊内可见胚芽及心管搏动，可明确诊断为异位妊娠。若未发生破裂或流产，盆、腹腔内积血不多。

3. 异位妊娠的间接证据

怀疑异位妊娠者，超声检查发现子宫稍增大，子宫内膜增厚，宫腔内未见胚囊，盆腔一侧发现不均质肿块回声，形态不规则，边界不清晰，大小不一，且在同侧找到卵巢组织可作为异位妊娠的间接证据，有盆、腹腔积液，提示有内出血。彩超显示肿块边缘及肿块内部的丰富血流，呈网状或团块状，阻力指数低，直径 0.4mm 左右。

4. 应短期密切随访的患者

（1）部分月经不规则患者在 5~7d 后随访，宫腔内显示孕囊，则是宫内妊娠。

（2）有些患者数天后或短时间内随着病情发展而显示出异位妊娠的阳性体征，超声检查发现异位妊娠。

（3）另有一些患者阴道流血逐渐停止，HCG 转阴，子宫恢复正常大小，临床诊断可能为一次完全流产。

# 三、羊水异常的超声诊断

## （一）羊水过多

凡在妊娠任何时期内羊水量超过 2000mL 者，称为羊水过多。羊水过多与胎儿中枢神经系统和消化系统畸形、多胎妊娠、母体糖尿病、宫内感染羊膜炎等有关，另外还有特发性羊水过多，其原因不明。产前超声是首选的诊断方法，可动态观察羊水的变化，同时可发现合并胎儿畸形。

1. 超声图像

（1）子宫增大，子宫容量大于正常均值的两个标准差以上。

（2）胎儿被大片液性暗区所包围，胎儿在大量羊水中自由活动，胎儿肢体呈伸展状，活动频繁，因有羊水的衬托，胎儿结构显示清晰，不动时常沉卧于子宫后壁，观察胎儿则较困难。

（3）合并胎儿畸形时有相应的声像特征。

2. 羊水量估计

（1）最大羊水暗区垂直深度测定（AFV）超过 8cm。

（2）羊水指数（AFI），即孕妇取头高 30°，仰卧位，以脐与腹白线为标志点，将腹部分为 4 个象限，测定各象限最大羊水暗区深度值相加而得。羊水指数大于 24cm 为羊水过多。

无论哪一种估计方法，都要求测量时探头与母体腹壁垂直，被测量的羊水暗区，力求前后边界清晰明确，其间不要夹杂胎儿、胎盘及脐带等结构，同时应尽量减少探头对孕妇腹壁的压力，以免影响测量结果。

## （二）羊水过少

妊娠晚期羊水量少于 300mL 者，称为羊水过少。其发生率为 0.5% ~ 4%，易发生胎儿窘迫与新生儿窒息，严重影响围生儿的预后。羊水过少多见于胎儿泌尿系统畸形、过期妊娠、胎儿宫内生长受限以及羊膜病变等。

超声检查是本病的主要诊断方法，不但可以评估羊水量减少的情况，同时可发现有关的畸形和胎儿宫内生长受限，并进行胎儿的生物物理评分以了解胎儿的安危，从而指导临床治疗。

1. 超声图像

（1）子宫缩小，子宫容量一般低于正常均值的两个标准差。

（2）羊水与胎儿之间的界面不清晰。

（3）胎儿卷曲，肢体聚拢交叉，互相挤压，扫查时难辨胎儿体表结构。

2. 羊水量估计

（1）单一最大羊水暗区垂直深度 AFV 2cm 为羊水过少。

（2）羊水指数近 5cm 为羊水过少。

# 四、胎儿宫内生长受限

胎儿体重低于同孕龄胎儿平均体重的第 10 百分位数或两个标准差时称胎儿宫内生长受限（FGR）。超声检查是诊断 FGR 的较可靠方法之一。在核实孕龄后，测量 BPD、HC、AD 和 FL 等参数，测值低于同孕龄胎儿正常值的第 10 百分位数或低于两个标准差则考虑胎儿宫内生长受限。

可以应用以下公式估计 FGR 是匀称型还是非匀称型：

1. 头围、腹围比值

正常胎儿孕 32 周前 HC/AC 大于 1；在 32 周前后 =1；在 36 周后小于 1。此值大于正常的 95%，可诊断为非匀称型 FGR。

2. 股骨干长径、腹围比值

FL/AC × 100，该值正常为 22 ± 2（平均值 ± 两个标准差），如此值大于 24，则非匀称型 FGR 诊断成立。

# 第四节　胎盘异常的超声所见

## 一、前置胎盘

前置胎盘为妊娠晚期出血的常见原因之一。

### （一）临床表现

前置胎盘发病率为 0.83%～1.8%。主要表现为妊娠晚期反复无痛性阴道流血，血量可多可少，胎头多数高浮不能入盆。临产时子宫上段收缩，下段扩张可引起胎盘下缘剥离，导致大出血。重症者可有贫血或出血性休克。腹部检查：子宫软、无压痛，胎头常高浮、胎心搏动正常，有时于耻骨联合上听诊可闻及胎盘杂鸣音。超声检查胎盘定位是目前诊断前置胎盘的首选方法。

### （二）前置胎盘的超声检查

1. 超声检查方法

可以选用经腹壁和经阴道的方法观察宫颈内口与胎盘的关系。经腹扫查简便安全，但需膀胱适度充盈，膀胱不够充盈宫颈显示不清晰，容易漏诊；过度充盈则子宫下段受压易误诊为宫颈而导致假阳性。另外妊娠晚期胎儿先露部下降影响后壁宫颈的观察，常常漏诊。经阴道扫查能清晰显示宫颈内口与胎盘的位置关系，准确率高。探头置于阴道外 1/3 扫查，尽量不要触到宫颈，有阴道出血时先行外阴消毒。

2. 超声图像

临床分型是在临产宫颈口张开至 3cm 以上第一次阴道检查时进行，但是大多数前置胎盘在进行超声检查时宫颈口尚未张开，因此超声检查不宜诊断部分性前置胎盘。

（1）中央性前置胎盘：胎盘完全覆盖于宫颈内口，根据胎盘大部分的附着位置，还可以分为中央型、前壁型、后壁型、左侧壁型和右侧壁型。

（2）边缘性前置胎盘：胎盘下缘已达宫颈内口边缘，但未覆盖宫颈内口。

## 二、胎盘早期剥离

### （一）临床表现

胎盘早剥的临床表现与剥离面积大小及类型有关。面积小可无症状。显性早剥常有阴道出血，出血量与贫血程度相符。隐性胎盘早剥无阴道出血，有胎盘后大血肿，常伴剧烈腹痛、腹壁紧张如板状、触痛明显、宫缩间歇不明显。胎盘剥离面积达 1/3 ~ 1/2 时，胎儿可死于宫内。

## （二）超声图像

胎盘早剥的超声声像随着剥离部位、剥离面大小及检查时间不同而有多种表现。

1. 胎盘剥离早期（0 ~ 48h）

胎盘与子宫壁间见边缘粗糙、形态不规则的散在斑点状高回声的液性暗区、不均质低回声或杂乱高回声区，彩超显示其内无血流信号，可与胎盘后静脉丛鉴别；有时胎盘后无明显血肿声像，仅有胎盘异常增厚，呈不均增强回声；有时凝血块突入羊膜腔，形成羊膜腔内肿块。此期产后检查胎盘母面有血凝块压迹。

2. 胎盘剥离后期

胎盘剥离出血不多自行停止后，胎盘后血肿数天后逐渐液化，内部回声从低回声变为无回声，与子宫壁界限分明；以后血肿机化，表现为不均质高回声团，产后检查胎盘局部有机化血凝块。

3. 胎盘边缘血窦破裂

胎盘边缘胎膜与宫壁分离、隆起，胎膜下见不均质低回声。

# 第五节　子宫疾病超声所见

## 一、子宫一般性异常与声像图表现

子宫疾病主要包括先天性的异常、肌层病变、宫腔内病变，但首先需注意对一般性异常的识别。

### （一）位置

正常位置的子宫位于腹正中线膀胱与直肠之间，但常有变异。膀胱和直肠充盈的程度可使其位置有改变，盆腔内肿块也可使子宫移位，盆腔肌肉松弛则子宫低于正常位置。

### （二）大小

正常子宫的大小随不同的发育阶段而有差别。童年期子宫增大常见的原因多为激素的刺激，为子宫横纹肌肉瘤和子宫阴道积液者少见。子宫体积小多由于初潮延迟和原发性卵巢功能衰竭，青春期后子宫增大多为妊娠和子宫肌瘤，上述子宫大小的变化，各有不同的图像表现，可资鉴别。

### （三）形态

子宫形态在不同的发育期，随宫颈与宫体的长度和大小比例改变而有差别，此外常因子宫倾屈的位置变化而有不同。后倾子宫多呈球形。子宫肿瘤，特别是有蒂的肿瘤，可改变子宫的形态。先天性的子宫畸形、月经初潮延迟等多种原因均可改变子宫形态。

### （四）轮廓

在适度充盈膀胱情况下，正常子宫轮廓光滑，边界清晰，使子宫轮廓改变的常见原因为子宫肌瘤、盆腔炎性病变、子宫内膜异位症所致的周期性盆腔内出血和盆腔内恶性肿瘤等。

### （五）内部回声

正常子宫为均匀性低到中等的回声。无论良性或恶性子宫新生物均可改变其均匀性，某些肿瘤呈高回声，有钙化时可见声影，腺肌病则多呈低回声。

### （六）宫腔回声

正常宫腔内呈线状高回声，其周围尚可见 2～3mm 低回声（为子宫内膜回声），而且随月经周期而有变化。分泌期和月经期可呈团块状、正确地识别宫腔回声对估计盆腔肿块是有帮助的。

## 二、子宫肌瘤与子宫腺肌症

### （一）子宫肌瘤

子宫肌瘤是女性生殖器官中最为常见的良性肿瘤，多发于中年妇女，据有关资料报告 35 岁以上的妇女中其发生为 40%。根据其生长部位可分为壁间肌瘤、浆膜下肌瘤、黏膜下肌瘤、宫颈肌瘤和阔韧带肌瘤。

1. 声像图表现

子宫肌瘤声像图表现主要与肌瘤的位置、大小和有无继发变性等因素有关。其主要表现有：

（1）子宫增大或出现局限性隆起，致子宫切面形态失常，轮廓线不规则。

（2）肌瘤结节部一般呈圆形低回声区或分布不均的高回声区。等回声结节周围有时可见假包膜所形成的低回声晕圈。肌瘤结节内无继发变性时回声较均匀，以低回声最为多见。一般肌瘤声衰减不明显，肌瘤后面的子宫回声通常较清楚，但当探测到肌纤维排列萦乱，几何形态复杂而又有较大的肌瘤时，声衰减可变得明显，致肌瘤后面的子宫图像模糊不清。

（3）子宫内膜回声的移位与变形肌壁间肌瘤结节可压迫和推挤宫腔，使宫腔内膜回声移位或变形，黏膜下肌瘤则表现为子宫内膜回声增强、增宽或可显示瘤体结构。

（4）膀胱产生压迹与变形较小肌瘤对周围器官无影响，较大肌瘤，特别是浆膜下肌瘤，可明显地使膀胱移位、变形和引起尿潴留。

（5）宫颈肌瘤则可见子宫内膜线下方即宫颈唇部有一实质性肿块图像，一般有较清晰的边界。有时体积可较大，向后壁生长，可达宫体上方。向前壁生长与子宫前壁峡部肌瘤往往难以鉴别。宫颈肌瘤的发生较少，约占2%。蒂较长的黏膜下肌瘤可脱垂至颈管或阴道内亦似宫颈肌瘤。

（6）阔韧带内肌瘤多系由有蒂的浆膜下肌瘤突入阔韧带两叶之间，超声显示子宫某一侧实质性肿块图像，将子宫推向对侧。阔韧带内肌瘤体积一般均较大。

从超声图像改变可确定为单发性肌瘤或多发性肌瘤，后者可显示子宫轮廓线有多处隆起，切面形态不规则，内部回声强弱不均或各种继发变性的征象。并可清晰显示肌瘤与子宫内膜的关系。

经阴道超声可检出直径为0.5cm以下子宫肌瘤及其子宫内上的精确关系（如黏膜下、壁内及浆膜下）。较小的黏膜下肌瘤需用经阴道超声方能检查。

2. 继发变性的声像图表现

（1）边界模糊的无回声区：玻璃样变性时肌瘤内部组织水肿变软，旋涡状结构消失，代之以均匀的透明样物质。此种变性常见于较大而生长迅速的肌瘤。因而在较大的肌瘤回声图像内常出现相应的无回声区，边缘不甚清晰。该区透声性增加，出现后方回声增强效应。

（2）边界清晰的圆形无回声区：肌瘤内有囊性变，多继发于玻璃样变。玻璃样变组织液化为假性囊肿，在声像图上则出现明显的圆形无回声区，边界清晰，后方回声增强。

（3）强回声光团或弧形光带，其后伴声影：肌瘤钙化亦发生于玻璃样变性坏死后，由于肌瘤血液循环障碍，钙盐被其组织成分及其他变性物质所吸收而沉积，声像图显示为强回声的光团或弧形光带，其后方伴声影。肌瘤局限性的脂肪变性亦表现为强回声，但无声影。肌瘤红色变性与妊娠有关，为一种无菌性组织分解，细胞间隙液体渗出形成囊腔，声像图上与肌瘤液化相类似，但可从病史资料加以区别。肉瘤变性为肌瘤恶变，声像图上无明显特征性表现，当绝经后肌瘤增长迅速，内部回声不均，边界不规则或绝经后再出现的肌瘤患者应考虑肉瘤变性之可能。但发生率极低，占子宫肌瘤的0.4%～0.8%。

3. 彩色多普勒超声检测

脉冲及彩色多普勒均可显示肌瘤内血流状态。肌瘤的血管与肌瘤的大小、位置和变性及钙化范围有关。CDFI检查大多数肌瘤在其周围显示血流信号，呈环状或半环状血流。肌瘤内和周围大的静脉血管腔是最常见的血管结构。巨大的和位于外侧的肌瘤其频谱形态多显示为中等的阻力指数波形（RI=0.6±0.1），肌瘤内出现坏死和炎症改变时，则引起血管明显增加和低阻力波形（RI=0.4±0.05）。钙化和变性则显示血管稀少。肌瘤恶变（平滑肌肉瘤）则表现明显的高血管型和极低的阻力频谱（RI=0.3±0.05）。

4.超声造影检查

经静脉注射新型超声造影剂应用低机械指数实时灰阶超声造影技术能清楚显示子宫肌瘤成像的全过程，其灌注的顺序是首先肌瘤假包膜增强，然后向瘤体内部扩张，消退时则顺序相反，假包膜持续较长时间增强，具有一定特征性，并有助于与子宫腺肌症鉴别。

5.鉴别诊断

（1）子宫肥大症：患者常有多产史，子宫为均匀增大，但很少超过2个月妊娠子宫，且触不到瘤体。因而在声像图上子宫切面形态正常，表现为均匀性增大，边缘轮廓清晰，无表面凸起，宫腔无变形，子宫切面内无结节状低回声区或团块状高回声，从而可与子宫肌瘤相鉴别。

（2）子宫腺肌病：即子宫肌层内子宫内膜异位症，其临床特点为月经多、痛经明显、子宫大多呈对称性增大，且有经期子宫增大，经后缩小的特征。其声像图表现为子宫多呈均匀性增大，边缘轮廓规则，宫腔内膜回声无改变，子宫切面内回声强弱不均匀，月经前后动态观察其子宫大小和内部回声常有变化，但子宫腺肌瘤与子宫肌瘤的声像图往往较难鉴别。

（3）卵巢肿瘤：实质性卵巢肿瘤，尤其与子宫有粘连时，在声像图上容易与浆膜下肌瘤混淆。其鉴别要点除依靠病史外，主要从瘤体与子宫的关系来区别。如肿瘤是否在子宫内，子宫的边界是否完整地见到，肿瘤的移动度是否与子宫一致。必要时可作超声造影，显示宫腔与肿瘤的关系，了解子宫的位置。脉冲多普勒检测卵巢肿瘤则多为高速低阻或高速高阻频谱特点。

（4）盆腔炎性包块：炎性包块常与子宫粘连易误诊为子宫肌瘤，但炎性肿块多呈双侧性或位于后盆腔部，多为实质不均质性，有时可见到无回声区，肿块无包膜，外形不规则，可与肠道等周围组织粘连，且常可找到正常子宫图像。

（5）子宫内膜增殖症：子宫内膜息肉，过期流产残留胎盘机化，子宫体早期腺癌等与子宫黏膜下肌瘤声像图特征相似，宫腔内均显示回声增强的光团，但黏膜下肌瘤光团回声呈圆形或椭圆形，边缘规则，动态观察形态无明显改变，其他病变则光团形态不规则，结合临床资料不难识别。

（6）子宫畸形：双角子宫、始基子宫可表现为子宫旁肿块，其图像特征已如前述：过度后倾的子宫声像图上常表现为球形或分叶状，且回声低亦易误诊为子宫肌瘤，须注意鉴别。

## （二）子宫腺肌症

子宫腺肌症系由具有功能的子宫内膜腺体细胞及间质细胞向肌层侵蚀，伴随着子宫平滑肌细胞增生而引起的一种良性肿瘤。此病多发生于 30 ~ 50 岁经产妇。子宫多呈均匀性增大，最大可达正常子宫的 2 倍，以后壁居多，切面无明显漩涡状结构，其间夹杂有粗厚的肌纤维带和微型囊腔，腔隙中可见陈旧性血液。病变也可仅局限于肌层内，称为子宫腺肌瘤，腺肌瘤周围无假性包膜，这些与肌瘤不同。

1. 声像图表现

（1）子宫呈均匀性增大，轮廓线尚规则。

（2）子宫腔内膜回声线居中，位置无改变。

（3）子宫切面内回声不均匀，有实质性低回声和强回声区，有时可见小的无回声区，这是由于小的囊状积血所致。

（4）子宫大小和内部回声，月经前后比较常有变化。子宫腺肌瘤可在子宫切面内显示一局限性回声异常区，内有小的无回声区。肿块边缘欠规则，无包膜回声，子宫可呈局限性隆起，呈非对称性增大。且以后壁居多，无明显的声衰减。

（5）彩色多普勒血流成像一般无特异表现，肿块供血来源于子宫正常血管，且在血管的分布上肿块周围无环状或半环状血流环绕，此与子宫肌瘤结节有所区别。频谱分析亦表明血流类似来自子宫动脉终末支的正常肌层灌注，呈中等阻力指数。

（6）超声造影检查子宫腺肌症因没有明显的瘤体及假包膜，超声造影其增强的特征与肌瘤不同，造影剂注射后，从子宫周边开始增强，众多的血管呈现似乱箭齐发的状态，放射样增强，迅速充满整个子宫肌壁，内膜最后充盈，与子宫肌瘤的灌注特征显著不同。

2. 鉴别诊断

需与子宫腺肌症鉴别者主要是子宫肌瘤，超声检查可从子宫均匀性增大、积血小囊的出现、声像图在月经前后有变化、典型的临床表现等方面做出鉴别。但约有 10% 的肌瘤可合并子宫腺肌瘤，15% 的患者合并有外在性子宫内膜异位症，这就增加了鉴别上的困难。

# 三、子宫内膜疾病

## （一）子宫内膜增生症

内膜增生是内膜腺体和基质的异常增殖，分 3 种类型：囊腺性（即单纯性）增生，腺瘤样增生，非典型增生。囊腺性增生最常见且属于良性病变，腺瘤样增生、非典型增生常发生绝经期妇女，二者均视为内膜癌的癌前病变。

1. 声像图表现

典型的内膜增生经阴道超声（TVS）声像图上表现为内膜均匀性增厚，呈梭状高回声，子宫内膜线消失。一般内膜厚度达 10 ~ 20mm（包括前后壁内膜），甚至可高达 40mm，呈高回声，内膜边缘不完整，但与肌层分界清楚，内膜内的无回声区提示为囊腺型内膜增生。

2.鉴别诊断

（1）月经周期中分泌晚期内膜：正常月经周期妇女，分泌晚期内膜厚度可达6～12mm。TVS检查可清晰显示增厚内膜中间的宫腔线回声及增厚内膜回声偏高。内膜与肌层间有低回声晕，呈"多层征"等。同时结合病史的询问和此典型征象即可与病理性内膜增生鉴别。

（2）子宫内膜增生过长：多见于长期无排卵患者。少量持续的雌激素刺激子宫内膜，致使内膜增生过长。TVS检查可显示增厚甚至可达20～40mm，呈梭状。同时检测双侧卵巢，可见多个小卵泡，或呈多囊卵巢征象。

另外，还有药物或异位妊娠引起子宫内膜高度分泌反应，声像图表现为内膜增厚亦需注意鉴别。有时最后确诊尚需依赖诊断性的刮宫以获得病理结果。

# （二）子宫内膜癌

1.分型

发生在子宫体的内膜层，以腺癌为主，故又称子宫体腺癌。此病80%以上发生在50岁以上绝经前后妇女，40岁以前少见。其病理变化，肉眼观分为3型：

（1）弥漫型：癌组织遍及子宫内膜大部分或整个子宫内膜，使子宫内膜显著增厚，并可伴有不规则的乳头状突起，并可侵及肌层。

（2）局限型：病变仅累及子宫内膜一部分，常见于子宫底部的内膜，可伴有肌层的浸润，子宫体有轻度肿大。

（3）息肉型：癌肿向宫腔突出呈息肉状，癌组织侵及范围较小。

2.声像图表现

（1）子宫增大，轮廓常较规则或呈分叶状，宫颈常有扩张。

（2）宫腔内回声在弥漫型者子宫内膜呈不均匀增厚达6mm以上，可向下延伸至宫颈管，边缘毛糙。局限型者癌肿仅累及一部分内膜，局部呈团块状回声，继续增大呈息肉状突起，肿块大时可伸到宫颈管，使其扩大；当癌组织有坏死、出血时，可见不规则的无回声区；子宫体癌常可浸润肌层内，无包膜回声，多无明显声衰减。

（3）癌组织阻塞子宫颈管时可表现宫腔内积液、积脓或积血所致的无回声区。近来，采用高频的经阴道超声探头，能清晰地显示子宫内膜。对子宫内膜癌的诊断有很大帮助，80%的内膜癌发生在绝经后妇女，如果内膜异常增厚就要考虑内膜癌的可能性。内膜厚度小于4～6mm者，内膜癌的可能性小。Karlsson等用TVS测量经组织学证实的118例内膜癌，平均内膜厚度达21.1mm±11.8mm，未发现一例恶性病变内膜厚度小于5mm。除了内膜厚度外，TVS分析内膜回声结构也是重要指标之一，内膜癌常显示非均质性增厚内膜或呈不规则息肉状团块，组织坏死可出现无回声区。针对内膜的厚度（内膜回声结构、内膜与肌层分界以及宫腔积液等）声像图特征，则有助于对内膜癌诊断。同时还可根据内膜与肌层之间的低回声的断裂与对内膜癌的肌层浸润进行判断。肌层浸润深度的测定从子宫内

膜 – 肌层间的界线至肿瘤浸润肌层深度的边缘，浸润程度分为未浸润、浸润小于 50%、浸润大于 50% 以及子宫颈管有否累及。监测以上指征对手术方式的选择和预后的判断均有重要意义。

### 3. 鉴别诊断

子宫内膜癌由于缺乏特征性图像，常与子宫肌瘤变性、多发性肌瘤以及与绒毛膜上皮癌、子宫平滑肌肉瘤等图像类似，鉴别较困难。但子宫内膜癌患者多为老年妇女，临床表现有绝经期后的子宫出血、阴道排液、下腹或腰疼痛等，且患者多有肥胖、高血压、糖尿病三联征的表现。根据子宫超声图像特点或伴有宫腔内积液征象等，结合上述临床表现可与子宫肌瘤等其他疾病鉴别。但也有文献报道 35% 子宫内膜癌患者同时合并有肌瘤。绝经子宫内膜常呈一线状，厚度 3~5mm，如 > 8mm 则应视异常。子宫内膜癌还应与子宫黏膜下肌瘤、内膜息肉及内膜增生等相鉴别。黏膜下肌瘤及内膜息肉有宫腔分离征，宫腔内见中等或低回声团块；子宫内膜增生症内膜呈均匀性增厚。在彩色多普勒上后者血流没有子宫内膜癌丰富，且 RI > 0.4，但最后确诊仍有赖于诊断性刮宫获取病理学资料。

# 第六节　输卵管与卵巢疾病超声所见

## 一、卵巢非赘生性囊肿

卵巢非赘生性囊肿又称卵巢瘤样病变，不属于卵巢真性肿瘤，为潴留性囊肿，多数能自行消退，不需手术切除。易发生在育龄期，常为单侧，也可双侧。一般直径在 5cm 左右，有时较大。超声检查为囊肿型，囊壁光滑、形态多规则。

### （一）卵巢卵泡囊肿

卵泡囊肿由于卵巢内的卵泡闭锁，卵泡液积聚而形成，若 1~2cm 称为囊状卵泡，可单个或多个，囊液清亮。若大小为 3~5cm，称为卵泡囊肿，偶可较大。一般无临床症状，因其产生雌激素，可引起月经不调。常能自行吸收，卵巢则恢复正常大小，月经也恢复正常。

超声表现：单侧或双侧卵巢内有一囊肿，圆形或椭圆形，壁光滑、无分隔，其内为清亮的无回声区。若 1~2cm 大小，则为囊状卵泡，可见部分正常卵巢组织，勿诊断为囊肿。若大小为 3~5cm，偶可较大，用彩色多普勒超声检查囊肿本身无血流，则为卵泡囊肿。

### （二）卵巢黄体囊肿

黄体囊肿为正常黄体囊性结构，可使卵巢增大，早孕时囊性黄体持续存在或增长或黄体血肿液化均可形成黄体囊肿，分泌孕激素，维持早孕至妊娠 3 个月余。如果未妊娠，囊性黄体可使月经周期延迟。黄体囊肿直径 3～5cm，偶可较大，常自行消退。若囊肿破裂易出血引起腹痛，需与异位妊娠鉴别。有时排卵致血管破裂出血，流入卵巢内，卵巢可增大 4～5cm，显示其内液体基础上有细小点状血块，可自行吸收。如果出血多，则流入腹腔，造成急腹症需进行手术。

超声表现：多为单侧孤立性囊肿，圆形或椭圆形、壁光滑、单房、其内无回声区可清亮，也可见其中细小光点，主要取决于出血多少及时间长短。一般大小为 3～5cm，偶可较大。若囊肿破裂或出血多，则腹腔内可见无回声区。用彩色多普勒超声检查囊肿本身无血流，也可在囊肿壁上见点状血流，或囊肿外卵巢组织内可见血流。出血多，则流入腹腔，则形成腹腔内无回声区。

超声造影时，显示囊壁上造影剂缓慢强化，内部始终未强化，开始增强时间晚，达峰时间晚，造影剂灌注强度低，时间－强度曲线上升支平缓。

## （三）卵巢黄素囊肿

黄素囊肿多发生于滋养细胞疾病时，少数发生在双胎妊娠或用促性腺激素诱发排卵时，由于大量绒毛膜促性腺激素刺激而形成。常为双侧性、多房、大小不等、最大可达 25cm 左右，此类囊肿常在分娩后或滋养细胞疾病消除后，自行消退。若在滋养细胞疾病治疗中持续不消退，也可进行手术切除一侧黄素囊肿。

超声表现：双侧多房囊肿，大小、形态可不同。表面呈椭圆形或分叶状，壁光滑而薄，其内无回声区清亮，有多个纤细分隔光带分为多个房腔。囊肿大小不等，小的仅 4～5cm，大到 20～25cm。用彩色多普勒超声检查在囊肿壁及分隔光带上见点状或短棒状血流。

## （四）卵巢单纯性囊肿

单纯性囊肿实际上指单房薄壁囊肿，无法确定组织来源。可以是卵巢冠囊肿，囊肿位于输卵管及卵巢门的两叶阔韧带之间输卵管系膜内，系单层管囊肿，内为清亮液体、中等大小、位于子宫旁或直肠陷窝内。也可以是卵泡囊肿或浆液性单房性囊腺瘤。

超声表现：单纯性囊肿中，常见卵巢冠囊肿，检查时可见双侧正常卵巢图像，囊肿呈中等大小，圆形或椭圆形，壁光滑、无分隔，其内为清亮无回声区，可位于骨盆上口，也可位于子宫旁或直肠陷窝处。用彩色多普勒超声检查囊肿本身无血流。需注意与浆液性单房性囊腺瘤鉴别，壁上有无乳头。

## （五）多囊卵巢

多囊性卵巢系双侧卵巢增大如正常卵巢的 2～5 倍，且等大，外观为灰白色，表面光滑、壁增厚，其中有大小不等的闭锁卵泡，呈小囊泡状。若有临床一系列症状：月经失调、稀少或闭经、不孕、多毛、肥胖等则称为多囊卵巢综合征。

超声表现：双侧卵巢增大如正常卵巢的 2～5 倍，且等大，椭圆形或圆形，表面光滑、壁增厚，其中有大小不等的闭锁卵泡，呈小囊泡样，内为清亮无回声区，应在一个切面上囊泡数目 10 个以上。

# 二、卵巢子宫内膜异位囊肿（巧克力囊肿）

卵巢子宫内膜异位囊肿是指异位内膜向卵巢皮质侵入，反复出血形成囊肿，由于囊肿常易穿破，一般不会长的很大，且与周围组织粘连。囊肿内异位内膜，反复出血，形成含咖啡色黏稠液体，似"巧克力"，故称"巧克力囊肿"。

## （一）病理变化

异位子宫内膜最常累及卵巢，大部分累及一侧卵巢，也可同时累及双侧卵巢。早期病变仅在卵巢表面或皮质表层，逐渐向卵巢皮质及髓质中延伸，由于异位内膜反复出血，形成囊腔，囊壁内粗糙，多个异位内膜小结节，这种异位内膜小结节反复出血形成囊肿，内含咖啡色糊状陈旧性出血，故称为"卵巢巧克力囊肿"。囊肿大小不一，以单囊腔居多，偶可见多囊腔。在经期中囊肿内出血多，张力大，可有破口形成少量血液外渗，故与邻近组织如子宫、韧带、网膜、肠管等粘连，因此该囊肿较固定、不易活动。另外，由于经期囊腔内出血，而形成凝血块多少不等而有不同图像出现，因此由于月经周期变化常有不同图像出现。临床症状常伴有渐进性痛经，且逐年加剧。

## （二）超声检查

一侧或双侧卵巢巧克力囊肿，显示囊肿壁厚、不规则，其内为无回声基础上少许光点和光带，囊肿中等大小，与周围组织粘连、固定，与子宫紧贴，常位于子宫左后方或右后方。卵巢巧克力囊肿随月经周期变化而有不同声像图变化，易误诊为"宫外孕"或"畸胎瘤"。还需要注意，囊肿内凡有巧克力样陈旧性出血光点和光带时，并不都是卵巢子宫内膜异位囊肿，也可为卵泡囊肿有陈旧出血或黄体出血等，应注意鉴别。

## （三）超声造影检查

超声造影则显示边界清晰，囊壁上造影剂缓慢强化，而内部始终未见造影剂进入，提示为良性囊性病变。

# 三、卵巢实质性肿瘤

## （一）卵巢纤维上皮瘤

卵巢纤维上皮瘤为卵巢良性实性肿瘤，又称为勃勒纳瘤。

1. 病理变化

卵巢纤维上皮瘤来自卵巢表面的生发上皮和卵巢间质，发展缓慢，多无症状，妇科检查时发现。可发生在任何年龄，多见于 50 岁以上者。肿瘤中等大小、包膜光滑、活动度大，呈灰白色，质地坚硬，其内可有微小分散的囊腔。预后好。

2. 超声检查

肿瘤中等大小、包膜光滑、清晰，为椭圆形或分叶状，其内密集细小均匀光点，少数内有小囊腔。

## （二）卵巢纤维瘤

卵巢纤维瘤为较常见的卵巢良性实性肿瘤，与卵巢纤维上皮瘤大体形态相似，但常常伴发腹水和胸腔积液，称为麦格尔综合征。易误诊为恶性肿瘤，切除后则胸、腹水消失，发展慢，预后好。

1. 病理变化

卵巢纤维瘤也是来自卵巢表面的生发上皮和其下的间质组织。多见于中年妇女，常为单侧，中等大小，表面光滑、椭圆形或结节状，切面灰白色、实性、坚硬、如肌瘤呈旋涡状。可伴有腹水及右侧胸腔积液，一旦肿瘤切除，腹水和胸腔积液则可消失。

2. 超声检查

单侧，中等大小，包膜光滑、椭圆形或结节状，其内为密集、细小、均匀光点，可活动。彩色多普勒超声显示内为点状血流，包膜血流稍丰富。需注意胸腔及腹腔内有无液性无回声区，还需与浆膜下肌瘤鉴别。

## （三）卵巢颗粒细胞瘤

1. 病理变化

发生于任何年龄，多在 45～55 岁之间。具有分泌雌激素功能，儿童期出现性早熟，育龄期可月经紊乱，绝经期则出现阴道流血。常合并子宫内膜增生，甚至子宫内膜癌。为单侧，大小不一，圆形、椭圆形或分叶状，表面光滑、包膜纤细，切面灰白大多为实性，也可部分为囊性，由于出血坏死所致。预后良好。

2. 超声检查

单侧，圆形、椭圆形或分叶状，包膜光滑，其内为密集、细小均匀光点，也可出现部分无回声区。彩色多普勒超声显示包上及肿瘤内点状丰富血流。需注意观察子宫内膜厚度及其周围有无丰富血流，以排除因卵巢肿瘤雌激素分泌所致子宫内膜癌。

3. 超声造影检查

肿瘤包膜及内部造影剂快速强化，造影强化的开始增强时间早，达峰时间早，造影剂灌注强度高，时间－强度曲线上升支及下降支均陡直。

## （四）卵巢转移性肿瘤

1. 病理变化

一般为双侧性、实质性，常呈肾形或卵巢原形，中等大小，无粘连。表面为结节状，切面为胶质样实质状，可有出血坏死，常伴有腹水。显微镜下为典型的印戒细胞型黏液腺癌。临床常有其他胃肠道、乳腺、生殖道及泌尿系统肿瘤，预后极差。

2. 超声检查

双侧附件区可见大小相似的两个对称实性肿瘤，肿瘤边界清楚，其内回声均匀细小，表面为结节状隆起，光滑、无粘连，其内有大小不等的囊腔或低回声区，伴有腹腔无回声液性区。需注意腹腔其余脏器有无原发病灶及转移病灶。

3. 超声造影检查

双侧对称实性肿瘤造影剂同时快速强化，造影强化的开始增强时间早、达峰时间早。迅速消退，造影剂灌注强度高，造影强化的时间－强度曲线陡直。

# 四、输卵管疾病

## （一）急性输卵管炎、急慢性盆腔炎及盆腔脓肿

1. 病理变化

急性感染常因流产、分娩、宫腔手术感染，不洁性生活及阑尾炎等所致，由于盆腔丰富的动脉、静脉丛，从急性子宫内膜炎开始，波及输卵管，波及附件，最后导致形成急性输卵管炎、急性盆腔炎，也可形成输卵管积脓或盆腔脓肿。临床常伴有发烧，白细胞计数增高，脓性白带等。

2. 超声检查

急性输卵管炎在附件区探及大小不等的增厚迂曲的管状回声，管腔内不清晰或有细小点状回声。急性盆腔炎时，盆腔内不规则包块，无清晰包膜，有时可见输卵管及增大卵巢包在其中，包块无回声区内有不规则的光带。若形成脓肿，则无回声区内有细小光点及棉絮状光带。包块周围可见丰富增粗的血管，常因脓肿压迫所致同侧肾脏积水，治愈后可消失。

## （二）原发性输卵管癌

### 1. 病理变化

原发性输卵管癌多见于绝经前后，与不孕症及慢性输卵管炎症有关。典型症状为无任何不适的阴道大量排液，早期为清亮液体，晚期为血性。因少见，极易误诊。输卵管癌多为腺癌，常为单侧，好发于壶腹部，病变起自输卵管黏膜层，输卵管增粗呈腊肠形或梨形，实性、大小不等，常与周围组织、网膜、肠管粘连，形成肿块，早期不易诊断。

### 2. 超声检查

一侧附件区呈实性腊肠形或梨形肿块，与子宫紧连，向盆侧壁延伸，若向对侧转移可显示双侧均为实性肿块，易误诊为卵巢肿瘤。子宫常增大、边界毛糙、与肿块分界不清晰，腹腔无回声液区。如有网膜及腹膜转移，可出现小结节或下腹部实性肿块。

# 第九章　妇产科常用治法和药物

中医、西医治疗妇产科疾病，各具特色。中医妇产科学把女性特殊的生理活动作为女性生理活动中一个有机的组成部分，立足于整体观念进行调治。西医妇产科学则突出性腺轴在生殖生理中的作用，通过健全或恢复下丘脑－垂体－卵巢轴之间的反馈、调节机制来治疗妇产科疾病。

# 第一节　中医妇产科常用治法

中医妇产科学依据女性特殊生理活动来拟定相应治法；再以治法为指导来遣方用药。月经、胎孕、产育是女性特殊的生理活动，这些活动的基础是气血，气血的化生、运行依赖于脏腑。因此，中医妇产科学常通过调脏腑、调气血来论治妇产疾病。同时由于各种病因，诱因对脏腑、气血的干扰，导致冲任失调而发生妇产科疾病，所以病因的治疗也是妇产科疾病的治法之一。

## 一、脏腑治法

脏腑中肾藏精，主生殖。肾精可化为阴血，肾精滋育天癸，肾精所化生的肾气能促使胞宫发育完实。女性特殊生理活动的产生以"肾"为主导。肝藏血，主疏泄，肝脉过乳房，络阴器。肝之疏泄有常，肝血藏泄适度，维持了女性生殖生理活动有周期性。脾主化，生气血，脾气举载胞宫、胞胎，水谷精微经脾气化生为气血，经脾气转输于肾以养天癸。脾气健运是女性生理活动所需物质基础的保证。

### （一）补肾

1. 滋肾填精

适用于肾精不足或阴精亏少所致的月经不调、胎孕不健及不孕症等。常用药物如地黄、枸杞子、山茱萸、龟板胶类。代表方如六味地黄丸（《小儿药证直诀》熟地黄、山药、山茱萸、茯苓、泽泻、牡丹皮），左归丸（《景岳全书》熟地黄、山药、山茱萸、枸杞子、川牛膝、菟丝子、鹿角胶、龟板胶）。

2. 温肾壮阳

适用于肾阳不足或命门火衰所导致的发育不良、月经失调、带下清冷、流产、不孕等证。常用药物如仙茅、仙灵脾、附子、菟丝子类。代表方如右归丸（《景岳全书》制附子、肉桂、当归、鹿角胶、菟丝子、杜仲、熟地黄、山药、山茱萸、枸杞子），内补丸（《女科切要》鹿茸、肉桂、菟丝子、熟附子、肉苁蓉、沙苑蒺藜、白蒺藜、桑螵蛸、紫草茸、黄芪）。

3. 补益肾气

适用于肾气不足或肾气亏少所导致的月经、胎孕、产育诸病。常用药物多为壮阳药加补气之参、芪、术之类。代表方如归肾丸（《景岳全书》熟地、山药、山茱萸、茯苓、当归、枸杞子、杜仲、菟丝子），寿胎丸（《医学衷中参西录》菟丝子、续断、桑寄生、阿胶）。

补肾法的使用中应注意两点：一是要兼顾阴、阳的平衡，即滋阴不可伤阳，温阳不可损阴；用药要力求阴中有阳，阳中有阴，以使阴平阳秘，泉源不竭。二是要兼顾肝、脾，即滋肾阴应伍以养肝血，温肾阳要辅以健脾气；用药要达精血相生、气阳相促，以使疗效相得益彰。

## （二）调肝

1. 理气疏肝

适用于肝气不舒或抑郁烦满所致的月经失调，乳汁分泌异常、不孕症等证。常用药物如香附、柴胡、佛手、枳壳等。代表方如逍遥散（《和利局方》柴胡、白术、茯苓、白芍、当归、甘草、煨姜、薄荷），开郁种玉汤（《傅育主女科》香附、茯苓、白芍、白术、当归、丹皮、天花粉）。

2. 养血柔肝

适用于肝血不足，肝木失养所致的经行诸证，经断前后诸证及妊娠疾病等。常用药物如女贞子、白芍、桑根、枸杞子等。代表方如一贯煎（《柳州医话》沙参、麦冬、当归、生地、枸杞子、川楝子），四物汤（《和剂局方》当归、川芎、白芍、熟地）。

调肝法的使用中，也应注意两点：一是理气不可过于温燥，以防燥伤肝血；养血不宜过于滋腻，以防呆滞肝气，以使肝气疏泄条达，肝血畅旺、蓄溢有时。二是理肝气时注意有无气滞湿阻，养肝血时有无血虚风动，以避免忽略标本之治。

## （三）健脾

1. 和胃健脾

适用于胃气不和、脾失健运所导致的孕期并发症、经行诸证等。常用药物如白术、山药、党参、陈皮等。代表方如香砂六君子汤（《名医方论》人参、白术、茯苓、甘草、陈皮、半夏、砂仁、木香、生姜、大枣），小半夏加茯苓汤（《金匮要略》半夏、生姜、茯苓）。

### 2. 淡渗实脾

适用于脾虚湿滞或滞碍脾机所导致的妊娠疾病、带下病等。常用药物如茯苓、薏苡仁、苍术、藿香等。代表方如完带汤（《傅青主女科》白术、苍术、山药、人参、白芍、陈皮、柴胡、荆芥穗、车前仁、甘草），白术散（《全生指迷方》白术、茯苓、大腹皮、生姜皮、陈皮）。

### 3. 补脾升阳

适用于脾虚中气不足或中阳下陷所致的月经过多、崩漏、垂胎、滑胎诸证。常用药物如党参、黄芩、升麻、柴胡等。代表方有举元煎（《景岳全书》人参、黄芪、升麻、白术、炙甘草），固本止崩汤（《傅青主女科》白术、黄芪、人参、熟地、当归、黑姜）。

健脾法的应用中，应当注意脾气与心血的关系，即有无心脾两虚、气血不足，有无土虚木郁、肝不疏土，有无阳弱火衰、中土不运等，而分别以归脾汤调养心脾，逍遥散调理肝脾，真武汤温运肾脾。

## 二、气血治法

气血是女性生理活动的基础。月经、妊娠、哺乳皆以血为本，以血为用。气之与血，可分不可离。血以化经，气以行血；血以养胎，气以载胞；血以生乳，气以泌乳。因此，血之盈亏、气之虚实以及血气、气血的彼此协调，也是妇科疾病的论治要点。

### 1. 补益气血

适用于气血皆属不足而导致的妇产科多种虚证。常用药物如补气的党参、白术、茯苓、黄芪，补血的当归、制首乌、阿胶、熟地黄等。代表方如八珍汤（《正体类要》熟地、当归、白芍、川芎、党参、白术、茯苓、甘草），圣愈汤（《兰室秘藏》人参、黄芪、当归、川芎、熟地、生地）。

### 2. 行气化瘀

适用于气滞血瘀所导致的妇产科诸多实、瘀之证。常用药物如行气的香附、郁金、金铃子、荔枝核，化瘀的如桃仁、红花、五灵脂、水蛭等。代表方如膈下逐瘀汤（《医林改错》延胡索、枳壳、香附、乌药、丹皮、桃仁、红花、赤芍、当归、川芎、五灵脂、甘草），八物汤（《济阴纲目》当归、川芎、赤芍、熟地、延胡索、川楝子、木香、槟榔）。

气血论治中应注意：当气血不足时应与健脾法同用，当气滞血瘀时应加入调肝法。同时若有气血脱陷，当立即大补升举；若系气结血积所致癥疱痞块，又当消癥散结。

## 三、病因治法

淫邪之中，寒、热、湿邪易于与血搏结，引起妇产科疾病的发生。而女性生殖脏器的特殊位置及作用，又易于感受病虫、毒邪。因此，病因论治亦是妇产科常用的治法之一。

1. 温经散寒

适用于寒邪内盛或虚寒内生所导致的妇产科疾病，常表现为妇科的痛证、水湿内停之证。常用药物如肉桂、附子、艾叶、乌药等。代表方如温经汤（《妇人大全良方》肉桂、人参、当归、川芎、白芍、莪术、丹皮、牛膝、甘草），艾附暖宫丸（《沈氏尊生书》艾叶、香附、吴茱萸、续断、肉桂、黄芪、当归、白芍、川芎、生地）。

2. 清热凉血

适用于热邪内盛或虚火内扰所导致的妇产科疾病，常表现为妇科的血证、毒热之证。常用药物如黄芩、栀子、丹皮、红藤等。代表方如保阴煎（《景岳全书》生地、熟地、白芍、山药、续断、黄芩、黄柏、甘草），清热固经汤（《简明中医妇科学》地骨皮、生地、龟板、牡蛎、阿胶、栀子、地榆、黄芩、藕节、棕榈炭、甘草）。

3. 利湿除痰

适用于痰湿、湿邪、痰气滞碍所导致的带下病、妊娠病、不孕证等。常用药物如苍术、法夏、草果、白芥子等。代表方如苍附导痰丸（《叶天士女科诊治秘方》茯苓、半夏、陈皮、甘草、苍术、香附、南星、枳壳、生姜、神曲），萆薢渗湿汤（《疡科心得集》萆薢、薏苡仁、黄柏、赤茯苓、丹皮、泽泻、通草、滑石）。

4. 解毒杀虫

适用于虫淫、毒邪所导致的妇科带下病、前阴病。常用药物如金银花、黄连、红藤、蛇床子等。代表方如五味消毒饮（《医宗金鉴》银花、野菊花、蒲公英、紫花地丁、紫背天葵），蛇床子散（1979年版《中医妇科学》蛇床子、花椒、苦参、百部、明矾）。

在病因治疗的过程中，虚寒之证要参考温肾壮阳，虚热之证要参考滋肾填精；热盛成毒要清热凉血配以解毒之法，痰湿化热要辅以清热之治；解毒杀虫治疗带下病、前阴病时，要注意局部用药。

# 第二节　西医妇产科特殊用药

西医妇产科学对女性生殖生理的认识，主要基于性腺轴各水平上的不同激素的分泌量及相关激素的相对比值，通过对不足的激素进行补充，对过量的激素进行抑制，来促进或帮助性腺轴内部反馈、调节机制的完善，纠正一些功能性的病变。

# 一、雌激素类

雌激素类制剂具有以下作用：①促进生殖器官的生长发育。②增强子宫对催产素的敏感性。③对抗雄激素。④对下丘脑、垂体前叶有正、负反馈调节，间接影响卵泡发育和排卵。主要适应于卵巢功能低下、子宫发育不良、更年期综合征，以及闭经、功能性月经失调、老年性阴道炎。大剂量的雌激素可以回奶；已患乳腺癌或子宫内膜癌的患者，使用雌激素制剂有可能加速癌症的发展。常用雌激素制剂有：

## （一）天然雌激素

（1）苯甲酸雌二醇是目前最常使用的注射用雌激素。其作用时间可维持 2～3d，为油溶剂，仅供肌肉注射。针剂分 1mg/ 支、2mg/ 支两种。

（2）戊酸雌二醇是长效雌激素注射剂，肌注后作用时间维持 2～4 周。针剂分为 5mg/ 支、10mg/ 支两种。

（3）雌三醇是活性微期的雌激素，口服片剂为 1mg/ 片、5mg/ 片；针剂为 10mg/ 支；局部使用有 10% 鱼肝油制剂。

## （二）半合成雌激素

（1）炔雌醇为口服强效雌激素，其作用约为己烯雌醇的 20 倍。剂量为 0.0125mg/ 片、0.05mg/ 片。

（2）尼尔雌醇是雌三醇的衍生物，为口服长效雌激素。剂量为 1mg/ 片、2mg/ 片、5mg/ 片。

## （三）合成雌激素

合成雌激素属于非甾体类雌激素，临床常用的己烯雌酚，又名乙菧酚，有口服片剂 0.5mg/ 片、1mg/ 片；肌肉注射剂 1mg/ 支、5mg/ 支。

# 二、孕激素类

孕激素类制剂具有以下作用：①安胎、调经。②长期使用可使内膜，尤其是异位的子宫内膜萎缩。③大量使用可使分化良好的子宫内膜癌细胞退变。④通过抑制 GnRH 的释放，使 FSH 及 LH 分泌受到抑制，导致排卵障碍；并通过减少宫颈黏液、增加黏液黏度使精子穿过困难，使子宫内膜腺体发育不良而不宜于孕卵着床。主要适用于保胎、功血、闭经、子宫内膜异位症及子宫内膜腺癌。在保胎及调经时，最好使用黄体酮，避免孕激素衍生物的溶黄体酮作用和含有雄激素作用制剂的致女胎生殖器官男性化。另外，孕激素是女性避孕药物及早孕时终止妊娠的药物的主要成分。常用孕激素制剂有：

## （一）黄体酮

或称孕酮，为天然孕激素，现均由人工合成。口服无效，肌肉注射后作用时间亦不长，一般需每日或隔日注射。针剂分为 10mg/ 支、20mg/ 支两种；复方黄体酮针剂每支 1mL，内含苯甲酸雌二醇 2mg、黄体酮 20mg。

## （二）孕酮衍生物

（1）甲孕酮商品名安宫黄体酮。口服片剂有 2mg/ 片、100mg/ 片、200mg/ 片、500mg/ 片；针剂有 50mg/ 支、75mg/ 支、100mg/ 支。

（2）甲地孕酮商品名妇宁片。口服片剂为 1mg/ 片。

（3）己酸孕酮是长效孕激素，活性为孕酮的 7 倍，肌注后持续时间达 1~2 周以上。针剂分 125mg/ 支、250mg/ 支。

## （三）19- 去甲基睾酮衍生物

（1）炔诺酮商品名妇康片。除具有孕激素作用外，尚有轻微的雄激素作用。口服有 625mg/ 片、2.5mg/ 片、3mg/ 片、5mg/ 片。

（2）甲炔诺酮或称 18- 甲基炔诺酮，是炔诺酮族中孕激素作用最长者，也有雄激素作用。口服有 0.3mg/ 片、3mg/ 片等。

（3）异炔诺酮孕激素作用较弱，无雄激素作用。口服有 2.5mg/ 片、5mg/ 片。

# 三、雄激素类

雄激素制剂对女性的作用有：①拮抗雌激素、抑制子宫内膜增生及卵巢、垂体功能。②蛋白同化激素能促进蛋白质合成，加速组织修复，逆转分解代谢过程。③炔睾醇（达那唑）抑制性腺轴，造成低雌激素、孕激素环境，不利于异位的子宫内膜生长。适用于更年期功血、子宫肌瘤及子宫内膜异位症。常用雄激素制剂有：

## （一）雄激素

（1）丙酸睾丸素为最常用的雄激素制剂，为油剂，仅供肌肉注射，吸收缓慢。针剂分为 10mg/ 支、25mg/ 支、50mg/ 支。（苯乙酸睾丸素，作用维持较丙酸睾丸素时间长，肌注有针剂 10mg/ 支、20mg/ 支）。

（2）甲基睾丸素，片剂供舌下含化，若吞服则药效减半。效能为丙酸睾丸素的 1/5。片剂分 5mg/ 片、10mg/ 片。

（3）三合激素供肌肉注射，每支含丙酸睾丸素 25mg、苯甲酸雌二醇 1.25mg、黄体酮

12.5mg。

## （二）蛋白同化激素

（1）苯丙酸诺龙雄激素作用是丙酸睾丸素的 1/2，但是蛋白合成作用则是丙酸睾丸素的 12 倍。肌注后作用维持 1 ~ 2 周，有 10mg/ 支、25mg/ 支（癸酸诺龙肌注后维持 3 周以上针剂有 10mg/ 支、25mg/ 支、50mg/ 支）。

（2）去氢甲孕酮或称甲睾烯龙或大力补，雄激素作用弱而蛋白合成作用较强。口服有 1mg/ 片、2.5mg/ 片、5mg/ 片。

（3）达那唑又称狼睾醇。兼具弱雄激素作用、蛋白同化作用、抗孕激素作用，而无雌激素、孕激素活性。口服胶囊为 100mg/ 粒、200mg/ 粒。

# 四、氯底酚胺

氯底酚胺具有较强的抗雌激素效应，同时又具有较弱的雌激素作用。主要适用于体内有一定雌激素水平的功能性闭经、无排卵性功血、多囊卵巢综合征及黄体功能不全所致的不孕症，用于诱发排卵。

氯底酚胺又名氯米芬、克罗米芬及舒经芬，为人工合成的非甾体制剂，口服片剂为 50mg/ 片。

# 五、溴麦角隐亭（溴隐亭）

溴麦角隐亭作用于丘脑下部，增加催乳素抑制因子的分泌；或作用于垂体前叶，抑制催乳素细胞活性，从而降低血中催乳素水平达到终止溢乳。另外，溴隐亭能解除催乳激素对促性腺激素分泌的抑制，恢复卵巢功能。主要适用于闭经 – 溢乳综合征、高催乳素血症、垂体微腺瘤等。

溴隐亭系多肽类麦角生物碱（有多巴胺活性）。口服片剂为 2.5mg/ 片。

# 六、促性腺激素

促性腺激素分为人类绝经期促性腺激素（HMG）和人绒毛膜促性腺激素（HCG）。其作用主要是：①HMG 能促使卵泡发育、成熟，并分泌雌激素，故当垂体和卵巢有一定功能时，HMG 可诱发排卵；若垂体功能低下，则需合用 HCG 以诱发排卵并维持黄体功能。②HCG 有类似黄体生成激素的作用，用于诱发排卵和维持黄体功能，临床适用于无排卵性不孕、黄体功能不全。

HMG，又称人尿促性激素，由绝经期妇女尿中提取制成。国外制剂的商品名为 pergonal，每支含卵泡刺激素、黄体生成激素各 75U，肌注。

HCG，又称绒毛膜促性腺激素，从孕妇尿中取得制成，作用类似黄体生成激素。制剂为粉剂，供肌注，每支含 500U 或 1000U。

## 七、黄体生成激素释放激素

黄体生成激素释放激素（LHRH）能兴奋垂体合成和分泌 LH 及 FSH，主要用于垂体兴奋试验。LHRH 因同时具有 LH–RH 和 FSH–RH 的作用，故又称为促性腺激素释放激素（GnRH）。

（1）促性腺激素释放激素（GnRH）为 10 肽化合物，制剂为粉剂，供肌注或静脉注射，每支 50μg。

（2）促性腺激素释放激素类似物（GnRH–a），GnRH–a 包括增效剂和拮抗剂，常用为增效剂，为 9 肽化合物，作用及半衰期较 GnRH 为长。制剂为粉剂，供肌注或静脉注射，每支 5–10μg。

## 八、前列腺素

前列腺素（PG）是一组化学结构相似，具有广泛生理活性的不饱和脂肪酸，对生殖系统的作用主要是：①收缩子宫，尤以妊娠晚期的子宫最为敏感，早孕时阴道大剂量给药，可导致流产。②软化子宫颈，另外 PGE2 能舒张血管，而使心、肾、子宫的血流量增加；PGF 的作用正好相反。临床上前列腺素主要适用于足月妊娠引产、中期妊娠引产及诱发流产。目前国内生产的与生殖药理有关的前列腺素制剂主要有：

（1）前列腺素 E2（PGE2）：生物合成。针剂分 0.5mg/ 支、1mg/ 支。

（2）前列腺素 F2a（PGF2a）：化学合成。针剂每支含 1mg。

（3）15– 甲基前列腺素 F2a：化学合成的类似物。针剂 1mg/ 支、2mg/ 支。

（4）阴道用药：薄膜型含 2mg/ 片，海绵型含 4mg/ 片，作用时间较长。

## 九、催产素

催产素为多肽类物质，主要作用是：①加强子宫收缩。在早、中期妊娠，催产素的作用仅产生局限性宫缩，也不使子宫颈扩张；接近足月妊娠时，催产素才能发挥其催产作用。②有利于乳汁排出。促使乳腺泡周围的平滑肌细胞收缩，从而有利于乳汁排出。另外，大剂量的催产素可引起血压升高、脉搏加速及水潴留等。临床上催产素主要用于产后止血、引产与催产。常用催产素制剂有：

（1）垂体后叶素：内含催产素和加压素，产科极少应用。注射剂每支含 5U 及 10U 两种（动物垂体提取物）。

（2）催产素：可能含有少量加压素，注射剂每支含 5U 及 10U 两种（动物垂体提取物）。

（3）合成催产素：目前最常使用的注射剂，每支含 5U 和 10U 两种，肌注或静脉给药。

# 十、麦角新碱

麦角新碱能直接作用于子宫平滑肌，其作用既强又持久。妊娠子宫比未孕子宫敏感，临产及产后子宫又更加敏感。大剂量的麦角新碱可引起子宫肌强直性收缩，对子宫体及子宫颈均有兴奋作用。临床主要用于产后出血、子宫复旧不良及月经过多。

麦角新碱制剂有针剂，为 0.2mg/ 支，供肌肉注射或静脉注射；口服片剂为 0.2mg/ 片、0.5mg/ 片。

# 第十章　妇产科疾病的中西医护理

# 第一节　中医护理学概述

中医护理学是祖国医学的重要组成部分，它是以中医理论为指导，结合预防、保健、康复等医疗活动，对病人及老、弱、幼、残加以照料，并施以独特的护理技术，以保护人类健康的一门应用科学，几千年来在保障我国人民健康事业中起到了积极的作用。中医护理综合运用中医的阴阳五行、四诊八纲、藏象、经络及病因、病机、中药基础知识、防治等内容，结合西医学、护理学的基本理论，形成了中医护理的独特理论体系。

## 一、中医护理学的发展概况

### （一）中医护理学的起源

早在远古时期，原始人在与大自然的搏斗中，逐渐掌握了一些植物的形态和性能，认识到有些植物可以引起腹泻、呕吐、昏迷甚至死亡，进而又发现患了某种疾病时，食用某些植物，病情可以缓解以至痊愈。同时也发现某些植物虽然有毒，但如果服用适量，同样也可治疗某些疾病。因此，对植物药的认识就逐渐积累起来。原始社会，人兽杂处，碰撞搏击以及部落之间的械斗常有发生，加上当时生产工具的原始，劳动中意外伤害常见，甚则造成死亡。原始人为了减轻因外伤带来的疼痛，阻止局部出血，常用苔藓、树叶、草茎等涂敷伤口，用手压迫出血处以止血等。

久而久之，人们便从伤口红肿、化脓等情况，来辨别哪些药可止痛、哪些药可止血，同时亦摸索出一些极为简单的外伤包扎、按摩手法和止血法。由于火的应用，推动了人类由生食走向熟食，不仅改善了饮食卫生，减少了肠胃疾病的发生，还为后世熨法、灸法、汤液等医护手段的产生，提供了必不可少的条件。

## （二）中医护理学的形成与发展

夏、商、周时期，人们对于预防疾病，保护健康的认识和具体做法有了很大的发展和变化。专职医生的出现，医学的分科，医学制度的建立，早期对病因的认识以及早期的疾病治疗等，为医学理论的形成做了准备。

春秋战国时期，医学已达到一定水平。始于战国而成书于西汉的《黄帝内经》，是一部古典医学巨著。它总结了古代的医学成就和治疗经验，运用古代的唯物论和辩证法思想，系统阐述了人体的生理、病理，以及疾病的诊断和治疗等问题，奠定了中医学的基础。

汉代张仲景所著《伤寒杂病论》，是我国最有影响的临床医学巨著，该书不仅奠定了中医辨证论治的理论体系，也为临床辨证施护开了先河。

魏晋南北朝时期是中医护理理论与专科护理开始全面发展时期，魏时的嵇康，在《养生论》中指出"导养得理"可以长寿，阐述了形与神之间的关系，即"形恃神以立，神须形以存"，并通过一些具体事例阐述了修性保神和饮食养身这两种互相联系的保健方法。

隋朝巢元方的《诸病源候论》是关于各种疾病的病因、病机、症状的医学巨著，其中还大量论述了各种疾病的护理。

唐代孙思邈的《备急千金要方》，告诫医护人员，一切为病人着想，要有高度同情心和责任感，发扬救死扶伤的人道主义精神。创立很多护理保健的方法，诸如漱津、琢齿、摩眼、挽发、放腰及食后以手摩腹等。

宋、金、元时期涌现了大批重视情志护理及心理调护的医家。

明代李中梓的《寿世青编》一书中，十分重视对五脏的调养，强调调神、节食、保精等对调养五脏的密切关系。

清代叶天士的《温热论》，总结了温病察舌、验齿、辨斑疹等诊察方法，并指出在观察舌象，判断病情，推测预后的同时，还应做好口腔护理。叶天士还十分重视饮食护理，提出"食物自适者即胃喜为补"的观点，主张用质重味厚的血肉有情之品来填补体内精血，如牛羊骨髓、猪脊髓、人乳、河车、羊肉、海参等。

中华人民共和国成立以后，党的中医政策，大力扶持和发展中医事业，先后成立了相关医院和研究院，发展中医护理教育事业，成立了中医、中西医结合护理学术委员会，使中医护理理论更加系统、更加完善，内容更加丰富，逐渐形成为一个独立完整系统的科学理论体系。

# 二、中医护理学的基本特点

## （一）整体观念

（1）人体是一个有机的整体。人体是由许多脏器和组织、器官所组成的。各个脏器、组织器官，都有着各自不同的生理功能，这些不同的生理功能又都是整体生理活动的一个组成部分。

（2）人与自然界的整体性。人类生活在自然界中，自然界存在着人类赖以生存的必要条件，同时，自然界的变化又可以直接或间接地影响人体，而机体则相应地产生反应。故认为人与天地相应也。

## （二）辨证施护

辨证施护是中医认识疾病和护理疾病的基本原则，是中医学对疾病的一种特殊的研究和处理方法，也是中医护理学的基本特点之一。辨证施护不同于辨病施护和对症施护，病、症、证三者之间既有联系，又有区别。

辨证，就是将四诊（望、闻、问、切）所收集的资料、症状和体征，通过分析、综合，辨清病的原因、性质、部位以及邪正之间的关系，加以概括、判断为某种性质的症候。施护，是在辨证的基础上，确定相应的护理原则和措施。辨证是中医治疗和护理的核心，是决定施护的前提和依据；施护是护理疾病的手段和方法。辨证和施护，是诊治疾病、护理病人过程中相互联系，不可分割的两个方面，是理、法、方、药、护在临床上的具体运用，是指导中医临床工作的基本原则。

中医认识、治疗、护理疾病，是既辨病又辨证。辨证首先着眼于症候的分辨，然后才能正确地施治与施护。例如感冒，见发热、恶寒、头身疼痛等症状，病属在表，但由于致病因素和机体反应性的不同，又常表现为风寒感冒和风热感冒两种不同的症候。因此，只有把感冒所表现的症状加以分辨，是属于风寒症候还是属于风热症候，才能确定是用辛温解表还是用辛凉解表的方法治疗，才能根据治疗原则采用相应的护理措施。由此可见，辨证施护既区别于见痰治痰，见血治血，见热退热，头痛医头，脚痛医脚的局部对症护理，又区别于那种不分主次，不分阶段的固定护理，而应根据疾病不同阶段的不同症候采用不同的护理措施。这就是"同病异治""异病同治""同病异护""异病同护"的基本理论在辨证施护中的具体应用，是辨证施护的精髓。

# 三、妇产科疾病的治法和护理概要

妇科病的治疗，应根据妇女不同年龄阶段生理、病理特点，运用四诊八纲，辨证施治的原则，结合经、带、胎、产的病理特点，决定治法。

## （一）内治法

1.调理脏腑

（1）滋肾补肾包括：滋养肾阴、温补肾阳、补益肾气。

（2）疏肝养肝包括：疏肝解郁、养血柔肝。

（3）健脾和胃：补益脾气、和胃降逆。

2. 调理气血

（1）补益气血。

（2）理气行滞。

（3）活血化瘀。

（4）温经散寒。

（5）清热凉血。

（6）祛湿化痰。

3. 调理奇经

（1）补益奇经。

（2）固摄奇经。

（3）通利奇经。

（4）镇安奇经。

4. 周期疗法

周期疗法是根据月经周期不同时期阴阳、气血的变化规律结合妇科疾病的病机特点进行分期用药，以调整肾－天癸－冲任－胞宫轴功能的一种治法。属于中医的时间治疗法，常用于月经不调、崩漏、闭经、不孕症等的治疗。

5. 利湿祛痰

6. 调养胞宫

（1）温经暖胞。

（2）泻热清胞。

（3）补养益胞。

（4）逐瘀荡胞。

（5）益气固胞。

# （二）外治法

外治法是中医治疗学的组成部分之一，此法在妇科临床上应用的历史悠久，内容丰富，后世专著中对妇科外治法也有大量记载，如外阴熏洗、阴道冲洗、阴道纳药、肛门导入、外敷、热熨、灸治、针刺、割治、切开排脓等，以取得杀虫、清热、解毒、止痒、止带、止痛、止血、祛寒、消肿、排脓、生肌等疗效。

妇科外治法多用于外阴及阴道诸病，在临床治疗时外治法又常常与内治法结合进行整体调节。外阴、阴道病多由邪毒、病虫所致，发生肿胀、脓肿、溃疡、糜烂等病变。外治法常选用清热、解毒、杀虫、收敛之类的药物。清热药常选用：黄连、黄柏、知母等；解毒药常选用：金银花、蒲公英、土茯苓、鱼腥草、败酱草、白花蛇舌草等；杀虫药常选用：蛇床子、鹤虱、百部、雄黄、苦参等；收敛药常选用：枯矾、五倍子、海蛤粉、乌贼骨、乌梅等。现就妇科常用的几种外治法介绍如下：

（1）熏洗法（坐浴）。用热药水熏洗外阴局部的方法，用治外阴病变，如瘙痒、起疹、肿胀、溃疡等。

方法：将所用草药包煎，必须煮沸 25～30min 后外用。

药水倒入专用盆内，乘热熏蒸患处，待温度适中后洗涤外阴或坐浴，每次 10min。溃疡者不浸洗。7 日为 1 个疗程，每日 1 剂，煎 2 次，早、晚各熏洗 1 次。

（2）冲洗法。用药水冲洗阴道、外阴的方法，主要用于阴道及宫颈的病变，如滴虫性阴道炎、霉菌性阴道炎、非特异性阴道炎、急慢性宫颈糜烂等。

方法：将所用草药包煎，煮沸 25～30min，待药液温度适宜（与体温基本一致）时，倒入阴道冲洗器内进行冲洗，力求将阴道皱襞内的分泌物及病原体冲洗干净。7d 为 1 个疗程，每日 1 剂，煎 2 次，分早、晚冲洗。

（3）纳药法。将外用药物放置于阴道后穹隆和子宫颈部位的方法，用于慢性子宫颈炎（糜烂）、子宫颈癌、滴虫性阴道炎、霉菌性阴道炎、非特异性阴道炎、老年性阴道炎等。

方法：将外治药物制成栓剂、膏剂或粉剂等消毒后备用。首先将外阴、阴道做清洁处理，栓剂可放置阴道后穹隆处，此法可指导患者自己操作；膏剂可涂于无菌纱布上，敷于患处；粉剂可撒在带线棉球上，由医务人员常规操作置于宫颈糜烂面上，24h 自行取出，7～10 次为 1 个疗程，1～3d 上药一次。

（4）保留灌肠法。将煎好的药液灌入直肠内，并保留在直肠内一段时间以待吸收的方法。用于急慢性盆腔炎、盆腔包块、输卵管阻塞等病。

方法：将草药煎汤至 100mL，用肛管插入肛门 14cm 以上（药液温度 42℃左右）将药液缓慢灌入直肠，灌后卧床 1h 以上，每日 1 次，10 次为 1 个疗程。

（5）贴敷法。

（6）宫腔注入。

（7）肛门导入。

（8）介入疗法。

（9）手术疗法。

## （三）预防保健与卫生

由于我国妇女从事各行各业的工作，妇女保健工作则是我国人民医药卫生事业中的重要组成部分。根据女性解剖及生理特点，尤其在妊娠、分娩、哺乳期的生理变化，若超过一定限度就可能从生理转化成病理现象，影响健康，甚至危及生命。在中医妇科护理的范畴中，妇女的预防保健，与护理及自身调养有着密切的关系。对于女性各阶段的病理变化，或预防疾病发生的措施都应本着辨证求因，审因论治的精神，通过望、闻、问、切四诊的综合分析，结合气候、环境、生活习性、嗜好等对女性的经、带、胎、产进行全面的调护，以求达到预防疾病，保护健康的目的。

1. 经期卫生

正常女性从 13～14 岁月经初潮到 45 岁以上绝经，每月均有月经来潮。月经是妇女的正常生理现象。但在月经期间常有轻微腰酸，小腹下坠，乏力等不适的感觉，均属于正常现象。行经期间，正气偏虚，血室正开，邪气易侵，若不注意保健和经期调护，常易致病。《校注妇人良方》认为若遇经行，最宜谨慎，否则与产后证相类。若被惊恐劳役，则血气错乱，经脉不行，多致劳瘵等疾。

经行期间应注意以下几点：月经来潮前后，机体受雌激素水平波动的影响，易出现心烦、易怒的症状。经行期间，阴血偏虚，肝气偏旺，情绪易波动。此时若伤于七情，肝火疏泄，或肝气郁结，可影响月经的正常来潮，也可加重经行时的不适。若愤怒急躁，则肝郁化火，疏泄过度，可出现月经先期，量多及行经时头痛、发热、胸闷、气短等症状。故经期要保持心情舒畅，自我调整心态，减少烦恼和忧虑，避免精神因素的刺激，保持阴阳平衡，气血和调，经行正常。

2. 孕期卫生

受孕之妇女，因胎儿在母体内生长和发育，母体因此而产生各种生理上的特殊变化，养生极为重要。此期根据母体生理上的变化和胎儿生长发育的需求进行孕期卫生保健工作，对孕妇的健康和胎儿的正常发育有极其重要的作用。

妇女受孕之后，生活起居要有规律，虽然能够坚持正常的工作和参与轻微的劳动，但要注意休息，活动和劳动适度，保持充沛的精力，保持充足的睡眠，以便气血流畅，安胎养胎，但不宜搬运沉重物品或攀高涉险，以免堕胎。在充分休息的情况下，又不能贪睡而造成气滞难产。《产孕集》认为凡妊娠，起居饮食，惟以和平为止，不可太逸，逸则气滞；不可过劳，劳则气衰。因此劳逸适度，起居有常则更利于胎儿的生长发育及母亲的健康。此外，受孕者的衣着应宽松，质地柔软，鞋袜舒适，腹部及乳房不宜紧束，以免气血周流不畅而影响胎儿的发育。妊娠早期要注意保持外阴清洁，观察阴道分泌物的变化，若有阴道出血应及时就诊。

3. 产褥期卫生

产褥期是指产妇在分娩之后，生殖器和全身逐渐恢复的时期，为 6～8 周。由于分娩时耗气失血，大损元气，以致阴血骤虚，营卫不固。稍有不慎，即易得病。前人认为产后百节空虚。《产孕集》指出产后调摄最宜谨慎，生产后气虚血少，脉络空乏，肢节懈怠，腠理开张，皮毛不实，营气不固，血道易塞，气道易滞，故致疾之易，而去病之难，莫甚于此。因此产褥期的护理和保健尤应重视。

产褥期要保证充分休息，保证睡眠时间，劳动和活动不宜过早过累，尤其不要从事重体力劳动和做下蹲动作，以免导致产后血崩、子宫下垂等证。新产之后，形体活动每易过度，则引起心慌，气短；但若认为只有久卧、久坐才是休息，也会导致"久坐伤肉，久卧伤气，久立伤骨"的情况，产妇同时感到力不从心，形体劳倦。一般而言，产褥初期的活动应量力而行，可在床上和室内进行简单的体操动作训练，有利于腹肌及盆底肌肉的恢复，有利于气血流畅，形体恢复。切记以"小劳不倦"为活动起居的基本原则。

4. 哺乳期卫生

乳汁是婴儿最好的营养品。产后 3~7d 是初乳分泌的阶段，初乳含有丰富的蛋白质，适宜于婴儿的消化和吸收，而且增强机体免疫力，防病，不过敏，宝贵的母乳应保障供给新生儿，促进其生长发育的需要。在哺乳期应注意以下事项：

在哺乳前产妇洗净双手，并用温开水清洗乳头，避免不洁之物带入新生儿口中，喂奶后也要擦净乳头。产后初乳形成后，局部往往胀硬而且疼痛，此时可用清洁的双手做乳房按摩，也可局部热敷，或用鹿角粉 9g 加黄酒温服，使乳络畅通，乳汁流出，还可用吸奶器吸空乳汁，防止乳汁瘀结成痈。若有乳头破裂时，可用 10% 鱼肝油铋剂或 10% 复方安息香酊油剂局部冷敷。在回乳时，可使用芒硝外敷，内服麦芽煎，防止乳汁壅积。

5. 更年期卫生

妇女一生之中，从生育能力与性活动旺盛时期转入更年期并过渡到老年期，是一个逐渐变化的过程，也是一个必须经过的生理过程。此期妇女肾气渐衰，天癸将竭，冲任二脉功能减退，机体处于阴阳暂时失去平衡之状态，可有烘热、汗出、畏寒、心悸、烦躁失眠、血压波动、月经周期紊乱等症状，称为更年期综合征，也称为绝经前后诸证。症状的轻重可因人而异，与生活环境、精神因素有密切的关系。此时要加强健康保健知识的宣教，认识更年期的特点，掌握自我调整的能力；认识更年期过程中的生理变化，消除对某些生理性变化产生自觉症状的顾虑，减轻精神负担，保持情志舒畅，少思虑，勿动怒，宜心意顺和，更年期妇女常有疲劳、困倦的表现，必须注意劳逸结合，睡眠充足，适当限制脂类和糖类物质的摄入，自觉进行体育锻炼，提高机体免疫力，积极参加社会活动，分散对于身体不适的注意力，有利于更年期的保健。

月经紊乱是更年期的常见和显著的现象。应排除妇科其他器质性疾病。为了早期发现疾病并做早期治疗，对更年期的某些症状，如不规则的阴道出血，乳房肿痛，有结节或硬块等都应及时检查，若月经周期彻底停止 3~6 个月以后又出现了阴道出血现象，则应立即到医院进行诊治，排除生殖系统疾病。另外，绝经期妇女每年进行全面健康检查非常必要，其中包括宫颈防癌涂片及乳腺检查，如发现异常变化及时给予治疗。

正确对待更年期，认识更年期特殊的生理变化带来的身体不适，在医生指导下配合必要的治疗，减轻更年期症状的困扰非常重要，但是自我调整心态，保持乐观的情绪，平和的心情，使机体阴阳平衡，症状消失，才能顺利地渡过女性特殊的生理阶段，从容地进入妇女第二个春天。

# （四）心理治疗

心理治疗是与躯体治疗相对应的一种治疗方法，是医务人员运用心理学的理论和技术，通过其言语、表情、举止行为并结合其他特殊的手段来改变病人不正确的认知活动、情绪障碍和异常行为的一种治疗方法。随着现代医学的发展、医学模式的转变、现代健康内容的演变，心理治疗将是医学科学中不可缺少的重要治疗手段和方法。

妇女疾病其治疗难于男子。其所以难治者，不仅在于妇女生理病理之有异，而且还在于心理变化的复杂，《校注妇人良方》认为郁怒倍于男子，就是意识到了这一点。因此阐明前人有关心理调护的知识，是中医妇产科学及护理的重要内容。兹根据古人所论，结合现代的有关知识，扼要介绍如下：

1. 心理变化的特殊因素及特点

（1）女性的性腺为卵巢，可提供成熟的卵子和维持女性的生殖内分泌正常功能，下丘脑 – 垂体 – 卵巢轴控制调节着月经，妊娠，分娩，哺乳，直至更年期等各种生理过程，它们的活动又受到神经系统的控制，即受心理活动影响，相反也影响着心理情绪的活动。研究表明，80% 的妇女在月经前期及经期中心情较差，表现为心情不畅，精神不愉快，焦虑，烦躁，注意力不集中，易激惹，神疲乏力，周身不适等轻重不同的反应，就与卵巢轴的活动影响自主神经的功能有密切的关系。

中医历史记载中有女子异于男子之说，主要源于经、孕、产、乳的生理现象，而这些生理现象均为肾气、天癸、冲任、脏腑、气血协同作用于子宫的结果。除此之外，女性的生理现象与肝、脾、心、肺有密切的关系，因为肝失所柔，心失所养，脾失所运，肺失所宣均可影响月经。尤其心主神明的含意，即包括了现代医学所谓的中枢神经系统功能，《素问·评热病论》提出月事不来者，胞脉闭也，胞脉者属心而络于胞中，今气上迫肺，心气不得下通，故月事不来也。又有《素问·阴阳别论》提出二阳之病发心脾，有不得隐曲，女子不月。而心脾与思虑有关。七情分属五脏所主，过喜伤心，大怒伤肝，忧思伤脾，悲哀伤肺，卒恐伤肾，七情过度可导致月经疾病的发生。

（2）心理特点：随着社会的不断发展，女性在各领域参与社会工作和活动的机会也随之增加，社会地位不断提高。然而，女性的社会责任、工作责任，以及来自家庭、家务劳动的压力较重，当受到同样性质强度的刺激时，女性易出现心身障碍。根据女性不同年龄阶段的生理特点介绍其心理特点。

青春期是女子月经初潮后的时期。月经的来潮表明第二性征的逐渐成熟，人的敏感性随之增强，其心理变化特点是普遍存在的一种羞涩心理，古人所谓积想在心，隐曲不利，特别是女性生殖生理的变化不愿对别人讲，忧思抑郁，气血不畅，冲任不利，轻则月经后期，量少；重则闭经。另一种则是随生殖器官发育成熟，心理上的变化，多见于对社会现象的认识，对事物的分析能力，思想观念的转变，对人生的种种设想追求和向往，试图脱离父母，闯荡社会等，但由于年龄偏小，涉世不深，阅历尚浅，社会经验不足，适应性及自我控制能力，判断问题和解决问题的能力都较差，面对困难和挫折不知如何处理，陷于矛盾和痛苦之中。此时，护理人员必须正确指导，尤其对于性的知识和生殖器官变化的知识要解释清楚，将青春期的生理特点和自我调护的知识告诉她们，使其沿着健康的道路成长。

育龄期是妇女的中壮年时期，机体各部都处于一种阴常不足、阳常有余的状态，主要原因在于经、孕、产、乳数伤于血。古人认为与肝的关系颇为密切。但是此期的特点是女性一生中生活、工作压力较大，社会和家庭中担负责任最重的时期。婚前为择偶，建立家庭而辛苦；婚后为育儿、赡养老人、建设家庭而奔波；烦恼之事常不断发生，加之女性较男性在性格上多驱于内向，易产生压抑。内向的性格和消极情绪也可成为某些疾病的诱发因素。因此，这一时期，心肝郁火的症候表现比较明显，处理的方法应合理的安排工作和家庭生活，加强体育锻炼和调整情绪，争取多一些娱乐活动，保持愉快的心情，促进心身健康，才能完成繁重的工作和家庭任务，同时也要认真地重视计划生育，坚持避孕，减少受孕后人工流产给身体和心理造成的损伤。

更年期是妇女绝经前后向着老年过渡的时期，由于年龄的逐渐增长，肾气、天癸逐渐衰竭，阴精不足，心肝失养，气火偏旺，此时出现月经周期紊乱，时而行经，时而闭经，血量逐渐减少，并伴有不同程度的烦躁、失眠、激动、潮热、汗出、健忘、忧郁或猜疑等。由于卵巢功能影响导致更年期月经过多或不规则的阴道出血，以致有些人产生"恐癌"的心理倾向，个别人的临床症状比较明显，不能自我控制，所以这一时期医护人员应该给患者更多的关心、同情和理解，帮助她们掌握更年期的卫生保健常识，消除恐癌情绪，但要定期进行防癌检查，减少外界的刺激，使之安度更年期。

妊娠期的胎教说，其中心思想与医学心理学有关。据最早的记载见于夏商周时代。汉代胎教说已盛行，主要内容要求孕妇"坐无邪席，立无偏倚，行无邪经，目无邪视，耳无邪听，口无邪言，心无邪念，无妄喜怒，无得思虑"。而现代科学的研究，声音、光线、孕妇的情绪及思想活动对胎儿都有影响，妊娠3个月时进行胎教有着重要意义，今天从胚胎发育，大脑成长的过程都得到了一定的证实。《达生篇》中的"睡、忍痛、慢临盆"在临产期即是心理调护的方法，也是符合生理特点，充分体现了心理护理的现实意义。

2. 心理调护的方法

（1）精神情绪的调整：这是一种在临床上应用最广泛而且使用简便的方法，也是妇产科心理疗法的主要形式。凡是心情抑郁，情绪烦躁，神魂不安的疾患都要首先进行精神情绪的调整，耐心听取患者的倾诉并加以启发和诱导。患者所述病史通常集中在对自己最感到痛苦的临床症状方面，而对最初症状形成的原因如心理、社会、躯体因素、个性特征等缺乏必要的认识。此时有针对性地进行语言疏导，说明疾病产生总有其因果关系的自然规律，达到理气解郁的目的。

（2）解释、指导和帮助：这是一门将专业知识和语言表达有机结合在一起的艺术，也是解决患者心理障碍的有效措施。医务人员必须耐心细致，热情和蔼，赢得患者的信赖，因人而异地选择患者能够接受的方式和方法，提高患者对自身疾病的认识水平，消除和避免外界刺激，加强自我锻炼，提高心理免疫和应激能力，学会自我调整，调动体内积极的抗病因素，才能减轻或消除焦虑、恐惧等心理障碍。

（3）以情胜情，无形之药：《素问·阴阳应象大论》指出怒伤肝，悲胜怒；喜伤心，恐胜喜；思伤脾，怒胜思；忧伤脾，喜胜忧。情志过极，非药可愈，须以情胜。《黄帝内经》提出百代宗之，是无形之药也。如有已婚多年的妇女未孕，常心怀抑郁，忧伤不已，而在领养子女之后精神上有了寄托，心中高兴，遂又很快受孕，这便是一种喜胜忧的调节方法。有经验的医生在治疗疾病的同时常运用丰富的知识给患者讲解保健的常识，言语简捷但通俗易懂，或有时使用暗示的方法，使其不经分析地直觉接受医务人员给予她的观念，对医务人员给予充分的信任，有话愿意对医生、护士说，有苦闷和烦恼愿意向医生、护士倾诉。另外音乐疗也可以通过一曲节奏轻快的音乐或旋律优美的歌曲而使人调整心态，悠扬和抒情歌曲还具有镇静情绪，适合更年期综合征焦虑烦躁患者欣赏。

（4）以"诈"治诈，促其猛醒：这种"诈病"的方法用于突然的刺激来纠正，古代医家在医疗实践中不乏其例。在临床上某些患者很不重视自身的疾病，几乎达到麻痹的状态，可以使用"惊诈"的方式促其猛醒，得到早期治疗。另外，个别妇女有"想象性妊娠"的症状，自认为怀孕，小腹膨隆，月经数月不行，伴恶心，呕吐，厌油腻等早孕反应，并且不到医院进行明确诊断，但数月后又无妊娠症状，此时用"惊诈"方法医治，当否定假性妊娠后，伴随的"早孕反应"立即消失，月经也随之恢复正常来潮。

（5）动静结合，颐养精神：凡是失眠、多梦、心烦、躁动、情绪异常、易于激动患者，应该指导她们在白天里较多的参与社会活动，锻炼身体，消耗部分体力，而夜间则使用镇静安神催眠的方法，养成早睡早起的习惯，适当调整作息时间，减轻自觉症状。根据个人的爱好积极鼓励患者外出旅游，领略祖国山河，投身于大自然之中，可参加爬山、游泳、滑冰或坚持做健身操，或练习气功中的静养功，这是动静结合，颐养精神，调整情绪，治疗疾病的好方法。

（6）转移目标，改善症状：转移目标主要指患者自身对痛觉的转移，感情的转移，自觉症状的转移。痛觉转移一般是在病痛的其他部位制造刺激，以此转移患者的痛觉。用于痛经、产后腹痛等病证。强烈的耳针及腕踝针亦属于此种转移痛觉的方法之一，可是不能排除针刺本身的镇痛效果。此外，利用音乐疗法，或其他形式达到止痛目的，都有此意义。国外某些报道提出的镇痛方法，是让患者静卧在床上，不再面临紧张局面，并戴耳机聆听一种带有芳香温馨的优美音乐，完全忘记疼痛。目前国内也有这种方法的使用和研究，效果较明显。感情转移是更年期常见的忧郁症，见物思人，触景生情，忧思郁结不能解除，可以劝慰患者或指导家属为患者转变环境，宽畅情怀，或调节五音五色，逐渐忘却思念。对自觉症状的转移则是对于个别"恐癌症"患者而言，她们经常对自身某些生理变化不理解或认识不足，深深地陷入痛苦之中，发现和感到身体稍有不适时即产生巨大的恐惧心理，为此则应该定时定期地进行卫生宣教，随时劝慰患者和耐心解答患者的询问，切不可嘲笑和讥讽患者，只有这样才能消除和改善症状。

# 第二节　月经病的中医护理

## 一、月经病概述

### （一）概念

月经病是指月经的周期、经期、经量的异常，或伴随月经周期反复出现的症状为特征的疾病。

临床常见的有月经先期、月经后期、月经先后无定期、月经过多、月经过少、经期延长、经间期出血、闭经、崩漏、痛经、经行乳房胀痛、经行发热、经行头痛、经行身痛、经行泄泻、经行吐衄、经行口糜、经行水肿、绝经前后诸证等。

月经病的病因病机主要是情志内伤、外感六淫，或先天肾气不足、多产房劳、劳倦过度，使脏气受损，肾、肝、脾功能失常，气血失调，最终导致冲任二脉损伤，发为月经病。

### （二）月经病的诊断要点

月经不调时，主要根据月经的周期、经期、经量的异常作为诊断要点。

例如，以伴随月经周期反复出现的症状为主症者，又称经行前后诸证，诊断时以主症定病名即可。如每逢经期或经前，发生头痛、泄泻、水肿或乳胀等，均以主症作诊断。

月经病的辨证，是根据月经的期、量、色、质及伴随月经出现的症状，结合形、气、舌、脉来综合分析。

### （三）月经病的治疗原则

月经病的治疗原则是调经治本。调经治本的具体方法，有调理气血、补肾、扶脾、疏肝等不同方法。但以上方法，又常以补肾扶脾为要。另外，调经又当分清先病后病，经不调而后生诸病者，当先调经；先他病而后致经不调者，又当先治他病。另外，还需注意急则治其标，缓则治其本，以及顾及平时与经期的不同生理特点，全面考虑，灵活运用。对于女性的不同年龄阶段，又有不同的治法，故应考虑年龄因素。

治疗要结合女性生理特点，并遵照辨证论治的原则进行。首先，注意仔细询问患者的月经史，包括初潮年龄，月经的周期、经期、经量、经色、经质，有无痛经史，并做好记录，并且注意询问有无伴随症状。更年期患者注意询问绝经年龄，有无更年期症状。若值经期，则注意观察经血的量、色、质，有无气味等，以掌握临床资料。另外，对月经病的护理，要重视心理调护，因为月经是情志变化的晴雨表，情绪波动，精神刺激，过度紧张，过度惊吓等，均可导致月经病的发生。平时注意起居、饮食，防止因起居不慎而感受寒、湿、热邪，影响冲任气血的流通，而导致月经病。临床还要根据不同的辨证要点，辨清寒、热、虚、实，以采取不同的护理措施。

# 二、月经先期

月经不调是月经病中最常见的疾病，主要是以月经的周期、经期、经量异常为主症的病症。以周期异常为主症的有月经先期、月经后期、月经先后无定期。

## （一）概述

月经周期提前 1~2 周者，称为"月经先期"，又称"经期超前"或"经早"。如仅提前 3~5d，属正常周期。若偶然超前一次，亦不作月经先期病论。

本病是以周期提前为主症，并且必须提前 7d 以上，临床常伴有月经量多。当月经提前和月经量多同时出现时，应以周期定病名，只诊断为月经先期。

本病相当于西医的有排卵型功血中的黄体不健和盆腔炎症所致的子宫出血。

月经先期伴月经过多可进一步发展为崩漏，故应及时治疗。

## （二）辨证施护

月经不调为妇科常见病，是以月经的周期、经期、经量异常为主症，如果不注意调治，常可变生崩漏、闭经、不孕等病。其病因病机是因脏腑功能失常，气血失调，导致冲任损伤而致。在临床调治过程中，还应加强护理，使患者早日康复。

护理措施：

（1）注意询问患者月经周期、经期的时间，观察出血的量、色、质，了解经期的伴随症状，以掌握辨证依据。

（2）加强精神护理，多做解释工作，消除思想顾虑，保持心情舒畅，使患者配合治疗。

（3）注意劳逸结合，经期注意休息，不可过于劳累，以免耗伤气血，加重病情。

（4）注意生活起居，寒温适宜。平素阳盛之体，衣被不宜过暖；平素阳虚之体，不可复感寒邪，防止外邪入侵，伤及脏腑、气血。

（5）保持外阴清洁，每日用温开水清洗外阴，勤换月经垫及内裤。

（6）节制房事，采取适当的避孕措施，以免房劳、多次堕胎流产损伤冲任肝肾。

（7）平时加强体育锻炼，增强体质。

（8）加强营养，多食鱼、肉、蛋、奶类食品，多食新鲜蔬菜。

气虚者可服参芪白莲粥。人参 6g，黄芪 30g，大枣 15 枚，白莲米 60g，粳米 60g。先将人参、黄芪加水 1000mL，文火煮取 200mL 去渣，大枣去核，与白莲米、粳米共煮成粥。本方具有益气摄血之功。血热者可以青蒿 6g，丹皮 6g，茶叶 3g，冰糖 15g 泡茶饮，有清热凉血调经作用。阴虚血热型用甲鱼 1 只，瘦猪肉 100g，生地 30g 共同放入砂锅内炖烂服食，具有养阴清热调经作用。

# 三、闭经

## （一）概述

本病是以闭经为主症，分为原发性闭经和继发性闭经两种。继发性闭经的发生，可突然闭经，也可由后期量少演变而来。其病因繁杂，病程长，检查项目多，诊治困难，为妇科的疑难病。闭经患者常为病情所困扰，思想负担重，故应重视精神护理。

闭经病机有虚有实，或因肝肾不足，气血虚弱，冲任失养，血海空虚而致；或因血瘀、痰湿，冲任阻滞，经血不得下行引起。应注意分辨虚实，分别采取不同的护理措施。

## （二）辨证施护

（1）患者常因闭经日久，久治疗效不佳而苦恼，忧虑，心烦不安。因此，医护人员应耐心听取患者的叙述，详细了解病情，针对情况多做解释工作，消除患者的思想负担，积极配合治疗。

（2）避免一切精神刺激，保持心情舒畅，减少致病因素。

（3）合理用药，在用激素治疗时，应将药物的作用、副反应、剂量、具体服法等情况，详细告知患者，避免发生错误。

（4）平时注意生活起居，生活规律，劳逸结合，寒温适宜，经期保暖，禁食生冷瓜果，防止伤气耗血，或寒凝血瘀，减少发病的不利因素。

（5）平时加强体育锻炼，增强体质，提高健康水平。

（6）加强营养。肝肾不足者宜多食甲鱼、猪肝、猪腰等；气血虚弱者多吃红枣、桂圆、山药等；肥胖之人饮食宜清淡，少食肥甘厚味；血瘀之人忌食生冷酸敛之品，并保持心情舒畅。

# 四、崩漏

## （一）概述

妇女不在行经期间，阴道突然大量出血，或淋漓下血不断者，称为"崩漏"。前者称为"崩中"，后者称为"漏下"。若经期达两周以上者，也应属"崩漏"范畴，称为"经崩"或"经漏"。

临床上，突然出血，来势急，血量多者为崩；淋漓下血，来势缓，血量少者为漏。早在《黄帝内经》便有阴虚阳搏谓之崩的观点，其说为后世医家研究崩漏奠定了理论基础。崩中与漏下，二者病机一致，并常互相转化，所以临床上常崩漏并称。如《济生方》提出，崩漏之疾，本乎一证，轻者谓之漏下，甚者谓之崩中。

本病相当于西医学无排卵型功能失调性子宫出血、生殖器炎症和某些生殖器肿瘤引起的不规则阴道出血。

## （二）辨证施护

本病是以阴道不规则出血为主症，出血量或多或少，崩漏交替，缠绵难愈，常继发贫血，甚者出现失血性休克，为妇科的疑难重症，一般需住院治疗，故需加强护理。

本病病机是冲任不固，不能约制经血。多因肾虚、脾虚、血热、血瘀引起。在护理过程中，应该注意分辨，并采取不同的护理措施。

（1）注意观察出血的量、色、质，以掌握辨证依据，准确估算出血量，及时记录，供医生参考。

（2）注意观察大出血患者的血压、心率、面色、神志、汗出、舌脉等变化。若患者出现面色苍白、神情烦躁或淡漠、汗出不止、肢冷、脉细数或花大无力，血压下降，为休克前期症状，属阴血暴虚，气随血脱，阴阳离绝的脱证，可先灸百会、神阙、气海等穴，以回阳救逆，并立即报告医生，同时做好输血输液的一切抢救准备工作。

（3）出血过多者，须绝对卧床，必要时采取头低位。

（4）严重贫血病人，常伴有心肌损害，容易晕厥跌倒，外出或进厕所时需有人陪同，以防意外。大量快速输血时，可引起急性充血性心力衰竭，故输血时须控制滴速。

（5）当采取性激素治疗时，应严格控制服药时间，遵守用量，告诫患者按时服药，不得任意修改用量，否则会造成反复出血。在性激素治疗期间，可能会产生恶心、纳差，或毛发增多，声音嘶哑，或痤疮等副反应，但一般不明显，并且停药后自行消退，可向患者解释，不必顾虑。

（6）崩漏患者月经期长，出血多，继发贫血，故抵抗力低下，容易感染，应加强外阴护理，每日清洗外阴，勤换月经垫及加强情志护理，安慰患者，解释病情，清除恐惧和紧使之配合治疗。

（7）加强情志护理，安慰患者，解释病情，清除恐惧和紧张心理，使之配合治疗。

（8）注意生活起居，寒温适宜。肾阴虚者，衣被不宜过暖；肾阳虚及脾虚患者，应注意保暖，不可复感寒邪；血热者，不可过暖，并且所服药液可偏凉服下。

（9）加强营养，多食鱼类、肉类、禽蛋类及牛奶、新鲜蔬菜等食物：肾阴虚患者宜食甲鱼、紫菜、黑木耳等清养之品，并以藕汁、梨汁为饮料，忌葱、姜、辣椒等辛辣动火之品。如冰糖黄精汤，以黄精30g冷水泡发，加冰糖50g，用小火煎煮1h，吃黄精喝汤，每日 2 次。肾阳虚患者可多食羊肉、韭菜等。如归地烧羊肉，以羊肉 500g 洗净，切块，放砂锅中加当归、生地各 15g，干姜 10g，酱油、食盐、糖、黄酒适量，清水小火红烧，熟烂即可食用。脾虚患者可常食桂圆、红枣、山药等，冬天可吃生姜羊肉汤，以温运脾阳。血热患者饮食以清淡为主，忌食辛辣刺激之品。血瘀患者忌食生冷、酸涩性食物。

# 五、绝经前后诸证

## （一）概述

本病相当于西医学的更年期综合征，其症状繁杂，常参差出现。临床症状除与更年期妇女卵巢功能衰退，雌激素水平低下，垂体功能亢进，出现自主神经系统功能紊乱外，尚与心理因素和社会因素有关。如性格内向、拘谨、孤僻者常多发病，亲子关系紧张、夫妻不和等也可引起发病。所以在护理过程中，重视心理调护，常常比药物治疗更重要。

本病病机是肾阴阳平衡失调，并影响心、肝、脾，肾阴虚，可致心肾不交，阴虚阳亢；肾阳虚，可出现脾肾阳虚证。在临床护理中，总以阴阳为纲，采取不同的护理措施。

## （二）辨证施护

（1）注意观察患者情绪、精神状态、潮热汗出等情况，做好记录。若发现患者出现情绪暴躁、抑郁、哭泣，甚至欲自寻短见等异常情况，及时报告医生，并加强监护。

（2）加强精神护理，通过与患者个别交谈的机会，建立相互信赖的护患关系，使其能在医务人员面前充分宣泄自己的情绪，然后给以针对性的指导和健康教育，使之了解更年期是一个正常的生理阶段，经过一段时间，通过神经内分泌和自我调节达到新的平衡时，症状会逐渐消失，解除患者不必要的顾虑。

（3）指导患者科学安排时间，使患者参加力所能及的体力劳动和脑力劳动，保持良好的生活习惯，坚持适当的体育锻炼，均有助于分散注意力，缓解不适。

（4）指导患者家属学习有关的更年期知识，理解女性更年期症状给患者带来的不适，主动分担日常家务，谅解患者出现急躁、焦虑、忧郁、发怒等消极情绪，避免发生冲突，并提供精神支持，协助患者度过困难时期。

（5）指导正确用药，当用激素替代疗法时，一定要按时服药。并督促患者接受定期随访，使激素治疗的副作用降到最小。

（6）做好卫生宣教及出院指导，鼓励患者积极参加社交公益活动，培养多种情趣，增强自信心；增加户外活动，多晒太阳，可练太极拳，学习老年健美操等，以增强体质。总之，保持良好心态，保持良好体质，顺利度过更年期。

（7）加强营养，饮食宜高蛋白、高维生素、低脂肪，并多吃含钙丰富的食物，必要时补充钙剂。

肾阴虚者平时多食甲鱼、紫菜、黑木耳等，忌食葱、姜、椒等辛辣动火之品；肾阳虚者多食羊肉、韭菜、桂圆、山药等，忌食生冷之品。

# 第三节　带下病的中医护理

## 一、概述

女子随着发育成熟，阴道内有少量白色无臭味的黏性分泌物润滑阴道称"白带"，白带属于人体内的一种阴液，靠脾运化，肾封藏，任、带二脉司约。当女子肾气充盛，脾气健运，肝气条达，经脉通调，带脉固健时，阴液布露于胞中，润泽阴部。经期前后或妊娠后期，其量稍有增加。《沈氏女科辑要笺正》认为带下乃女子生而即有，津津常润，本非病也，此属正常的生理现象。

但是，当带下量、色、质、气味有所改变，如量多黏稠，有脓，或清稀如水，或杂见五色，或有腥臭气味，伴有局部刺激瘙痒，或灼热疼痛，或有腰痛、小腹胀痛等症状时称为"带下病"。临床上常以白带、黄带常见。带下病如经久不治，不仅影响月经和受孕，而且影响妇女的身体健康，甚至酿成重疾。尤其在将近绝经时期，前期带下，杂见异色，伴有恶臭，应考虑癥瘕类险恶之证。

## 二、辨证施护

"带下"之名，首见于《黄帝内经》，如《素问·骨空论》提出，任脉为病，女子带下瘕聚。带下一指女子阴道内流出少量白色或无色透明、无臭味的液体，以保持阴道湿润，并有自洁作用，为生理性带下；二指病理性带下，其颜色、量、质、伴有异样气味及全身症状者。此时不仅应加以重视，积极治疗，鉴别其他疾病之外，更要在护理过程中，根据患者的具体情况，辨证分析其发病的原因，施以有效的护理措施。

（1）观察带下的颜色、量、质的稀稠，有无气味，必要时认真记录。

（2）注意个人卫生，使用的洁具要清洁干净，不可以混用洁具。保持外阴清洁，经期、产褥期及流产后尤其注意。并勤换内裤，内裤洗净后要阳光下晒干。卫生护垫要消毒后使用，避免使用过期产品。

（3）阴道分泌物中查找到霉菌和阴道毛滴虫者，除积极进行药物治疗外，还要杜绝交叉感染的途径。此类患者禁止游泳，患者要自备个人的毛巾、洗具，并用开水煮沸消毒。

（4）在阴道上药或阴道冲洗之前，先要揩净阴道内的分泌物，冲洗时水量充足，使阴道皱襞内藏的污浊之物冲净，使药物液体充分接触阴道壁。治疗期间应避免性生活。

（5）老年性阴道炎患者，内服外治的同时，指导患者适当进行体育锻炼，促进气血流通，增强机体抵抗力。尤其是老年妇女久治不愈的外阴瘙痒，或霉菌性阴道炎反复发作者，要进行全系统的检查，防止其他病变的发生。如定期测量血糖或尿糖，早期发现有无糖尿病等。

（6）如果在患者的主诉中有带中有血性分泌物，或如脓样奇臭；或见外阴溃烂久治不愈者，应及时报告医生，协助医生做宫颈涂片或取活体组织进行病理检查，切不可忽视大意。

（7）由于带下量多，常刺激外阴皮肤引起外阴瘙痒难忍，此时只能用温开水或温热的药液清洗，外用中药煎后必须先熏后洗，切不可用开水或较热中药强烈的刺激皮肤，避免外阴皮肤黏膜擦破，肿痛溃烂。

（8）辨证护理，注意分析病因，因人施护。如脾虚思虑过度，情志不舒，肝郁化火，急躁易怒的患者，则应在护理时开导其情绪，分析发病原因，避免多虑忧思，嘱其积极参加社会活动，转移注意力，减轻因带下病而困惑的思想负担；如肾阳不足，肾虚失养，自觉双足无力，腰酸如折，夜寐不安，心烦多梦的患者，鼓励其适当进行体育锻炼，白天多一些劳作，晚间早一点就寝，晨间早起可步行或慢跑，或参加爬山活动，但运动量要视患者可承受为止，即可帮助恢复元气；如因湿毒或湿热引起的带下量多，伴口苦咽干，发热，腹痛的患者要指导其生活规律，避免接触污浊、不洁之物，坚持治疗期间不游泳，避免细菌或毒邪再次侵犯机体而加重病情。

（9）加强营养饮食的调护。脾虚者运化失职，水湿停滞，纳谷不香，其饮食原则以清淡易消化，少量多餐，不可大饥大饱为主，切忌油腻、煎炸、辛辣食品，避免伤及脾胃。肾阳虚弱者宜清淡、营养丰富的食物以及多种动物性补养类食物。忌盐、碱过多和酸辣太多的刺激性食品。可选用猪、牛、羊、鸡、狗肉等补养品以补肾阳。

（10）加强妇女保健，勿久卧久坐湿地，长期涉水作业者应加强保健措施的落实；长期从事坐位工作者，宜在工作时间内适当休息，简单进行锻炼，如体操活动等，促进血液循环，避免盆腔内瘀血而导致白带量增多。

（11）注意计划生育及性生活卫生，避免早婚、多产及流产手术不慎，损伤冲任而致湿毒直犯胞宫。同时应节欲。

# 第四节　妊娠病（胎前病）中医护理

## 一、概述

妊娠期间，发生与妊娠有关的疾病，称为妊娠病，又称胎前病。妊娠虽属生理之常，但由于孕后，血气内聚胞宫以养胎元，生理上有些变化，较平时容易发生疾病，或孕妇素有痼疾，亦可因妊娠而加重。因此，必须注意孕期的摄生调护，发病后尤须及早治疗，以免影响孕妇的健康和胎儿的发育。

## （一）妊娠病的范围

妊娠病的范围有 3 大类：一是因孕而发病，多属此类；二是因病动胎；三是因孕加重痼疾。临床常见的妊娠病有恶阻、妊娠腹痛、胎漏、胎动不安、堕胎、小产、滑胎、异位妊娠、妊娠心烦、妊娠肿胀、妊娠痫证、妊娠咳嗽、妊娠小便淋痛、妊娠小便不通等。

## （二）注意事项

在妊娠病的治疗过程中，还须注意到，若因母病不宜继续妊娠或系胎死腹中、葡萄胎、畸胎、胎堕难留者，安胎已属无益，反而有损母体，宜从速下胎以保母安。

孕妇用药，凡峻下滑利，行血破血，耗气散气，以及一切有毒之品，都须慎用或禁用，因其伤阳气，耗阴血，损胎元。但亦非绝对，确因病情需要，也可辨证选用，唯有严格掌握用药用量、用法及疗程，衰其大半而止，方不致误。

## （三）摄生调护

古人对孕妇摄生颇为重视，早在公元前 1 世纪《列女传》中就有妇人妊子，目不视邪色，耳不听淫声，夜则令瞽诵诗，道正事的观点，说明妇人怀孕，胎儿在母体，呼吸相通，赖母以养，母亲的心情变化均可影响胎儿，主张以母亲素养来感化胎儿，这是胎教学说的萌芽。根据孕期的生理特点，其摄生调护，可概括为下列几方面。

饮食有节：饮食以清淡而富于营养为宜，勿过饥过饱。禁食辛辣炙燔肥甘之品，以免血热内生而致胎热；生冷之品，勿伤脾胃，脾失健运而致胎失所养。

调和情志：孕妇宜不急不躁，心胸宽泰，情绪稳定，消除紧张、忧郁、恐惧心理。以免情志内伤，气血紊乱而致胎漏、胎动不安等。

劳逸适度：正常妊娠，一般可以从事学习和工作。但不可过劳，以免耗气动胎。如《产孕集》认为，凡妊娠，起居饮食，推以和平为上。不可太逸，逸则气滞；不可太劳，劳则气衰。因此，妊娠期生活起居要有规律，宜适当活动，使经脉通畅，气血运行，胞脉舒展，自无难产之忧。但不可提挈重物，或攀高涉险，以免伤动胎元。

切忌房事：妊娠精血聚以养胎，盖肾主藏精，而胎系于肾。孕后房事不节，肾精暗耗，胎元不固，可致堕胎、小产之疾。《万长妇人科》提出妇人有孕，即居侧室，不与夫接；今人不知禁忌，纵情恣欲，有触动胎气而堕者，有胎胞硕而难产者，皆多房事故也。故妊娠后应慎戒房事，尤其 3 个月内及 7 个月以后，应禁止房事，以防流产或早产甚或难产等。

此外，妊娠期间除必须服用安胎药或有病应服的药物外，一般应以调护为主，不宜乱服药物。

# 二、妊娠恶阻

## （一）概述

妊娠早期出现恶心呕吐，头晕厌食，甚至食入即吐者，称为妊娠恶阻。《备急千金要方》称"阻病"，《经效产宝》称"子病"，《坤元是保》称"病食"。

本病是妊娠早期最常见的病证。半数以上的妇女，在妊娠 5~6 周开始便有轻度恶心欲吐，择食，厌食，头晕等现象，在晨起或饭后症状较明显，但一般不影响工作和生活，到 12 周以后，症状自行逐渐消失，这种现象通常称为"早孕反应"，不属于妊娠恶阻范畴。若反应严重，反复呕吐不能自止，甚则食入即吐者，可使孕妇迅速消瘦或变生他病，甚至影响胎儿发育，更甚者可危及母儿生命，故需及早调治。《万长妇人科》提出轻者不服药无妨，乃常病也。重者须药调之，恐伤胎气。临床上，往往以呕吐的程度区分生理性的早孕反应还是病理性的恶阻。

西医妊娠剧吐属于本病范畴。

## （二）辨证施护

本病是妊娠早期常见的一种临床表现，轻者可勿药而愈，重者以药调之。本病以妊娠早期出现恶心呕吐为主证。其主要发病机制是孕后血聚养胎，冲气较盛，冲气上逆，胃失和降所致。胃弱是其根本，总与损伤胃气有关。多因脾胃虚弱、肝胃不和、痰滞中焦所致。在护理过程中，应该注意分辨，并采取不同的护理措施。

（1）认真观察病情变化，观察并记录呕吐物的次数，呕吐物的内容、颜色、数量等，观察呕吐与饮食及药物的关系，必要时记录 24h 出入量。

（2）注意全身症状及小便情况，如发现精神萎靡，呼吸急促，反应迟钝，呕吐物混有血液，尿酮体阳性，提示酸中毒，应立即报告医生进行处理。

（3）做好解释工作，解除患者的思想顾虑，安定情绪，静心休养。

（4）注意生活起居，适当休息，寒温适宜。剧吐者，宜绝对卧床休息。

（5）妊娠初期嗅觉过敏，有"恶闻食气"的现象，病房或家庭内要清除一切诱发呕吐的因素，保持室内空气清新和卫生清洁，并随时清除呕吐物，避免恶性刺激。

（6）注意口腔护理，由于胃气上逆，呕吐酸水及苦水后，口中苦涩无味，故每次呕吐后应用温开水或盐开水漱口，以保持口腔清洁。

（7）汤药宜浓煎，少量频服。切忌大量药液吞服，以致药入即吐。药液温热随患者喜恶、喜热者温服之，喜饮冷者凉服。可用生姜调服，生姜味辛主开主润，不寒不热，为止呕圣药。取生姜汁 10~20 滴，不煎，和药兑服；或以生姜汁涂舌面再服药；也可取干净生姜 1 片含服后进药，或服药后再含生姜片，可有效减少呕恶。

（8）保持大便通畅，便秘者可给蜂蜜调服。平时多食水果，如梨、香蕉、西瓜、甘蔗等。

（9）剧吐不止或治疗不当，脾胃俱伤，气阴两亏者可暂禁食。

每日给予静脉滴注 5% ~ 10% 葡萄糖、复方氯化钠 2000 ~ 3000mL，以调节电解质紊乱，防止酸中毒。同时要记录出入量，定期测量体重。

（10）注意饮食调理。鼓励患者进食，解除病人畏惧进食的心理，少吃多餐，吐后再食，以扶助正气。饮食宜清淡且富有营养之品，并注意色香味的调配，经常调换饮食、蔬菜品种，必要时可根据病人的喜好选择食物。《经效产宝》提出凡妊娠恶食者，以所思之食任食之必愈，勿食生冷、油腻、辛辣之品。脾胃虚弱者宜多食鱼类、肉类等食物，如生姜鸡肉汤：生姜 60g，伏龙肝 60g，童鸡 1 只。伏龙肝煎汤取水，童鸡去毛及内脏，纳生姜于鸡腹，置于瓷罐内，加入伏龙肝澄清液适量，加盐少许，盖严炖烂，取汤徐徐饮下，鸡肉亦可食用。每日或隔日 1 次。具有温中补虚，降逆止呕的功效。肝胃不和者宜多食水果蔬菜，心烦者可吃适量冷饮，如酸梅汤等。

# 三、胎漏胎动不安堕胎小产滑胎

## （一）概述

（1）妊娠期间阴道不时少量下血，时下时止，或淋漓不断，但无腰酸、腹痛、小腹坠胀者，称为胎漏。亦称"漏胎""胞漏""漏胞，若妊娠期感胎动下坠，腰酸腹痛，或小腹坠胀不适，或伴有少量阴道出血者称为胎动不安。正如《医学入门》提出，有腹痛而下血者为胎动，不痛而下血者为胎漏。现代医学称之为"先兆流产"。

（2）胎漏、胎动不安，因证情未得到控制，而进一步发展，腰酸腹痛，小腹坠胀加重，阴道出血量增多，以致胎儿坠落而下脱离母体而形成堕胎或小产。一般妊娠 3 个月内，胎儿尚未成形而坠落者，称为堕胎。妊娠 3 个月后，胎儿已经成形而坠落者称为小产，又称半产。现代医学"流产"中"难免流产""不全流产""完全流产"均属本病范畴。

（3）堕胎或小产之后，下次受孕仍如期而堕，如此连续 3 次以上者称为滑胎，亦名"屡孕屡堕"或"数堕胎"。现代医学称之为"习惯性流产"。

综上所述，胎漏、胎动不安与堕胎、小产是同一疾病发展的不同阶段，前者为胎尚未损，胎犹可安；后者胎元已伤，或已离胞堕下。本节重点叙述胎漏、胎动不安及滑胎。

## （二）辨证施护

胎漏、胎动不安同属妊娠期胎气不安，胎元失固的病证，它以阴道不时少量下血，时下时止，或腰酸腹痛，下腹坠胀为主症，两病临床表现虽不尽相同，但其病因病机、辨证论治基本一致，故护理上亦基本相同"胎有不牢固"及"其母有疾以动胎"是引起本病发生的两大主要原因，胎不牢固多因父母精气不足或胎元本身缺陷所致；母疾则因肾虚、气血虚弱、血热、外伤等导致气血失调，冲任不固，不能摄血养胎而发生本病。由于孕期生理特点，本病虚证多，实证少，即或是实亦非全实，多呈虚实兼夹之候。在护理过程中应注意分辨，并采取不同的护理措施。

（1）注意观察阴道流血的量、色及血块的大小，并做好记录。若量多超过正常月经量者，保胎无望，应观察有无胚胎组织掉出，如有组织样物由阴道自行排出，要保留排出物送病理检查。

（2）观察腹痛、腰酸、胎动及神色、血压、脉象的变化，如发现阴道出血增多，腰腹坠胀，腹痛阵阵加剧，须防流产，应立即报告医生，并做好输液、输血及刮宫手术的准备。

（3）保持病室环境清洁整齐，空气流通，为病人创造良好的休息环境。

（4）注意卧床休息，出血停止 3 ~ 5d 后，方可下床适当活动，滑胎患者，其卧床休息的时间应超过上次流产时的天数。避免过度疲劳，跌扑外伤，以免再次伤胎。

（5）避风寒，慎起居，防止外感等病发生。

（6）严禁房事，避免灌肠及阴道检查，防止再度出血。

（7）保持精神愉快，心情舒畅，避免不良的情绪刺激，孕早期多听音乐，自觉调节情感。

（8）保持外阴部清洁，使用消毒卫生纸及会阴垫，避免发生感染。

（9）宜多吃蔬菜及水果、保持大便通畅，若便秘者，每日早晚服蜂蜜 1 匙，以利润肠通便，减少腹压，避免通下或腹部按摩之法。

（10）滑胎患者受孕间隔时间不宜太近，最好相隔 1 年或 1 年以上。

（11）当身体发生外伤后，要注意观察有无阴道出血，腹痛情况。不可随意应用治伤药，以免破血动胎，如伤势严重时，须遵医嘱给药。

（12）宜食易消化富有营养的食物，多食鱼、肉、蛋、动物内脏、排骨汤等，以补充胎儿生长发育的需要，忌食辛辣动火之品。

（13）药膳举例：

①芝麻根红枣饮：红枣 10 枚，核桃仁 10g，芝麻根 15g。先水煎芝麻根，去渣，加入红枣与核桃仁共煮。饮汤吃枣与核桃仁，每日 1 剂。具有补肾养血，止血安胎的功效。用于肾虚、气血虚弱型。②肾虚型患者还可服食菟丝子煨鸡肉汤：鸡肉 60g，菟丝子 30g。将菟丝子用纱布包裹后与鸡肉同放入瓦煲中，文火炖至鸡烂，食肉喝汤。每日 1 剂，连服 5 ~ 7 剂。有补肾养血安胎之功。③气血虚弱型患者还可服食糯米黄芪饮：糯米 30g，黄芪 15g，川芎 5g。以上 3 味加水 1000mL，煎至 500mL，去渣。每日 1 剂，分两次温服。有调气血安胎的功效。④滑胎患者平时可常服艾叶煮鸡蛋，可预防滑胎。若阴虚血热的滑胎可服枸杞根炖母鸡：鲜枸杞根 250g，老母鸡 1 只（去内脏）。用文火炖 3h，汤与鸡肉分 3 次

服完，连用 2~3 次。⑤若面淡无华，精神不振者，加红参、黄茯苓、当归与枸杞根、母鸡共炖，具有益气养血的功效。对于气虚不固滑胎平时可常服益气。

# 第五节  产后病中医护理

## 一、概述

产妇在产褥期间所发生与分娩或产褥有关的疾病，称为"产后病"。产褥期指从胎盘娩出至全身各器官（除乳房外）完全恢复正常的一段时期，为 6~8 周。

历代医家将产后常见病和危重症候概括为"三冲""三急"等。此外，还有产后咳嗽、产后痢疾、产后疟疾、产后虚劳等。前人所指的产后病，涉及的范围较广，现在临床上常见的产后病有产后血晕、产后腹痛、产后恶露不绝，产后发热、产后大便难、产后排尿异常，产后自汗与盗汗、产后身痛、缺乳和乳汁自出等。

产后病发生的病因病机，可归纳为 3 个方面。总之，产后脏腑伤动，百节空虚，腠理不实，卫表不固，摄生稍有不慎便可发生各种产后疾病。

产后由于分娩时的创伤和出血，以及临产用力等，耗损气血，元气受阻，故产后病多虚证，又由于产时亡血伤津，百脉空虚，易感受外邪，导致恶血当下不下，败血残留，瘀血内阻，故产后病又多瘀证，因此形成了产后多虚多瘀的病理特点。

产后生理上的特殊变化和产后多虚多瘀的病理特点，在诊断上，除运用四诊八纲外，还可采用"三审"的诊断方法。同时，参以脉症及产妇体质，运用八纲进行综合分析，才能做出正确的诊断。

产后病的治疗，应根据亡血伤津、瘀血内阻、多虚多瘀的特点，本着"勿拘于产后，亦勿忘于产后"的原则，结合病情，辨证论治。《景岳全书·妇人规》认为产后气血俱去，诚多虚证。然有虚者，有不虚者，有全实者。凡此三者，但当随证随人，辨其虚实，以常法治疗，不得执有诚心，概行大补，以致助邪。即产后多虚应以大补气血为主，但其用药须防滞邪、助邪之弊；产后多瘀，当以活血行瘀之法，然产后之活血化瘀，又须佐以养血，使祛邪而不伤正，化瘀而不伤血。选方用药，必须照顾气血。行气无过耗散，消导必兼扶脾，寒证不宜过用温燥，热证不宜过用寒凉，应因人因证，灵活掌握，勿犯虚虚实实之戒。同时，应掌握产后用药"三禁"。

产后百脉空虚，抵抗力下降，生活稍有不慎，即容易外感而引起疾病，所以古人极为重视产后的调养，如生生宝总结出产后四字真言。《景岳全书·妇人规》认为产妇产当使温凉得宜，若产在春夏宜避阳邪，风是也；产在秋冬宜。"

# 二、产后发热

## （一）概述

产褥期内，出现高热寒战，或发热持续不退，并伴有其他症状者，称为"产后发热"。若产后一两日内，由于阴血骤虚，阳气易浮，常有轻微发热而无其他症状者，属正常生理现象。产后发热历代医家对本病病因病机及辨证论治均有论述，如《医宗金鉴·妇科心法要诀》提出，产后发热之故，非止一端。"指出本病可由外感、瘀血、血虚、伤食、蒸乳等所致，《沈氏妇科辑要笺正》对本病的治则，提出不可妄投发散工，不可过于滋腻。西医学产褥感染属于本病范畴。

## （二）辨证施护

本病是产后常见的一种疾病，以产后高热寒战，或发热持续不退为主症，诊断主要依据是发热见于产褥期，尤以新产后为多见，伴有恶露异常，或小腹疼痛等。主要发病机制是产时感染邪毒，正邪交争；或元气亏虚，易感外邪；或产后阴血骤虚，阳易浮散，腠理不实；或瘀血内阻，壅遏气机，致令发热。在护理过程中，要注意了解产妇发热的原因及伴随症状，针对病因采取不同的护理措施。

（1）观察并记录发热汗出，下腹部疼痛，恶露情况，舌脉及全身症状，若出现神昏谵语，面色苍白，四肢厥冷，脉微而数等热厥之象，应立即报告医师，做好抢救准备工作。

（2）病室空气既要新鲜流通，又要避免直接吹风，以防风寒之邪乘虚而入。

（3）保证产妇获得充分休息和睡眠。感染邪毒型发热宜采取半卧位，以控制感染，并利于恶露排出。

（4）协助并鼓励产妇做好口腔及全身皮肤的护理，使其清洁舒适。汗出多者，应及时用干毛巾或温水擦身，并勤换内衣及床单，保持床铺的清洁干燥。

（5）患者宜饮温水，并注意尽量补充水分，必要时遵医嘱给予静脉补液，以防发热汗多致危。

（6）定时测量体温，4h 1次，高热时2h 1次，并做好记录。发热超过38℃者，应暂停哺乳，并定时吸空乳汁，擦洗乳头，保持乳头卫生。

（7）注意保持患者心情舒畅，以防肝气郁结而致瘀血内停。

（8）注意保持外阴清洁，每日用温水或1:5000高锰酸钾溶液清洗外阴部，以防逆行感染发生。

（9）保持大便通畅，肠燥便秘者，多食水果、蔬菜、蜂蜜，必要时可予麻仁丸9g，每晚1次，或开塞露外导。

（10）注意做好预防工作，加强产前宣传，在预产期前一个月及产褥期内严禁房事、盆浴等，并尽量避免不必要的阴道检查。医护人员在接生过程中，严格遵守无菌操作制度，防止感染。

（11）饮食宜易消化而富营养之品，忌食辛辣油腻之品。热病初愈，饮食仍宜稀软清淡，逐渐恢复正常饮食，切不可过量饮食，以防"食复"。

①感染邪毒型，高热口渴时可予鲜果汁、西瓜汁、藕汁等，平时可予双花饮（金银花15g，大青叶10g加水煮沸，取其液加蜂蜜适量，频频代茶饮，以清热解毒。②外感发热者可服热米汤或生姜红糖汤，以助发汗。③血虚发热者宜加强营养，食用清淡滋补品，如银耳、甲鱼、乌鸡汤等，食疗可用归参炖母鸡：将党参30g、当归10g放入准备好的鸡腹内，置砂锅中煨炖，加入适当调料炖熟后，患者空腹少量多次食用。④血瘀发热者可食红花酒或丹参粥（以丹参30g、葱白根与粳米同煮），早晚空腹服食。忌食生冷酸涩食物。

# 三、产后缺乳

## （一）概述

哺乳期内，产妇乳汁甚少或全无，称为"缺乳"，亦称"乳汁不足"，或"乳汁不行"。

## （二）辨证施护

本病的特点是产后排出的乳汁量少，甚或全无，不够喂养婴儿。其原因有二，一是乳胀，乳络不通，排出不畅，宜活络通乳；二是气血不足，乳汁缺乏，宜补益气血通乳。护理过程中，注意辨其虚实，采取不同护理措施。

（1）注意卧床休息，保证充足睡眠，以助产妇机体功能迅速恢复。

（2）适当活动，注意劳逸结合，促使气血流通。可做简单体操，逐渐增加运动强度。

（3）加强精神护理，畅情志，避恼怒，忌忧郁，尽量使心境保持平和，则肝气条达，疏泄有度，以致乳汁畅行。

（4）注意保持良好个人卫生习惯，保持乳头清洁，每次哺乳前用温开水清洗乳头。若发现乳房胀硬热痛且有块，可予青黛散或如意金黄散外敷。并注意及时用吸奶器将乳汁吸出。

（5）乳汁缺少，宜加强饮食护理。饮食宜富有营养，忌食辛辣刺激助阳化火之品，并注意增加水分的摄取。属于气血不足者，可选猪蹄花生汤、甲鱼汤等；属于肝郁气滞者，可选丝瓜桃仁糖浆，山甲王不留饮（穿山甲15g，王不留行30g，煎水服）。

# 第六节　妇科杂病中医护理

## 一、概述

凡不属经、带、胎、产疾病范畴，而又与女性解剖、生理特点密切相关的疾病，称为"妇科杂病"。妇科杂病，症候不同，病因各异，必须分别加以讨论。不孕症多由于肾气亏虚，冲任气血失调所致，癥瘕多因气滞血凝而成；脏躁主要是营血亏损，心神失养所致；阴挺由于气虚下陷，或分娩用力过度或产后过早过重参加体力劳动所致；阴痒多为湿热下注，或因不洁感染病虫所致。妇科杂病虽病因繁多，但归纳起来，不外劳逸失度，起居不慎，情志不畅，津液损伤，气血虚弱所致。

妇科杂病症候多样，病情多变，治疗时必须以脏腑、经络、气血为核心，辨证施治。一般来说，不孕症以温养肾气，调理气血为主；癥瘕宜理气散结，破血消癥，但要注意辨其正气盛衰，酌用攻补；脏躁宜养心滋液，兼痰者必佐以祛痰，兼气滞者佐以舒肝理气开郁；阴挺以补气升提为主，若挟湿热又宜清热渗湿；阴痒宜清热除湿，若配合外治疗效尤佳。总之，妇科杂病的治疗，只要从整体观念出发，辨证论治，就可收到满意的疗效。

## 二、癥瘕

### （一）概述

妇女下腹有结块，或胀，或满，或痛者，称为癥瘕。癥与瘕，按其病变性质有所不同。癥者，坚硬成块，固定不移，推揉不散，痛有定处；瘕者，痞满无形，时聚时散，推揉转动，痛无定处。大抵癥属血病，瘕属气病，但临床常见先因气聚，日久化瘕成癥，二者密切相连，难于分割，故前人每以癥瘕并称。

本病相当于西医学的女性生殖系统肿瘤、子宫内膜异位症、盆腔炎性包块等。若见小腹肿块质地坚硬，凸凹不平，固定不移，增长速度快者，多为恶性，结合辅助检查，以明确诊断。

### （二）辨证施护

本病以妇女胞宫或胞脉、胞络等部位结成包块，伴有或痛，或胀，或满，或影响经、带、胎、产诸证，临床上可出现月经过多或过少、疼痛、闭经、血崩、漏下不止、带下增多、堕胎、小产、不孕等证。为了及早防治，要早期诊断，早期发现，及时治疗。如癥瘕发展缓慢,按之柔软活动者,多属良性,预后较好;如癥瘕伴疼痛有长期出血,或五色带下,有臭气,多为恶性,预后不良。本病的形成,多与正气虚弱,血气失调有关,由于气滞、血瘀等因素而为病,治疗时因其在气在血的不同而有所侧重,病在气者,理气行滞为主,佐以理血;病在血者,活血破瘀散结为主,佐以理气,并遵循"衰其大半而止"的原则,不可过于攻伐。护理过程中,随证随型,采取不同护理措施。

(1)观察癥瘕的大小、性质、活动度及发展趋向,有无压痛,边缘是否光滑等。如癥瘕较大,质地坚硬,不能活动,按之或有作痛,表面凹凸不平,发展极为迅速,预后多不良;若包块较小,质地尚好,活动,光滑,无明显压痛,生长缓慢,预后较好。并注意观察其他不适症状。

(2)注意休息,勿劳累,可参加轻微活动,禁止剧烈运动,体质虚弱经常头昏,贫血较重者,应卧床休息,必要时绝对卧床。

(3)患者体质虚弱,宜注意保暖,病室向阳,随气候变化,及时增减衣被,以防外邪侵袭,更生他病。

(4)汤药宜温服,服化瘀消癥之药,注意观察服药后有无腹痛及胃肠道不适等反应,有剧烈疼痛时,应及时报告医师处理,尤其血瘀患者,服化瘀消癥药后,不可随意外出,以免阴道突然出血,发生意外。

(5)加强情志护理,安慰患者消除忧虑,稳定情绪,帮助其保持心情舒畅,树立乐观主义精神,以利癥瘕消除。

(6)饮食宜食瘦肉、禽、蛋类增强患者体质,还须多进食活血化瘀、消积除癥之品,如海带、海藻、木耳、山楂等。忌生冷辛辣酸涩之品,以免损脾凝血。

# 三、阴挺

## (一)概述

妇女子宫下脱,甚则挺出阴道口外,或阴道壁膨出,称为"阴挺",又称"阴菌""阴脱"。因多发生在产后,故又称"产肠不收"。它包括西医学子宫脱垂和阴道壁膨出,本节着重论述子宫脱垂。

## (二)辨证施护

本病以妇女子宫从正常位置沿阴道下降,子宫颈外口达坐骨棘水平以下,甚至子宫全部脱出于阴道口外为主症;主要发病机制是气虚或肾虚,导致冲任不固,提摄无力;治疗以益气升提,补肾固脱为主;护理过程中要密切观察病情变化,针对不同证型采取相应的护理措施。

(1)本病的病情观察要全面而仔细。①观察子宫脱垂的程度及有无阴道壁、直肠壁、膀胱壁膨出，有无排便困难和小便失禁等情况。子宫脱垂分3度：Ⅰ度者子宫颈下垂到坐骨棘水平以下，但不超出阴道口；Ⅱ度者，子宫颈或连同部分子宫体脱出阴道口外；Ⅲ度者，子宫颈及整个子宫体均脱出阴道口外。②观察脱出物表面皮损情况，如有红肿、破损、出血、糜烂者，可搽敷锡类散，并用消毒纱布保护。③观察分泌物的量、色、质，如量多色黄质稠者，湿热蕴蒸颇甚，防其化脓；如量多色白质稀者，气虚或肾虚挟湿也。④观察伴随症状，伴气短懒言，倦怠乏力者，为气虚；伴腰膝酸软，头晕耳鸣者，为肾虚；发热腹痛，腰痛，苔黄，脉数，为湿热蕴蒸，宜报告医师，并做好记录。

（2）注意休息，避免过度劳累，严重者要绝对卧床。产后注意避免过早使用腹压及下蹲或劳动，如挑重物、插秧等均会导致脱垂加重。

（3）可采取膝胸卧位，每日1~2次，每次5~10min。

（4）保持每日大便通畅，如有便秘，可给服麻仁丸5g，每日2次，或每日调服蜂蜜1汤匙，以润肠通便，避免大便努责。

（5）注意调畅情志，向患者扼要介绍本病病因、证治及转归，以消除患者的顾虑和恐惧。

（6）及时治疗慢性咳嗽。

（7）注意个人卫生，内裤宜清洁柔软，及时更换，每日清洗外阴，或遵医嘱药物熏洗或浸洗。

（8）加强卫生宣教工作，积极预防本病发生，做好计划生育工作。

（9）使用子宫托。选择合适子宫托，以放置后不脱出又无不适感为宜。教会患者放取托的方法，子宫托每晚清洗，次晨放入，保持阴道清洁，子宫托若长期放置不取出，可发生嵌顿，局部组织因受压而缺血坏死，甚至发生瘘管，用托后定期复查，以便及时调换大小合适的子宫托。

（10）注意补养气血，增强营养，如肉、蛋、禽类食物。气虚者，可选黄芪气锅鸡、青山羊血；肾虚者可选青山羊血、杜仲、猪腰等药膳配合治疗。若挟湿热，可试用丝瓜络炭酒（丝瓜络烧成炭，研成细末，每次用白酒兑开水冲服少量）。

# 四、不孕症

## （一）概述

女子婚后夫妇同居2年以上，配偶生殖功能正常，未避孕而未受孕者，称为"原发性不孕症"；若曾孕育过，未避孕又2年以上未能受孕者，称为"继发性不孕症"。前者又称"无子""全不产"；后者又称"断绪"。

历代妇科医籍均有本病记载。《山海经》称"无子"；《备急千金要方》称"全不产"；《素问·骨空论》称"不孕"。《诸病源候论》认为然妇人挟疾无子，皆由劳伤血气，冷热不调，而受风寒。客于子宫，致使胞内生病，或月经涩闭，或崩血带下，或阴阳之气不和，经血之行乖候，故无子也。《校注妇人良方》指出窃谓妇人之不孕，亦有因六淫七情之邪，有伤冲任，或宿疾淹留，传遗脏腑，或子宫虚冷，或气旺血衰，或血中伏热，又有脾胃虚损，不能营养冲任。《医宗金鉴》提出女子不孕之故，由伤其冲任也。或因宿血积于胞中，新血不能成孕，或因胞寒胞热，不能摄精成孕，或因体盛痰多，脂膜壅塞胞中而不孕。皆当细审其因，按证调治，自能有子也。以上观点，皆从不同角度，多方论述了不孕症的病因病机，至今仍对后世起着不同的指导作用。

女性不孕症，从临床来看，病因非常复杂，故应进行各种相关检查，查明原因。西医学认为，女性不孕症，主要与排卵功能障碍、输卵管阻塞、盆腔肿瘤、免疫因素、生殖器官畸形等因素有关。对于女性先天性生理缺陷和畸形，中医概括有"五不女"。其中除脉以外，均非药物所能治疗，故不属本节讨论范围。

## （二）辨证施护

本病为妇科疑难病症，主症为婚久不孕，临床病因复杂，故应进行多种相关检查，以查明原因。

本病病机是脏腑气血不和，影响冲任、胞脉、胞络功能，不能摄精成孕，或两精不能相合所致。多因肾虚、肝郁、痰湿、血瘀等引起。在护理过程中，注意分辨，因证因人，采取不同护理措施。

（1）加强情志护理，多做解释工作，消除一切顾虑，勿烦恼，勿焦躁，保持心情舒畅，心境平和。

（2）平时注意经期卫生，保持外阴清洁，每日以温开水清洗外阴，不可随意冲洗阴道，避免破坏阴道的自然防御功能。

（3）加强体育锻炼，增强体质，增强抗病能力。如跑步、散步、健身等。

（4）节制性生活频率，不可过频，以免耗伤肾精；监测基础体温，掌握排卵日期，利于受孕。

（5）注意经期保健，经期不可过于劳累，不可过于紧张，绝对不允许有性生活，注意保暖，防止感受寒邪，以引发月经不调、带下病等。若平时已有月经不调或带下病，应及时治疗。

（6）平时加强营养，饮食宜营养全面，不可偏食、挑食。饮食需有节制，不可暴饮暴食，不可饮酒。肾阳虚者，可常服食羊肉、猪腰、动物胎盘等，以温阳补肾；肾阴虚者，可食用甲鱼、墨鱼、黑白木耳等；肝郁者，少食酸涩收敛之品，可用佛手花、合欢花等煎汤代茶饮，以舒肝解郁；痰湿者，忌食脂肪甜腻之物，可采用针灸减肥，但不可随意服用减肥药，以免引发月经过少或闭经。

# 参考文献

[1]李晓玲，焦丽雯，李安，等.妇产科中医／中西医指南内容分析与质量评价 [J].世界中医药,2022(008)：017.

[2]余曼毅.中西医结合医学影像学出版：介入放射诊疗策略研究 [J].介入放射学杂志,2022,31(7)：I0005.

[3]刘笑迎，游毅，曹贺，等.卒中中西医结合多专业一体化诊疗模式的临床应用研究 [J].上海医药,2022,43(7)：82-84.

[4]李梓荣，刘尚建.基于国内外新版糖尿病指南中糖尿病前期的中西医诊疗依据研究 [J].世界中西医结合杂志,2023,18(3)：7.

[5]徐喆，柴润东，赵舒武，等.中西医结合诊疗模式思路探讨 [J].天津中医药大学学报,2022,41(5)：4.

[6]赖丽娟，莫云秋.慢性心力衰竭中西医结合诊治思路研究进展 [J].大众科技,2022,24(7)：5.

[7]张艳红.中西医结合治疗多囊卵巢综合征不孕症临床观察 [J].实用中医药杂志,2022,38(1)：2.

[8]王娇.妇产科阴道炎临床治疗效果探析 [J].中文科技期刊数据库（全文版）医药卫生,2022(6)：4.

[9]李腊梅.慢性盆腔炎妇产科临床与预后研究 [J].中国科技期刊数据库 医药,2023(4)：4.

[10]安慧.中西医结合与腹腔镜手术对输卵管妊娠治疗后的疗效观察 [J].实用妇科内分泌杂志,2022(3).

[11]马堃，王洁楠，刘昱，等.基于扎根理论的《排卵障碍性不孕症中西医结合诊疗指南》专家深度访谈分析 [J].中国中医药信息杂志,2022,29(11)：5.

[12]宗海燕.中西医结合治疗细菌性阴道炎临床治疗效果分析 [J].中华养生保健,2022,40(22)：3.

[13]临床医学研究与实践编辑部.子宫内膜异位症中西医结合诊治指南 [J].临床医学研究与实践,2022(31)：6.

[14]李春晓，李海英，满冬梅.中西医结合治疗不明原因复发性流产的临床效果及对患者妊娠结局的影响研究 [J].中国计划生育和妇产科,2022(004)：014.

[15]周方玥，黄荷凤，吴琰婷.中西医结合治疗产褥期抑郁症的临床研究现状 [J].中国计划生育和妇产科,2022,14(12)：4.

[16]孙美玲.中西医结合治疗妊娠期糖尿病对新生儿并发症影响的临床研究 [J].中国中医药现代远程教育,2022,20(3)：135～136,157.

[17]常立平.探究慢性盆腔炎妇产科临床治疗方法 [J].中国科技期刊数据库 医药,2022(5)：4.

[18]郭俊霞.慢性盆腔炎妇产科临床治疗效果观察探究 [J].中国科技期刊数据库 医药,2022(1)：3.

[19]郑红连.临床护理结合中西医方法治疗产后尿潴留的观察——解除妇科病困扰 [J].中国实验方剂学杂志,2022,28(8)：1.

[20]吕芳.中西医结合治疗妇科腹部手术后腹胀临床观察 [J].中文科技期刊数据库（文摘版）医药卫生,2022(6)：3.

[21] 赖丽娟，莫云秋 . 慢性心力衰竭中西医结合诊治思路研究进展 [J]. 大众科技，2022，24（7）：102-105.

[22] 金利民，朱富祥，杨晓敏，等 . 中西医结合快速康复诊疗体系在妇科的临床应用 [J]. 中国科技成果，2022（001）：023.

[23] 张维怡，孙建华，李久现，等 . 基于在线开放课程和课堂派平台的中西医结合妇产科学混合式教学的实践 [J]. 中国中医药现代远程教育，2022，20（8）：3.

[24] 雷磊，邓敦 . 基于高校三全育人新理念探索中西医结合妇产科学教学方法 [J]. 中国中医药现代远程教育，2022，20（5）：18-20.

[25] 赵海潮，高强 . 2022 年度肝癌研究及诊疗新进展 [J]. 中国癌症杂志，2023，33（4）：315-326.

[26] 靳苏 . 一种妇产科用中西医结合按摩器 CN215607460U[P]. 2022.

[27] 柏萍，顾彦 . 子宫内膜癌的病理特点及其中西医结合治疗方法分析——评《妇产科病理学》[J]. 世界中医药，2022，17（23）：1.

[28] 王彦彦，朱敏，梁雪芳 . 课程思政在中西医结合妇产科学中的融合 [J]. 教育教学论坛，2022（31）：137-140.

[29] 孙春蒲 . 中西医结合治疗慢性妇科炎症的临床研究 [J]. 中文科技期刊数据库（全文版）医药卫生，2022（12）：4.

[30] 李中寅，喻多多，马玲，等 . PBL 结合情景模拟法在中西医结合妇产科学教学中的应用 [J]. 光明中医，2023，38（6）：4.

[31] 柴美慧 . 中西医结合治疗妇产科手术患者下肢深静脉血栓形成效果 [J]. 中文科技期刊数据库（引文版）医药卫生，2022（3）：4.

[32] "国家临床重点专科"建设单位——浙江省中西医结合医院生殖医学科 [J]. 浙江中西医结合杂志，2022，32（7）：

[33] 黄亚博，冯广清，陈宁，等 . 江苏省中医、中西医结合妇科儿科优势病种调查研究 [J]. 江苏中医药，2022（11）.

[34] 王士萌，赵小萱，张杨，等 .《早发性卵巢功能不全中西医结合诊疗指南》解读 [J]. 中国临床医生杂志，2022，50（8）：5.

[35] 石川，汪磊，陈睿，等 . 中西医结合妇产科学临床技能考核体系的探索与应用 [J]. 中医药管理杂志，2022，30（15）：3.

[36] 王金芬，黄时佳，方倩倩 . 妇产科中医治疗方案与中西医结合治疗方案应用比较 [J]. 中医药管理杂志，2023，31（4）：3.